Undine Lang (Hg.)

Das Basler Trackkonzept

Recoveryorientierte Akutpsychiatrie aus multiprofessioneller Perspektive

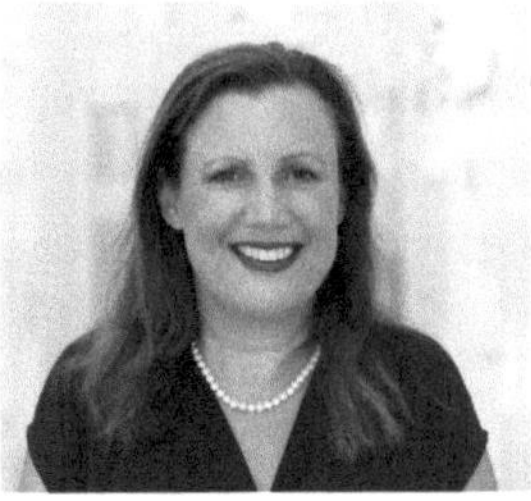

Prof. Dr. Undine Lang, ist Direktorin der Klinik für Erwachsene und Privatklinik der Universitären Psychiatrischen Kliniken (UPK). Sie ist Professorin für das Fach Psychiatrie an der Universität Basel.

Undine Lang (Hg.)

Das Basler Trackkonzept

Recoveryorientierte Akutpsychiatrie aus multiprofessioneller Perspektive

Psychiatrie Verlag

Undine Lang (Hg.)
Das Basler Trackkonzept
Recoveryorientierte Akutpsychiatrie aus multiprofessioneller Perspektive

1. Auflage 2026
ISBN Print: 978-3-96605-328-0
ISBN eBook (PDF): 978-3-96605-349-5

Bibliografische Information der Deutschen Nationalbibliothek
Die Deutsche Nationalbibliothek verzeichnet diese Publikation in der Deutschen Nationalbibliografie; detaillierte bibliografische Daten sind im Internet über https://portal.dnb.de abrufbar.

Psychiatrie Verlag GmbH
Ursulaplatz 1
50668 Köln
info@psychiatrie-verlag.de

Umschlagkonzeption und -gestaltung: Michael Schmitz, www.grafikschmitz.de, Arnbruck, unter Verwendung eines Bildes von Robert Thiemann/unsplash.com
Satz: Psychiatrie Verlag
Druck und Bindung: CPI Clausen & Bosse GmbH, Leck

Geleitwort I

Ich beglückwünsche Frau Kollegin Prof. Dr. Undine Lang und ihr Team der psychiatrischen Universitätsklinik in Basel sehr, dass sie – in Verbindung mit den höchst verdienstvollen Ansätzen der »offenen Tür«, also einer möglichst zwangsfreien psychiatrischen Versorgung – ein Tracksystem für ihre Klinik entwickelt haben.

Die vorliegende Buchveröffentlichung veranschaulicht eindrücklich, wie das Trackmodell in dieser Klinik sowohl ärztlich-therapeutisch und pflegerisch als insbesondere auch im Hinblick auf die Betroffenenperspektive gewachsen ist. Der Einbezug präventivmedizinischer Ansätze der Früherkennung und -behandlung psychotischer Störungen erscheint mir in dieser Hinsicht – ähnlich wie wir dies hier in Bochum tun – von besonderer Relevanz. So sind dann auch die nächsten Kapitel nosologisch, das heißt störungsspezifisch, angelegt. Jedes Kapitel beschreibt die Entwicklung der Trackkonzepte für die Bereiche Psychosen, Abhängigkeitserkrankungen, Alterspsychiatrie sowie Depression, Persönlichkeitsstörungen und Psychosomatik jeweils aus ärztlicher, pflegerischer, psychologischer und Betroffenenperspektive. Abgeschlossen wird das Buch durch ein Kapitel von Undine Lang zu den Umsetzungserfahrungen. Neben erweiternden Hinweisen zum Vorgehen bei anderen psychiatrischen Diagnosen stellt sie hier erste Ergebnisse der Folgen der Umstellung auf das Trackkonzept im Hinblick auf die Verweildauer vor, bespricht aber auch die noch notwendigen Zwangsmaßnahmen. Man gewinnt einen sehr guten Überblick über die Entwicklung und Aktivitäten der Basler Universitätsklinik im Hinblick auf Track und offene Psychiatrie und ich kann dem Buch nur eine möglichst breite Leserschaft wünschen, darunter insbesondere auch Kolleginnen und Kollegen, die bereit sind, ihre Institutionen mithilfe des Tracksystems mit all seinen Entwicklungsschwierigkeiten, aber eben auch den Vorzügen einer mitmenschlichen Psychiatrie, zu öffnen.

Ich freue mich natürlich auch persönlich, dass die Ideen zum Tracksystem in Basel und anderswo auf Interesse gestoßen sind und sich so vielfältig und gleichzeitig effektiv entwickelt haben. Als ich 2005 die Position des ärztlichen Direktors des LWL-Universitätsklinikums Bochum übernommen habe, bin ich dort mit dem Anspruch angetreten, eine möglichst offene und möglichst mitmenschliche psychiatrische Versorgung zu etablieren. Daran arbeiten wir bis heute, denn das Bochumer Tracksystem hat es sich von vornherein radikal zur Aufgabe gemacht, die horizontale Struktur eines psychiatrischen Fachkrankenhauses bzw. einer psychiatrischen Klinik in eine vertikale, möglichst störungsspezifische Organisationsform umzuwandeln. Das heißt, alle Patient*innen eines Störungsbildes, ob sie nun vollstationär, tagesklinisch oder ambulant zu behandeln sind, werden durch einen Bereich, durch ein Team versorgt. Damit fallen nach und nach die Begriffe der Stationen, der Tagesklinik und der Ambulanz weg: Sowohl die teilstationären und ambulanten als auch die vollstationären Patient*innen werden in einem Track integriert. Eine fast automatische Folge des Bochumer Tracksystems war die Öffnung aller Stationsbereiche und somit das Ende unserer geschlossenen Stationen. Denn das »gesunde« Klima einer geschlossenen oder – euphemistisch ausgedrückt – »geschützten« Station könnte dahingehend aufgelöst werden, dass, nach dem Motto »geteilte Gewalt ist halbe Gewalt«, alle Patient*innen eines Störungsbildes in ihrer Akuität, auch wenn sie sich beispielsweise in einem hoch erregten Zustand befinden, in ihrem Trackbereich behandelt werden. In Kombination mit einer guten psychotherapeutischen Haltung durch alle Berufsgruppen sowie dem Prinzip der intensivierten Betreuung führt dies unserer Erfahrung nach zu einer deutlichen Abnahme jeglicher Zwangsmaßnahmen, was wir wiederholt in verschiedenen Studien und Publikationen gezeigt haben.

Das Bochumer Tracksystem war dann auch in der Lage, neue Versorgungsformen wie die integrierte Versorgung oder auch – seit zwölf Jahren – ein Modellvorhaben nach § 64b vollumfänglich, sehr patientenorientiert und gleichzeitig ökonomisch sinnvoll umzusetzen. Als weitere, im Track integrierte, Sektoren kamen sogenannte stationsunabhängige Leistungen, sprich hochfrequente ambulante Leistungen im Zentrum aber auch zu Hause, sowie telemedizinisch-psychiatrische Versorgungsangebote hinzu. Auf das Finanzierungssystem bezogen kann das Behandlungsteam völlig frei entscheiden, inwiefern ein Bett, ein Platz oder die wiederholte ambulante Kontaktaufnahme für die jeweiligen Patient*innen mit ihren Krankheitsbildern und Schweregraden zuträglich und am besten wirksam sind. Damit ist die konsequente Ambulantisierung für unser Klinikum in den letzten Jahren quer durch alle Berufsgruppen Thema und explizite Zielsetzung geworden.

Die Strategie »Sofas statt Betten« führt dazu, dass neben Ärzt*innen und Therapeut*innen nun zunehmend auch Pflegende und andere Berufsgruppen nicht nur stationsunabhängige Leistungen, sondern auch immer häufiger ambulante Kontakte im Notfall, hier im Haus, aber eben auch außerhalb der

Klinik analog oder digital wahrnehmen. Schließlich wurde unser Trackneubau auch schon baulich so konzipiert, dass alle Patient*innen eines Tracks sich nur noch in einem räumlichen Bereich aufhalten. Bei ihrer Ankunft gelangen die Patient*innen zu ihrem jeweiligen Rezeptionsbereich und von dort, je nachdem, wie sie avisiert sind, dann zu den Betten, den tagesklinischen Plätzen bzw. zu den hochfrequenten oder normalfrequenten ambulanten Kontakten in ihrem störungsspezifischen Angebotsbereich. Wie wir mehrfach nachgewiesen haben, profitieren Patient*innen, Angehörige und einweisendes Personal sehr von diesem System.

Auch die Mitarbeiterzufriedenheit profitiert. Viele Kolleginnen und Kollegen, die der Umstellung zunächst skeptisch gegenüberstanden, können sich das Arbeiten außerhalb eines Tracksystems heute gar nicht mehr vorstellen. Sie konnten sich hinsichtlich ihrer Fachlichkeit, das heißt vor allem ihrer störungsspezifischen Kompetenz, aber auch ihrer psychotherapeutischen Fähigkeiten deutlich weiterentwickeln. Diese Entwicklung, aber auch das Arbeiten im Tracksystem selbst schaffen eine große Zufriedenheit in vielerlei Hinsicht und sind regional wie auch überregional sehr attraktiv. Insofern haben wir uns über die Jahre sehr über die Interessierten aus nah und fern gefreut, die mehr über das Tracksystem, das Modellvorhaben sowie die offene Psychiatrie erfahren wollten und damit begonnen haben, das Konzept bei sich, angepasst an ihre spezifischen Rahmenbedingen, zu entwickeln. Darunter sind auch mehrere deutsche Universitätskliniken, so auch das Zentralinstitut für seelische Gesundheit, das sich früh konzeptionell und auch im Rahmen eines eigenen Trackneubaus hat anregen lassen und entsprechende Aspekte umgesetzt hat. Und nun auch in Basel, was sich eben in diesem schönen Buch entsprechend widerspiegelt.

Abschließend möchte ich die Hoffnung äußern, dass die Versorgung im Tracksystem zunächst im deutschsprachigen Raum, gerne aber auch darüber hinaus, weitere Verbreitung findet und dass die uns anvertrauten Patient*innen und ihre Angehörigen sowie wir als Mitarbeitende immer stärkere Behandlungs- bzw. Versorgungszufriedenheit erfahren. Ich hege die Hoffnung, dass durch die Veränderung von Strukturen und Prozessen, einschließlich des Wegfalls des Symbols der »geschlossenen Tür«, sowie auch durch die konsequente Einübung einer therapeutischen Haltung bei allen Mitarbeiterinnen und Mitarbeitern ein Stück weit ein Kulturwandel in unseren psychiatrischen Krankenhäusern und Kliniken eintreten kann und wird. Vor diesem Hintergrund danke ich den Basler Kollegen und Kolleginnen für dieses Buch, das sicherlich die hier skizzierte Entwicklung noch stärker vorantreiben wird. Wie die WHO in diesen Tagen mitteilte, leiden mehr als eine Milliarde Menschen unter psychischen Störungen und nahezu eine dreiviertel Million Menschen suizidieren sich jedes Jahr weltweit. Aber nur knapp 10 % aller Betroffenen werden adäquat versorgt. Dies ist weiterhin ein Skandal und eine Herausforderung und angesichts der fehlenden Lobby sowie der immer noch herrschenden Stigmatisierung psychiatrischer Erkrankungen sollte uns allen daran gelegen sein, eine möglichst individuell zugeschnittene Versorgung für immer mehr Betroffene zu gewährleisten. Wenn das Tracksystem hierzu einen Beitrag leisten würde, dann würde mich das mit einer gewissen Zufriedenheit erfüllen, ließe mich aber in meinen persönlichen Anstrengungen hinsichtlich der Verbesserung von Diagnostik, Behandlung und Versorgung nicht nachlassen.

Prof. Dr. G. Juckel ist ärztlicher Direktor des LWL-Universitätsklinikum der Ruhr-Universität Bochum.

Geleitwort II

In diesem Buch geht es um Perspektiven, insbesondere um Perspektiven auf unterschiedliche psychiatrische Störungen. Ganz genau betrachtet, geht es um Perspektiven von Angehörigen unterschiedlicher Berufsgruppen sowie Perspektiven von Menschen mit eigenen Erfahrungen einer psychischen Erkrankung oder Erschütterung auf psychische Erkrankung und psychiatrische Versorgung.

Das Wort Perspektive entstammt dem Duden zufolge dem mittellateinischen »perspectiva«, was so viel bedeutet wie »durchblickend(e) Kunst«, vom spätlateinischen »perspectivus«, im Sinne von »durchblickend« sowie vom lateinischen »perspicere« in der Bedeutung von »mit dem Blick durchdringen bzw. deutlich sehen«. In einem allgemeinen Verständnis ist damit eine individuelle Sichtweise gemeint. Aus der Fotografie kennen wir unterschiedliche Perspektiven wie etwa die Froschperspektive, bei der ein Motiv von unten nach oben fotografiert wird, wodurch es größer und imposanter wirkt, oder die Vogelperspektive, d. h. von oben, die einen Überblick über das Motiv und die Umgebung bietet. Sie eignet sich z. B. sehr gut für Landschaftsaufnahmen oder Gruppenfotos und ermöglicht der betrachtenden Person eine Gesamtansicht sowie eine distanzierte Sicht auf das Geschehen.

In dem vorliegenden Buch geht es ebenfalls um unterschiedliche Perspektiven im Sinne von Sichtweisen. Aber nicht von unten oder von oben, sondern auf Augenhöhe (oder in der Zentralperspektive, wie es in der Fotografie heißt). Doch was ist es genau, was in dem Buch im Sinne der oben beschriebenen Bedeutung des Wortes deutlich gesehen bzw. mit dem Blick durchdrungen werden soll?

Im Kern geht es um eine akutpsychiatrische Versorgung, d. h. um die Begleitung von Menschen in akuten psychischen Krisensituationen. Dabei gehört zu der Begleitung auch das Verständnis. Wenn ich etwas durchdrungen habe, dann habe ich es auch (hoffentlich) verstanden. Demzufolge soll das Buch ein Verständnis und ein Verstehen unterstützen. Dieses Verstehen findet in einer psychiatrischen Institution, einer psychiatrischen Klinik, durch unterschiedliche Personen, von Ärztinnen und Ärzten über Psychologinnen und Psychologen oder Pflegefachpersonen bis hin zu Personen mit eigener Erfahrung in verschiedenen Settings, von ambulant über teilstationär bis stationär, statt.

Hierfür folgt die Struktur des Buches den verschiedenen Krankheitsbildern Psychose, Persönlichkeitsstörungen, Abhängigkeitserkrankungen, Depression und psychosomatische Erkrankungen.
Einleitend werden strukturelle Grundlagen des Basler Trackkonzeptes beschrieben. Sie bilden das Fundament, auf dem das Buch aufgebaut ist, und den roten Faden für die verschiedenen Perspektiven.
Im ersten Kapitel des Buches geht es um grundsätzliche Aspekte stationärer psychiatrischer Versorgung wie z. B. der Öffnung der Psychiatrie, um die Ressourcenorientierung als wichtiges Element psychiatrischer Behandlung, um die Früherkennung und Frühintervention sowie um die Triage.
Im Kapitel Trackkonzept Psychose werden Möglichkeiten psychotherapeutischer Behandlung bei akuten Psychosen sowie das Konzept einer offenen Psychoseabteilung beschrieben. Neben einer psychologischen und einer pflegerischen Perspektive wird ein Blick auf das Thema Behandlung von Psychosen ohne Zwang von ärztlicher Seite geworfen und abschließend, aus der Perspektive einer Person mit eigener Erfahrung, wird die Rolle als Peer auf einer Station mit dem Schwerpunkt Psychose dargestellt.
Das Kapitel Trackkonzept Abhängigkeitserkrankungen wird mit der ärztlichen Perspektive auf den Wandel der stationären Konzepte im Hinblick auf das Thema Alkoholabhängigkeit eröffnet. Daran anschließend folgt die Beschreibung des Konzeptes einer offenen Akutstation im Abhängigkeitsbereich aus pflegerischer Sicht. Aus der psychologischen Perspektive wird das Harm-Reduction-Konzept beschrieben und aus der Erfahrungsperspektive geht es dann konkret darum, wie Harm Reduction in der ambulanten Heroinabgabe aussieht.
Das nächste Kapitel legt den Fokus auf die Alterspsychiatrie – an dieser Stelle sei mir die Bemerkung gestattet, wie schön doch die französische Sprache ist. Bei einem Besuch in einer psychiatrischen Klinik in Lausanne vor einiger Zeit habe ich festgestellt, dass dieser Bereich dort »Psychiatrie de l'âge avancé« genannt wird – das klingt doch viel schöner als »Alterspsychiatrie«, oder? Aus psychologischer Perspektive werden die Besonderheiten für ältere Menschen beschrieben, dann wird die Öffnung der Stationen aus pflegerischer Sicht betrachtet. Abschließend erfolgt, wieder aus der Erfahrungsperspektive, eine Diskussion der geschlossenen Alterspsychiatrie im Vergleich zu diagnosespezifischen Konzepten.
Um das Trackkonzept Depression, Persönlichkeitsstörungen und Psychosomatik geht es im nächsten Kapitel. Aus pflegerischer Perspektive wird zunächst das Konzept der offenen Kriseninventionen bei Patient*innen mit

Borderline-Persönlichkeitsstörung aus pflegerischer Perspektive vorgestellt, ergänzt um Chancen, Risiken und Erfahrungen aus ärztlicher Sicht. Darauf folgt eine psychologische Sichtweise auf die Behandlung akuter Depressionen mithilfe der Akzeptanz- und Commitmenttherapie (ACT – ausgesprochen als »Act« und nicht A-C-T). Der nächste Beitrag stellt das Konzept einer Station für Angst- und Zwangserkrankungen aus pflegerischer Perspektive vor. Den Abschluss bildet ein Blick auf das Feedback der Patient*innen und ihre Erfahrungen mit dem Trackkonzept.

Eine Perspektive ist immer eine besondere Form der Darstellung und damit auch eine besondere Sicht auf ein Thema. Das gilt auch für dieses Buch. Vollständig ist ein Bild erst, wenn man die verschiedenen Perspektiven und Betrachtungen zu einem Gesamtbild zusammenfügt und das wiederum gilt auch für die psychiatrische Behandlung und Versorgung. Auch hier entsteht erst durch die Beteiligung der verschiedenen Berufsgruppen und vor allem auch die Erfahrungen aller Beteiligten ein vollständiges Gesamtbild. Vor diesem Hintergrund bin ich sicher, dass die dargestellten Perspektiven zu einem Verständnis beitragen, und wünsche den Leser*innen viel Spaß und gute Erkenntnisse.

Zum Abschluss noch eine kleine Anmerkung: Nicht in diesem Buch abgebildet sind die Perspektiven des Sozialdienstes und der Medizinisch-Therapeutischen Dienste (MTD). Zu Letzteren zählen z. B. die Ergotherapie, die Physiotherapie, die Kunsttherapie, die Naturnahen Therapien (NNT, wie z. B. die tiergestützte Therapie) und die Musiktherapie. Die Aufnahme dieser Perspektiven hätte den angedachten Rahmen des Buches überschritten und daher ist die Entscheidung gefallen, sie nicht mit aufzunehmen, aber im Vorwort darauf zu verweisen. Vor diesem Hintergrund wird an dieser Stelle darauf hingewiesen, dass sowohl der Sozialdienst als auch die MTD zwei wichtige Säulen in der psychiatrischen Behandlung und Versorgung darstellen. Eine moderne, patientenzentrierte psychiatrische Behandlung ohne Sozialdienst und ohne MTD ist, auch im Hinblick auf die Empfehlungen in den aktuellen Leitlinien, nicht denkbar und auch nicht vollständig. Sozialdienst und MTD gehören in den Universitären Psychiatrischen Kliniken (UPK) Basel zum therapeutischen Gesamtangebot und leisten einen wichtigen Beitrag, auch wenn die Perspektive dieser beiden Säulen nicht explizit in dem Buch enthalten ist.

Prof. Dr. André Nienaber ist Direktor Pflege, Medizinisch-Therapeutische Dienste (MTD) und Soziale Arbeit der Universitären Psychiatrischen Kliniken (UPK).

Einleitung: Was will dieses Buch leisten?

Dieses Buch ist eine Zusammenstellung von Haltungen, Denkanstößen, Ideen und Erfahrungen, die gängige Behandlungsstrategien, Hindernisse und Stolpersteine in der Bildung von Vertrauen, Empowerment und Recovery in der Psychiatrie erklären, hinterfragen, versuchen, zu optimieren und neu zu definieren. Es dient der Verständigung und der Entwicklung einer gemeinsamen therapeutischen Haltung basierend auf einem gemeinsamen Baukasten und ist von Pflegefachpersonen, Ärzt*innen, Psycholog*innen und Betroffenen geschrieben worden, die sich interdisziplinär mit dem psychiatrischen Kontext und seiner dynamischen Entwicklung, kontinuierlichen Erneuerung und seinen strukturellen Grenzen und Regeln beschäftigen.

Die Reduktion von Zwang, das Empowerment der Betroffenen, die Nachhaltigkeit von Therapie, die Stärkung der Psychotherapie im akutpsychiatrischen Kontext, Recovery und intermediäre Angebote, individualisierte, leitlinienbasierte Behandlungen, die Partizipation der Betroffenen, Inklusion und Attraktivität des Behandlungsangebotes sind Anforderungen an eine Psychiatrie der Zukunft. In unserer Klinik wurden kontinuierlich Behandlungspfade an die Bedürfnisse der Betroffenen angepasst, Zuständigkeiten anhand der Diagnose anstatt der Akuität bei der Aufnahme definiert, ambulante und stationäre Behandlungen verzahnt, Teams qualifiziert und spezialisiert, psychotherapeutische Behandlungsprogramme für alle eintretenden Menschen entwickelt und vorgehalten, neue Aufnahme- und Behandlungspfade definiert und Krisenszenarien auf allen Stationen geschaffen, um Verlegungen zu reduzieren. Durch diese Maßnahmen wurden eine höhere Patient*innenzufriedenheit, Partizipation und Inklusion erreicht, das Sicherheitserleben der Behandlungsteams erhöht, die Atmosphäre der Stationen verbessert und ein Rückgang der Isolationen und Zwangsmedikationen erzielt (Fixierungen gibt es in unserer Klinik nicht); initial 18 Isolationsräume wurden auf vier zurückgebaut. Durch das Zusammenspiel verschiedener Aspekte der Behandlung konnte eine weitgehende Öffnung der Klinik ermöglicht werden (geschlossene Betten wurden von ca. 50 % auf ca. 6 % reduziert).

Die Bausteine des Modells sind die Entwicklung und Arbeit an einer Haltung, die die Bedürfnisse der Betroffenen über die Organisation stellt, die Vertrauen vermittelt, Autonomie erlaubt, Ressourcen stärkt, mehr tut, als Symptome zu bekämpfen, und Sicherheit vermittelt, vor allem durch ein Ende des Mikromanagements.

Neben der strukturellen Reorganisation und Definition von Verantwortlichkeiten ist das Fundament für eine offene Klinik eine veränderte Haltung zu den Betroffenen im Sinne einer Partizipation, die wiederum einen Einfluss auf die Haltung der Betroffenen selbst zur Psychiatrie hat. Einzelne Bausteine dieser Haltung auf verschiedenen Ebenen werden in dem Buch in einzelnen Kapiteln von verschiedenen Vertreter*innen der interdisziplinären Teams und Betroffenen paritätisch vorgestellt. Die Betroffenensicht auf eine optimale Therapie, die Einbettung von Peers in der Behandlung, die Psychotherapie von Menschen, die nicht stationär behandelt werden wollen, die offene Krisenintervention bei Menschen mit Persönlichkeitsstörungen, das Harm-Reduction-Modell in der Behandlung von Abhängigkeitserkrankungen, Konzepte der dritten Welle der Verhaltenstherapie im Umgang mit Angsterkrankungen oder Zwangserkrankungen werden aus verschiedenen Blickwinkeln in der Praxis beschrieben. Letztlich geht es nicht nur um die Öffnung einer Klinik, sondern um die Idee, Behandlungskonzepte zu überdenken und diese stärker an die Lebensrealität der Betroffenen anzupassen. Diese Idee erzeugt eine Flexibilität der Konzepte, Autonomie und Kreativität in der Behandlung und Selbstwirksamkeit von Betroffenen und Behandlungsteams. Sie vereinfacht die Inanspruchnahme von psychiatrischer Behandlung und macht sie nachhaltig und erfolgreich.

Allgemeine Grundlagen für das Trackmodell einer offenen Psychiatrie

Eine ärztliche Perspektive: von einer geschlossenen Psychiatrie zu einer offenen Psychiatrie

Undine Lang

Offene Türen können sich auf Stigma, Atmosphäre und Akzeptanz psychiatrischer Behandlung auswirken. Ein zunehmender Teil der Menschen erkrankt psychisch und es ist wichtig, dass diese Menschen nicht vor einer Behandlung in der Psychiatrie zurückschrecken, weil Sicherheitsmaßnahmen aufgrund einzelner gefährdeter Personen zu pauschal angewendet werden (Lang, 2016). Randomisierte kontrollierte Studien über Nutzen und Schaden der psychiatrischen Unterbringungspraxis existieren nicht, ihre Anwendung variiert entsprechend erheblich (Husum et al., 2011). 80 % der Psychosebetroffenen erleben die Ersteinweisung traumatisch, 38 % entwickeln eine Traumafolgestörung (Tarrier, 2007). Dabei ist es umstritten, ob es sich bei Zwangsmaßnahmen um Therapiemaßnahmen handelt. Die lokale Tradition definiert, ob eine Person auf eine geschlossene Station aufgenommen wird (Hochstrasser et al., 2024). Türschließungen in Psychiatrien können Risiken wie Suizide, Gewalt oder Entweichungen nicht verhindern (Huber et al., 2016).

In offenen Kliniken finden sich nur halb so viele Zwangsmaßnahmen (Schneeberger, 2017) und die Behandlung von Persönlichkeitsstörungen auf einer offenen Kriseninterventionsstation reduziert Zwangsmaßnahmen und Selbstschädigung um bis zu 80 % (siehe Kapitel zum Trackkonzept Depression, Persönlichkeitsstörungen und Psychosomatik). Gewalt, Entweichungen, Selbstschädigung und Non-Compliance korrelieren mit »geschlossenen Stunden« (Bowers et al., 2009). Fixierung, Isolation, verschlossene Türen und Flucht sind für Betroffene und Personal belastend, fördern ein Klima der Kontrolle statt Fürsorge und lösen Aggression und Zwangsmaßnahmen aus (Muir-Cochrane & Harrison, 1996).

Eine Reduktion von Zwang entsteht durch die Vermeidung der Konzentration von Akutpatient*innen, da Crowding, wahllose Aufnahmen und Überbelegung mit aggressivem Verhalten korreliert sind (Palmstierna et al., 1991). Voraussetzung für die Öffnung ist eine Definition der Verantwortung, damit Akutpatient*innen verteilt und der Kontakt mit ihnen so intensiviert werden kann.

Voraussetzungen für eine gelungene Öffnung

Wenn Behandlungskonzepte an Betroffene angepasst werden, statt dass diese sich unseren Konzepten anpassen müssen, steigt die Inanspruchnahme der Behandlung und die Selbstwirksamkeit von Betroffenen und Teams. Durch eine Öffnung verändert sich die Beziehung zu den Betroffenen. Sie müssen keine »Anstrengungen« unternehmen, sich anzupassen, um die Station verlassen zu dürfen, es müssen umgekehrt »Anstrengungen« vom Team unternommen werden, dass die Betroffenen freiwillig verbleiben. Das Team verlagert den Auftrag vom Streben nach Sicherheit, Kontrolle und Reaktion auf Fürsorge, Therapie und Aktion. Strukturen werden nicht legitimiert, indem Symptome dramatisiert werden, sondern Risiken relativiert, Verhaltensweisen eher normalisiert, Ressourcen aktiviert werden und das Lebenskonzept der Betroffenen unterstützt wird. Ist eine Klinik geöffnet, können Betroffene nicht ungefragt auf eine »geschützte« Station aufgenommen werden, man muss sie kennen und mit ihnen besprechen, unter welchen Umständen sie bereit wären, in der Klinik zu bleiben. Hilfestellungen müssen flexibel sein, das Thema der Sicherheit relativiert sich. Es werden eher Gründe gesucht, warum Menschen nach draußen gehen können, und weniger, warum man sie zurückhalten muss. Dadurch entsteht bei Betroffenen mehr Autonomie, Eigenverantwortung und Problembewusstsein; bei geschlossenen Türen wird oft auf das »Rauskommen« fokussiert. Nicht das Thema »Ausgang« dominiert die Visiten, sondern eher Hindernisse in der Lebenswelt draußen. Durch diesen Prozess können Vertrauen, Transparenz und Problemaktualisierung entstehen, d. h., Anliegen der Betroffenen werden adressiert.

Autonomie unterstützen

Goffman beschreibt es als soziologisches Dilemma, dass Institutionen durch Kontrolle und Erzwingen sozialer Kontexte die Identität zerstören. Wenn persönlicher Besitz und Aktivitäten, die Meinhaftigkeit vermitteln, weggenommen werden, entsteht Demütigung (Goffman, 1961). Reaktionen der Betroffenen auf die »totale Institution« werden als Zeichen der Krankheit interpretiert und nicht im Kontext der Umgebung. Kontrollmechanismen stehen im Gegensatz zur therapeutischen Haltung, die Ressourcen aufzeigen, Optionen schaffen und eine Orientierung in das Lebensumfeld vermitteln möchte. Anhand eigener Daten haben wir entsprechend beobachtet, dass Belastungserprobungen während des Aufenthalts die Wahrscheinlichkeit einer Wiederaufnahme reduzieren (Ziltener et al., 2021).

Vertrauen schaffen

Vertrauen entsteht, wenn »auffälliges« Verhalten als normal begriffen wird, Betroffene validiert werden und ihr Lebensentwurf akzeptiert wird. Die Grundlage für Recovery besteht darin, Betroffene zu fragen, wie man helfen kann, welche Wünsche bestehen und wie man Ressourcen fördern kann. Das Team sollte unterstützen, anstatt zu normieren oder pädagogisieren. Ist der Kontext liberal, braucht das Team Rückhalt und Validierung von der Leitung, damit Ausnahmen möglich sind und Sicherheit besteht, wenn es zu Problemen kommt. Ein selbstbewusstes Team kann Betroffene empowern und dies klinisch souverän verantworten. Die Änderung des Fokus darauf, was für die Betroffenen getan werden kann, anstatt darauf, was diese unterlassen sollten, erhöht im Team die Selbstwirksamkeit, verbindet es mit seinen therapeutischen Werten und führt zu Erfolg, Autonomie und Patientenzufriedenheit.

Für eine Öffnung braucht es Sicherheit und Vertrauen von der Klinikleitung und kein »Finger-Pointing«, wenn negative Dinge passieren. Eine autoritäre Haltung in Kliniken erhöht das Risiko von Zwangsmaßnahmen und Komplikationen. Das Team muss sich trauen dürfen, individuelle Entscheidungen zu treffen, im Sinne einzelner Betroffenen zu improvisieren und selbst Verantwortung zu übernehmen. Dadurch wird die Behandlung persönlicher und »menschlicher«. Zu viele Regeln und Weisungen, die vorgeben, wie Teams sich im definierten Fall verhalten müssen, können dazu führen, dass das Team nicht mitdenkt, Verantwortung verschoben wird, wenig Selbstvertrauen herrscht und »Dienst nach Vorschrift« gemacht wird. Eine autoritäre Atmosphäre in der Leitung bewirkt eine autoritäre Haltung beim Team, was Konfliktbereitschaft und Zwangsmaßnahmen erhöht (Bak et al., 2014; Lang et al., 2016).

Kontrolle reduzieren

Mikromanagement paralysiert Behandlungsteams. Basierend auf Einzelereignissen werden allgemeingültige Regeln geschaffen, die in ihrer Summe einen nicht zu überblickenden, lähmenden Katalog bilden, der zu einem ängstlichen und restriktiven Klima beiträgt. Zur Veranschaulichung einige Beispiele: Eine Person hatte ein Messer – alle Patient*innen werden durchsucht. Eine Person hat sich Rasierklingen schicken lassen: Die Post aller Betroffenen wird kontrolliert. Eine Person hat einen Stuhl geworfen: Alle Stühle werden am Boden angeschraubt. Eine Person hat telefonisch die Polizei belästigt: Allen Betroffenen werden die Handys abgenommen. Durch das Durchsetzen von Regeln rückt das Team weg vom Auftrag des Helfens hin zu einem Auftrag der kleinteiligen Kontrolle, der teilweise sinnlos frustrierend und angstauslösend ist. Das Wecken am Morgen zum Schaffen einer Tagesstruktur ist nicht nachhaltig für Team und Betroffene. Die Einführung von Besuchszeiten ist paradox, wenn das Anliegen eine bessere soziale Einbettung der Betroffenen ist. Wenn ein Team flexibler und nahbarer agiert, steigen Handlungsspielraum und Akzeptanz bei den Betroffenen, die dann vertrauensvoller im therapeutischen Prozess agieren.

Der häufigste Auslöser von Gewalt ist die Verweigerung eines Patientenwunsches (Papadopoulos et al., 2012). Anlässe für Gewalt sind die geschlossene Stationstür, richterliche Anhörungen, die Verweigerung von Ausgang oder die Abnahme persönlicher Sachen, Wartezeiten, die Durchsetzung von Stationsregeln und Aufforderung zu Aktivitäten, die man nicht wünscht.

Ein freier Zugang zur Küche und ein Fernsehraum, in dem geraucht werden kann, reduzieren Gewalt und Tranquilizerbedarf bei Betroffenen. Ist die Anzahl der verschließbaren Räume hoch, erhöhen sich Gewaltereignisse.

Ein kontrollierendes Setting führt also weniger zu Sicherheit als zu Gewalt (Muir-Cochrane & Harrison, 1996). Kontrolle steht im Widerspruch zur therapeutischen Beziehung und wird erforderlich, wenn eine ängstliche, autoritäre Haltung besteht, eine Risikofixierung und die Idee, dass nichts Negatives passieren darf. Das Team befindet sich in einem Teufelskreis: Weil nichts passieren darf, wird kontrolliert, und weil kontrolliert wird, entstehen Risiken, die dann wiederum die Notwendigkeit von Kontrolle zu bestätigen scheinen.

In einer Studie in Schweden zeigt sich, dass zwei Drittel der Stationen geschlossen waren, obwohl 40 % nur eine untergebrachte Person und ein Drittel überhaupt keine untergebrachten Patient*innen hatten. Der Aufwand des Öffnens und Schließens der Tür, das Fragen nach Ausgang, die damit verbundene Passivität und Frustration, das damit verbundene Warten, die

Unterbrechungen in den Interaktionen des Teams wurde also ohne Grund geleistet oder damit eine einzelne Person die Station nicht verlässt (Haglund et al., 2007). Im Rahmen der Öffnung in Basel nahm das Behandlungsteam weniger Kontrollfunktionen wahr und gewann Zeit. Das Sicherheitserleben der Teams auf neu geöffneten Stationen besserte sich und Betroffene sprachen offener über ihren Konsum (siehe Kapitel »Umsetzungserfahrungen«).

ABBILDUNG 1 Der Teufelskreis von Kontrolle und Gegenreaktion

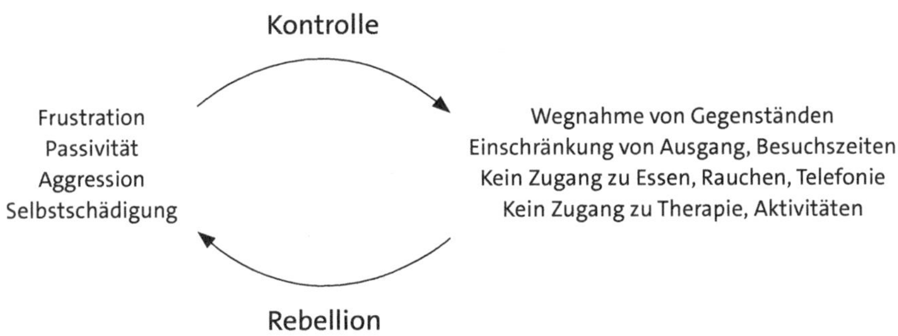

Angebote schaffen und modifizieren

Die Behandlung gewinnt an Attraktivität, wenn Wünsche der Betroffenen systematisch erfragt werden. Dadurch werden Angebote optimiert (soziale Unterstützung, Selbsthilfe, Aktivitäten, Psychotherapie) und Verbote (verschlossene Räume, verwehrter Zugang zu Essen, Fitnessräumen etc.) abgebaut.

Das Hometreatment richtet sich nach den Betroffenen und rückt reelle Probleme in ihrem eigenen Umfeld in den Vordergrund. Die ambulante Heroinabgabe orientiert sich an dem Lebenskonzept der Betroffenen.

Aggression verstehen

Fehlende Therapieangebote, unbefriedigte Grundbedürfnisse oder die Art der Interaktion mit dem Team können Frustration und Aggression bei Betroffenen und Hilflosigkeit beim Personal auslösen. Aggression führt zu Verletzungen und Burn-out beim Personal. Dies begünstigt wiederum das Auftreten von Aggression (Bowers et al., 2009) und Angst wird durch Rollenkonflikte und Entscheidungsdilemmata im Sinne eines Teufelskreises aufrechterhalten.

ABBILDUNG 2 Der Teufelskreis von Burn-out und Gewalt

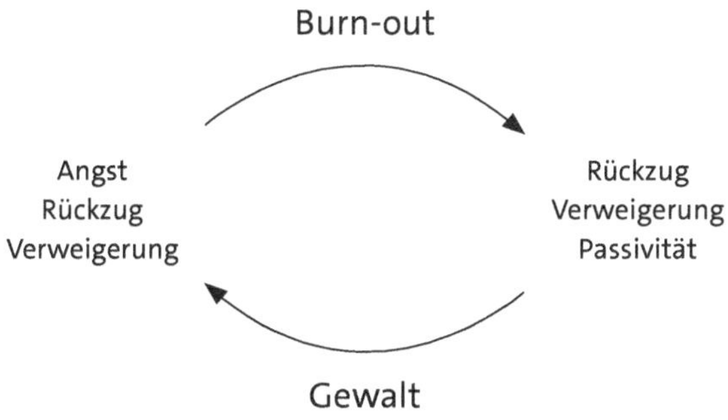

Ein Meilenstein ist das Verständnis von Aggression. Im Gegensatz zum internalen Modell der Aggression, das die Biologie der Erkrankung als Ursache für Aggression definiert, fokussiert das externale Modell der Aggression auf Umweltfaktoren, die zum Auftreten von Gewalt führen. Das externale Modell ermöglicht ein breites Spektrum an Interventionsstrategien in der Prävention, im Management und der Deeskalation und gibt dem Team Selbstwirksamkeit.

Präventive Deeskalation umsetzen

Präventive Deeskalation bedeutet, dass Maßnahmen der Deeskalation bei allen Betroffenen vorgehalten werden und es gar nicht erst zur Eskalation kommt, beispielsweise also, wenn ein Zugang zu Nahrungsmitteln (d. h., die Küche bleibt immer geöffnet) und Zigaretten geschaffen wird, wenn Zeiten und Dauer von Ausgängen oder Besuchen nicht begrenzt werden, wenn es möglich ist, zu telefonieren und das Internet zu nutzen, wenn transparente Sprechzeiten bestehen und eine Pflegefachperson ansprechbar ist, wenn Fitness- oder Ergotherapieräume frei zugänglich sind und Rückzugsmöglichkeiten und ein Zugang zum Garten bestehen.
Im Kontakt ist Deeskalation präventiv, wenn sie komplementär ist. Aufnahmen können entschärft werden, indem in engen Räumen nicht viel Personal auf einmal steht, sondern etwa zu zweit mit den Betroffenen durch den Garten spaziert oder etwas angeboten wird, ein Tee oder eine Zigarette. Wenn einem Wahn nicht mit Konfrontation begegnet, sondern Anteilnahme signalisiert wird.
Diese Maßnahmen werden zur Deeskalation vor einer Zwangsmedikation empfohlen (Anderl-Doliwa et al., 2005). Möglichkeiten der präventiven

Deeskalation werden geschaffen, indem Psychotherapie integriert wird und durch das Pflegepersonal geleitete Gruppen stattfinden. Das Pflegeteam stellt ein wichtiges Bindeglied in die Außenwelt dar, indem es mit Betroffenen ihre Wohnung besichtigt, Selbsthilfegruppen vermittelt, behördliche Angelegenheiten erledigt oder die Betreuer*in oder Angehörige kontaktiert etc.

Kompetenz aufbauen

Für ein gutes Therapieergebnis sollten Betroffene ihre Therapeut*innen als unterstützend, aufbauend und im Selbstwert positiv bestätigend erleben. Die Vermittlung von Empathie, Sorge, Respekt, Ernsthaftigkeit und Fairness signalisiert Anteilnahme und Geborgenheit.
Ressourcenaktivierung bedeutet, dass das therapeutische Angebot auf die Betroffenen ausgerichtet ist. Dafür sind Kompetenz und ein umfassendes therapeutisches Repertoire erforderlich. Es sollten weniger Symptome oder Fehlverhalten bekämpft, als Ressourcen geschaffen werden. Das Team sollte nicht vorgeben, was richtig ist, sondern die Betroffenen dabei unterstützen, ihren Weg zu finden.
Lange Übergaben führen eher zu negativen Stereotypen, Berührungsängsten und Distanz, Inhalte werden aus zweiter Hand weitergegeben. Das Team ist währenddessen nicht ansprechbar, was zu mehr Gewalt führt. Mit Betroffenen zu reden anstatt über sie, führt zu positiven und verständlichen Rückmeldungen, Transparenz, Einbezug und Klärung von Fragen.

ABBILDUNG 3 Verantwortungsübernahme durch Empowerment

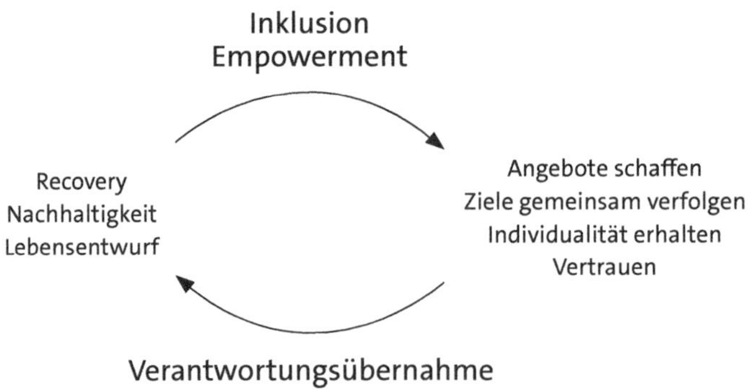

Wenn Optionen aufgezeigt werden, können Betroffene mitverantwortlich gemacht werden. Damit gibt das Team einen Teil der Verantwortung ab und verpflichtet sich, Ziele der Betroffenen gemeinsam mit ihnen zu verfolgen. Dies bedeutet auch, Wünsche der Betroffenen vor »Instanzen der Gesellschaft« zu rechtfertigen und sich hinter sie und ihren Lebensentwurf zu stellen. Daraus resultiert Vertrauen, Einbezug und ein nachhaltiges Commitment. Betroffene werden eher engagiert als dirigiert.

Grundkonzepte des Trackmodells

Team

Validieren, wertschätzen, loben
Kein Mikromanagement
Flache Hierarchien
Möglichst keine Weisungen
Vertrauen, Integrität, Transparenz, Präsenz, keine Selbstmotive
Angstfreiheit: keine Komplikationen aufgreifen, kein Finger-Pointing, Supervision
Autonomie, keine Kontrollitis, Entlastung von Administration, Lob bei eigenständigen Lösungen
Soziale Vernetzung, Teamidentifikation, Sinnerleben
Kompetenz, Weiterbildungen, Eigenverantwortung, Vision
Reflexion, Relativieren von Risiken
Debriefing nach schwierigen Situationen
Nachhaltigkeit
Kein Crowding

Patient*innen

Validieren, nicht pädagogisieren, mit Betroffenen reden und nicht über sie
Verbote durch Angebote ersetzen
Individualisierte Behandlung
Keine neuen Regeln basierend auf einzelnen Zwischenfällen
So viel Freiraum wie möglich, eher Zuhören als Reden, kein Dramatisieren von Risiken
Behandlung des Leidensdrucks, nicht der Symptome
Aufklären und wählen lassen
Erfragen bzw. Anpassen an Bedürfnisse
Entscheidungsfreiheit, Involvieren
Ressourcen stärken statt Symptome bekämpfen
Individuelle Lösungen
Verantwortung abgeben
Wahlmöglichkeiten schaffen
Bedürfnisse erfüllen
Nachhaltigkeit ist wichtiger als Anpassung
Prävention
Verhandeln statt behandeln
Behandlungsvereinbarungen
Fokus auf Recovery

Prof. Dr. Undine Lang ist Direktorin der Klinik für Erwachsene und Privatklinik der Universitäreren Psychiatrischen Kliniken (UPK).

Literatur

Anderl-Doliwa, B., Breitmaier, J., Elsner, S.: Kunz-Sommer, B. (2005): Leitlinien für den Umgang mit Zwangsmaßnahmen. Psychiatrische Pflege, 11 (2), 100–102.

Bak, J., Zoffmann, V., Sestoft, D. M., Almvik, R., Brandt-Christensen, M. (2014): Mechanical Restraint in Psychiatry: Preventive Factors in Theory and Practice. A Danish-Norwegian Association Study. Perspectives in Psychiatric Care, 50 (3), 155–166.

Bowers, L., Allan, T., Haglund, K., Mir-Cochrane, E., Nijman, H., Simpson, A., van der Merwe, M. (2009): The city 128 extension: locked doors in acute psychiatry, outcome and acceptability. Report for the National Co-ordinating Centre for NHS Service Delivery and Organisation R&D (NCCSDO).

Goffman, E. (1961): Asylums. Penguin Books.

Haglund, K., van der Meiden, E., von Knorring, L., von Essen, L. (2007): Psychiatric care behind locked doors. A study regarding the frequency of and the reasons for locked psychiatric wards in Sweden. Journal of Psychiatric and Mental Health Nursing, 14 (1), 49–54.

Hochstrasser, L., Fröhlich, D., Moeller, J., Schneeberger, A. R., Borgwardt, S., Lang, U. E., Huber, C. G. (2024): Patient-related characteristics or local tradition: what predicts the admission to a locked ward or the use of coercive measures in psychiatric inpatient treatment? European Archives of Psychiatry and Clinical Neuroscience. https://doi.org/10.1007/s00406-024-01936-3

Huber, C. G., Schneeberger, A. R., Kowalinski, E., Fröhlich, D., von Felten, S., Walter, M., Zinkler, M., Beine, K., Heinz, A., Borgwardt, S., Lang, U. E. (2026): Suicide Risk and Absconding in Psychiatric Hospitals with and without Open Door Policies: A 15-year Naturalistic Observational Study. Lancet Psychiatry, 3 (9), 842–849.

Husum, T. L., Bjørngaard, J. H., Finset, A., Ruud, T. (2010): A cross-sectional prospective study of seclusion, restraint and involuntary medication in acute psyhiatric wards: patient, staff and ward characteristics. BMC Health Services Research, 10, 89.

Lang, U. E., Walter, M., Borgwardt, S., Heinz, A. (2016): About the reduction of compulsory measures by an »open door policy«. Psychiatrische Praxis, 43 (6), 299–301.

Muir-Cochrane, E., Harrison, B. (1996): Therapeutic interventions associated with the seclusion of acutely disturbed individuals. Journal of Psychiatric and Mental Health Nursing, 3 (5), 319–325.

Palmstierna, T., Huitfeldt, B., Wistedt, B. (1991): The relationship of crowding and aggressive behavior on a psychiatric intensive care unit. Hospital & Community Psychiatry, 42 (12),1237–1240.

Papadopoulos, C., Ross, J., Stewart, D., Dack, C., James, K., Bowers, L. (2012): The antecedents of violence and aggression within psychiatric in-patient settings. Acta Psychiatrica Scandinavica, 125 (6), 425–439.

Schneeberger, A. R., Kowalinski, E., Fröhlich, D., Schroeder, K., von Felten, S., Zinkler, M., Beine, K. H., Heinz, A., Borgwardt, S., Lang, U. E., Bux, D. A., Huber C. G. (2017): Aggression and violence in psychiatric hospitals with and without open door policies: a 15-year naturalistic observational study. Journal of Psychiatric Research, 95, 189–195.

Tarrier, N., Khan, S., Cater, J., Picken, A. (2007): The subjective consequences of suffering a first episode psychosis: trauma and suicide behaviour. Social Psychiatry and Psychiatric Epidemiology, 42 (1), 29–35.

Ziltener, T., Moeller, J., Lieb, R., Meyer, A. H., Lang, U. E., Huber, C. G. (2021): Time to readmission in psychiatric inpatients with a therapeutic leave. Journal of Psychiatric Research, 144, 102–109.

Die Betroffenenperspektive: Wie sollte eine Psychiatrie heute aussehen? Eine Patient*innenbefragung in Basel

Undine Lang

In regelmäßigen Patient*innenbefragungen in Basel bei Tausenden von Nutzer*innen untersuchten wir ungefähr dreißig Items, die paritätisch Gesamtzufriedenheit, Behandlung, Nachbehandlung, Zusammenarbeit mit den Therapeut*innen, Partizipation und Infrastruktur umfassten (Münsterlinger Patientenfragebogen). Die Ergebnisse zeigen, dass Betroffene sich in erster Linie Reintegration wünschen, eine sichere Wohnsituation, einen Arbeitsplatz, die Freiheit, ihren Werten zu folgen und soziale Aktivitäten aufzunehmen, die Vermeidung von Krankenhausaufenthalten und Nebenwirkungsfreiheit.
Folgende Items, die die Gesamtzufriedenheit definieren bzw. voraussagen können, haben sich als besonders relevant herauskristallisiert:

- Nach der Aufnahme wurde mir das weitere Vorgehen erklärt.
- Ich fühlte mich vom Klinikpersonal respektvoll behandelt.
- Die Behandlung hat mir geholfen, besser mit meinen Problemen umzugehen.
- Ich empfand die Zusammenarbeit mit dem Psychologen, der Psychologin hilfreich.
- Ich war zufrieden mit den Gemeinschaftseinrichtungen.
- Ich fühlte mich mit meinen körperlichen Beschwerden medizinisch gut betreut.
- Ich war zufrieden mit dem Zimmer.
- Ich fand die Zusammenarbeit mit Physio- und Ergotherapeut*innen hilfreich.
- Meine Nachbetreuung war gut organisiert.

Stichprobe

Bei der Basler Patient*innenbefragung wurde systematisch eine geschichtete Zufallsstichprobe aus dem Patientenregister des Krankenhauses gezogen, die 3.163 Personen umfasste, die sich zwischen April 2021 und August 2023 einer Klinikbehandlung unterzogen hatten (Liwinski et al., 2025; Davidson et al., 2025). Die Erhebungsinstrumente wurden elektronisch an die ausgewählten

Personen verteilt, die über eine zugängliche E-Mail-Adresse verfügten (44,8 %), an die Betroffenen ohne E-Mail-Zugang wurden Papierfragebögen zusammen mit frankierten Rückumschlägen versandt. Die endgültige Stichprobe bestand aus 604 Personen, was einer Rücklaufquote von 19,1 % entsprach. 53 % der Teilnehmerinnen waren weiblich (Liwinski et al., 2025; Davidson et al., 2025).

Ergebnisse

Mit 9 von 10 Punkten auf einer Likert-Skala betonten die Betroffenen, wie wichtig es ist, auf einer Station mit offenen Türen behandelt zu werden (n = 544, 90,2 %).

Lediglich 21 % der Befragten erklärten sich zu einer freiwilligen Behandlung auf einer geschlossenen Station bereit. Die Betroffenen gaben mehrere Gründe an, die gegen eine Behandlung auf einer geschlossenen Station sprachen. Häufig nannten sie Bedenken wie eingeschränkte Freiheit und ein Gefühl der Enge (n = 89), wozu wir Rückmeldungen zu befürchteten Bewegungseinschränkungen, Gefühle des Eingesperrtseins, Verlust der Autonomie, eingeschränkte Selbstbestimmung und fehlende Freiheit, nach draußen zu gehen, zählten. Zu den weiteren geäußerten Bedenken gehörten Angst und negative psychologische Auswirkungen (n = 49), d. h. die Angst vor dem Eingesperrtsein, Gefühle der Machtlosigkeit, Depressionen, Ängste, Auslöser für traumatische Erlebnisse und den Verlust von Selbstvertrauen und Selbstverantwortung (Liwinski et al., 2025; Davidson et al., 2025).

Darüber hinaus äußerten die Betroffenen Befürchtungen hinsichtlich der Einschränkung des Kontakts zu Familie und Freunden, der Besuche und der Kommunikation (n = 39) und berichteten über Probleme bei der Kontaktaufnahme mit Familienmitgliedern, Einschränkungen bei Besuchen und Schwierigkeiten bei der Kommunikation mit der Außenwelt. Einige bemerkten einen negativen Einfluss auf den Heilungsprozess (n = 23), indem sie auf Hindernisse für die Heilung, größere Schwierigkeiten beim Übertritt in die reale Welt und mögliche Auswirkungen auf den Therapieerfolg hinwiesen (Liwinski et al., 2025; Davidson et al., 2025). Bedenken wurden auch in Bezug auf Medikamenten- und Therapieentscheidungen geäußert, darunter ein geringeres Mitspracherecht bei Therapie und Medikation, der Entzug der Entscheidungsfreiheit und die Angst, gegen den eigenen Willen behandelt zu werden (Liwinski et al., 2025; Davidson et al., 2025).

Seltener wurden negative Wahrnehmungen von Mitpatient*innen erwähnt, wobei die Besorgnis über unangenehme Interaktionen, die Angst vor Einmischung

durch andere Patient*innen und eingeschränkte Möglichkeiten, diesen aus dem Weg zu gehen, im Vordergrund standen. Weitere Erwägungen betrafen eingeschränkte Besuchsstunden, Freizeitmöglichkeiten, Stigmatisierung und negative Auswirkungen auf das Selbstwertgefühl sowie Bedenken hinsichtlich mangelnder Privatsphäre und Freiheit der Umgebungsgestaltung sowie allgemeines Unbehagen und Unsicherheit (Liwinski et al., 2025; Davidson et al., 2025).
Auch in der Literatur werden geschlossene Eingangstüren in psychiatrischen Kliniken von Patient*innen oft als verordnete Passivität, erzwungene Abhängigkeit vom Pflegepersonal und emotionale Belastung im Sinne einer »gelernten Hilflosigkeit« betrachtet (Haglund & Essen, 2006). Die allgemeine Zufriedenheit sowie die Zufriedenheit mit Medikamenten, Stationsausstattung, Besuchszeiten und auch Ausgangsregelungen werden bei offener Stationstür positiver eingeschätzt als bei geschlossener (Müller et al., 2002).
Behandlungen mit geschlossenen Türen werden von Betroffenen eher als stigmatisierend und entwürdigend erlebt und die Stationen als lieblos beschrieben (Haglund et al., 2006). Betroffene erleben Gefühle wie Aggression, Ärger, Irritation, Depression und berichten ein geringeres Selbstwertgefühl (Bowers et al., 2009). Insgesamt weisen Betroffene auf geschlossenen Stationen eine niedrigere Patientenzufriedenheit auf (Müller et al., 2002; Blaesi et al., 2015; Lo et al., 2018), erleben ein höheres Aggressionsniveau (Bowers et al., 2009), erreichen weniger Autonomie (Meehan et al., 1999; Bowers et al., 2009) und weisen eine geringere Compliance auf (Falkowski et al., 1990).
Die Bedenken der Betroffenen konzentrieren sich also vor allem auf negative Auswirkungen auf ihren emotionalen Zustand, ein Gefühl der Enge, Abhängigkeit und Frustration. Eine nicht fürsorgliche, geschlossene Umgebung kann einen stärkeren Autoritarismus in einem kalten Milieu und Passivität fördern. Außerdem müssen sich Betroffene möglicherweise an die Bedürfnisse anderer Patient*innen anpassen und können ihnen nicht ausweichen. Sind die Türen geöffnet, sind im Allgemeinen weniger Patient*innen gleichzeitig auf der Station, was die Situation beruhigen kann. Darüber hinaus erwähnen die Teams auf geschlossenen Stationen eine höhere Arbeitsbelastung und mehr Aufwand, um zu erklären, warum die Tür verschlossen ist, was dazu passt, dass Betroffene in unserer eigenen Studie in der offenen Zeit erlebten, dass das Personal mehr Zeit für sie hatte (Steinauer et al., 2020).
In ihrer qualitativen Befragung untersuchte Regine Steinauer den Prozess der Öffnung einer geschlossenen Station für Abhängigkeitserkrankungen in Basel, wobei sie insbesondere die Patienteneindrücke qualitativ erfragte (Steinauer et al., 2020). Äußerungen der Patient*innen waren:

- »Alles in allem merkt man, dass sich die Dinge beruhigt haben«
- »Es ist ruhiger geworden«
- »Das merkt man auch beim Personal«
- »Man hat mehr Zeit«
- »Beziehungsaufbau positiv durch weniger Kontrollfunktionen, es ist ein kooperativer Umgang, da mehr Vertrauen entgegengebracht wird, übernehmen wir mehr Verantwortung, es ist ein Ziel, mehr Verantwortung zu erreichen«
- »Einfach das Gefühl, dass man einfach eintreten kann«,
- »Zu wissen, dass die Tür offen ist, das war ein gutes Gefühl«,
- »Für den Patienten ist es viel angenehmer«
- »Geschlossene Stationen machen mich nervös, es ist wie im Gefängnis«
- »Alles wirkt weniger militärisch«
- »Meiner Meinung nach fördert die geschlossene Umgebung tatsächlich Aggressionen«
- »Wenn Besucher kommen, sind sie schockiert ... mein Bruder kam mit seinen Kindern zu Besuch, und sie fragten: Was ist das, warum sind die Türen verschlossen?«
- »Man neigt dazu, darüber nachzudenken, was gut für mich sein könnte ... vorher, in der geschlossenen Umgebung, hat jeder nur für sich gekämpft ... für seine eigenen Rechte und Freiheiten«
- »Kein heimlicher Substanzkonsum mehr« (Steinauer et al., 2020)

Insgesamt wurde die Privatsphäre von den Patient*innen als wichtig eingestuft (Liwinski et al., 2025; Davidson et al., 2025). Die Wichtigkeit eines Einzelzimmers wurde mit 8,7 von 10 auf einer Likert-Skala angegeben. Als Gründe für die Bevorzugung von Einzelzimmern wurden Privatsphäre, Schlaf, Rückzug und Ruhe genannt (Liwinski et al., 2025; Davidson et al., 2025).
86,9 % der Patient*innen gaben an, dass Therapieressourcen (z. B. Fitness- und Kunsträume etc.) immer zugänglich sein sollten (n = 576). Sie gaben mit 9,4 von 10 Punkten auf einer Likert-Skala an, dass der Zugang zu einem Gartenbereich sehr wichtig ist. 30,1 % gaben an, dass der Zugang ebenerdig sein sollte (n = 511). 59,5 % der Patient*innen gaben an, dass sie gerne Zugang zu einem Entspannungsbereich auf der Station hätten, 50 %, dass sie gerne Zugang zu einem Fitnessraum auf der Station hätten. 44,3 % der Patient*innen wünschen sich einen Kunst- oder Musikraum auf der Station und 43,8 % einen Begegnungsraum. 43,6 % der Patient*innen gaben an, dass eine Küche auf einer Station wichtig sei; 23,8 % wünschen sich einen Raucherraum. Räume und Orte, die den stationären Patient*innen während ihres Aufenthalts wichtig waren,

waren das eigene Zimmer (81,5 %), der Garten (76,8 %), Begegnungsräume (55,4 %), die Cafeteria (51,5 %), der Fitnessraum (51,3 %), die Küche (46,3 %), das Kunststudio (40,5 %), der Raucherraum (26,0 %) und der Fernsehraum (24,8 %) (Liwinski et al., 2025; Davidson et al., 2025).

Behandlungen, die aus Sicht der Betroffenen gestärkt werden sollten, waren Psychotherapie (63,5 %), Visiten mit den Ärzt*innen (54,3 %), Gespräche mit dem Pflegepersonal (49,8 %) und den Sozialarbeiter*innen (36,8 %), Physiotherapie (35,1 %) und Ergotherapie (27,6 %). Die meisten Betroffenen (77,3 %) gaben an, dass sie einen neutralen Raum für die Visite (und nicht ihr eigenes Zimmer) bevorzugen (n = 523) (Liwinski et al., 2025; Davidson et al., 2025).

Was die bevorzugte Größe einer Station betrifft, bevorzugten 37 % eine kleine Stationsgröße (acht bis zwölf Betten pro Station), 25 % der Betroffenen hatten keine Präferenzen. 70,7 % der Betroffenen bevorzugten ein diagnosespezifisches Behandlungskonzept, d. h., die Betroffenen werden von Expert*innen behandelt und Patient*innen mit derselben Diagnose werden auf derselben Station behandelt (n = 543). 65,8 % der Betroffenen gaben an, dass ältere Betroffene (über 65 Jahre) nicht auf einer anderen Station behandelt werden sollten (n = 564). 61,5 % der Betroffenen zogen es vor, gemeinsam mit anderen auf der Station zu essen, anstatt in eine klinikinterne Kantine zu gehen (n = 564). 37 % der Betroffenen gaben an, dass in jedem Patientenzimmer ein Tablet oder Fernseher vorhanden sein sollte. 34 % der Betroffenen gaben an, dass sie gerne Apps und Virtual-Reality-Tools in ihrer Behandlung nutzen würden und 41 % gaben an, dass sie ihre Therapien gerne per Tablet, Smartphone oder App planen würden (Liwinski et al., 2025; Davidson et al., 2025).

Die Verfügbarkeit eines direkten professionellen Ansprechpartners wurde mit 8,4 von 10 Punkten auf einer Likert-Skala hoch bewertet (Liwinski et al., 2025; Davidson et al., 2025).

65,8 % der Betroffenen gaben an, dass es sich bei dieser Person um jemanden aus dem Pflegepersonal handeln sollte (und nicht um administratives Personal). Was die Bedeutung der verschiedenen Behandlungssettings betrifft, so gaben 88 % der Betroffenen an, dass eine stationäre Behandlung wichtig ist, 77 % eine ambulante Behandlung, 77 % eine Tagesklinik, 58 % eine Behandlung zu Hause, 50 % eine Nachtklinik und 41 % Telemedizin. Die bevorzugte Behandlungskategorie für ihre eigene Erkrankung waren die stationäre Behandlung (53 %), die ambulante Behandlung (20 %), die Tagesklinik (15 %), die Behandlung zu Hause (10 %) und die Telemedizin (2 %) (n = 466).

Die Wichtigkeit einer Behandlung durch dasselbe Team in verschiedenen

Stadien der Erkrankung wurde mit 7,8 von 10 Punkten auf einer Likert-Skala bewertet (n = 528). 55,8 % der Betroffenen bevorzugten eine ambulante Einrichtung in der Nähe des Krankenhausgebäudes (n = 496) (Liwinski et al., 2025; Davidson et al., 2025).

Rangliste der Prioritäten der Betroffenen

Zugang zum Garten (94 %)
Behandlung auf einer offenen Station (90 %)
Einzelzimmer (87 %)
Therapieräume (Fitness, Küche, Atelier etc.) immer zugänglich (87 %)
Direkte Ansprechpartner*innen (84 %)
Behandlung durch dasselbe Team in verschiedenen Stadien der Erkrankung (80 %)
Diagnosespezifisches Behandlungskonzept (70 %)
Integration älterer Menschen (66 %)
Ausbau Psychotherapie (64 %)
Zugang zu einem Entspannungsbereich (60 %)
Ambulante Einrichtung in der Nähe des Krankenhauses (56 %)
Ausbau Visiten mit Ärzt*innen (54 %)
Zugang zu einem Fitnessraum (50 %)
Ausbau Gespräche mit dem Pflegepersonal (50 %)
Zugang zu einem Kunst- oder Musikraum (44 %)
Zugang zu einer Küche (44 %)
Zugang zu einem Begegnungsraum (43 %)
Therapien per Tablet, Smartphone oder App planen (41 %)
Ausbau Gespräche mit Sozialarbeiter*innen (37 %)
Kleine Stationsgröße (acht bis zwölf Betten pro Station) (37 %)
In jedem Patientenzimmer ein Tablet oder Fernseher vorhanden (37 %)
Ausbau Physiotherapie (35 %)
Nutzung von Apps und Virtual-Reality-Tools in der Behandlung (34 %)
Ausbau Ergotherapie (27 %)
Zugang zu Fernsehraum (25 %)
Zugang zu Raucherraum (24 %)

Prof. Dr. Undine Lang ist Direktorin der Klinik für Erwachsene und Privatklinik der Universitären Psychiatrischen Kliniken (UPK) in Basel und Professorin für Psychiatrie und Psychotherapie an der Universität Basel.

Literatur

Blaesi, S., Gairing, S. K., Walter, M., Lang, U. E., Huber, C. G. (2015): Safety, Therapeutic Hold, and Patient's Cohesion on Closed, Recently Opened, and Open Psychiatric Wards. Psychiatrische Praxis, 42 (2), 76–81.

Bowers, L., Allan, T., Haglund, K., Mir-Cochrane, E., Nijman, H., Simpson, A., van der Merwe, M. (2009): The city 128 extension: locked doors in acute psychiatry, outcome and acceptability. Report for the National Co-ordinating Centre for NHS Service Delivery and Organisation R&D (NCCSDO).

Davidson, R., Liwinski, T., Gaupp, R., Imfeld, L., Brühl, A. B., Huber, C. G., Vogel, M., Lang, U. E. (2025): Patient preferences in inpatient psychiatry: structural elements for optimal care. Journal of Medical Internet Research, 27, e73610.

Falkowski, J., Watts, V., Falkowski, W., Dean, T. (1990): Patients leaving hospital without the knowledge or permission of staff-absconding. British Journal of Psychiatry, 156, 488–490.

Haglund, K., von Knorring, L., von Essen, L. (2006): Psychiatric wards with locked doors – advantages and disadvantages according to nurses and mental health nurse assistants. Journal of Clinical Nursing 2006,15 (4), 387–394.

Liwinski, T., Davidson, R., Sarlon, J., Gaupp, R., Imfeld, L., Brühl, A. B., Vogel, M., Huber, C. G., Lang, U. E. (2025): Patient Perspectives on Open-Door Policies in Psychiatry: Mixed Methods Study. Journal of Medical Internet Research, 27, e73610.

Lo, S. B., Gaupp, R., Huber, C., Schneeberger, A., Garic, G., Voulgaris, A., Walter, M., Borgwardt, S., Lang, U. E. (2018): Influence of an »Open Door Policy« on Ward Climate: Impact on Treatment Quality. Psychiatrische Praxis, 45 (3), 133–139.

Meehan, T., Morrison, P., McDougall, S. (1999): Absconding behaviour: an exploratory investigation in an acute inpatient unit. The Australian and New Zealand Journal of Psychiatry, 33 (4), 533–537.

Müller, M. J., Schlösser, R., Kapp-Steen, G., Schanz, B., Benkert, O. (2002): Patients' satisfaction with psychiatric treatment: comparison between an open and a closed ward. The Psychiatric Quartely, 73 (2), 93–107.

Steinauer, R., Krückl, J., Moeller, J., Vogel, M., Wiesbeck, G. A., Walter, M., Lang, U. E., Huber, C. G. (2020): Opening the Doors of a substance use disorder ward benefits and challenges from a consumer perspective. Frontiers in Psychiatry, 11, 580885.

Eine pflegerische Perspektive: Öffnung der Psychiatrie von der PUK zur UPK

Andreas Schmidt

Ich war dabei: bei der Öffnung der Psychiatrie, aber auch bei der Umstellung von einer eher funktionellen zu einer individuellen Behandlung unserer Patient*innen in den UPK. Vorausschicken möchte ich, dass auch vor dieser Veränderung gut und mit viel Verve und strukturellen Versuchen gearbeitet wurde. So eröffnete ich bereits 1994 basierend auf der Idee von Herrn Prof. Asmus Finzen (stellvertretender ärztlicher Direktor 1987–2003) eine halboffene Akutabteilung. Finzen hatte die geschlossene Aufnahmeabteilung der damaligen PUK abgeschafft, auf der oft ein riesiges Durcheinander geherrscht hatte, da die meisten Eintritte der 18- bis 100-jährigen Patient*innen dort erfolgten.
Meine halboffene Akutabteilung hatte die Möglichkeit, offen oder geschlossen geführt zu werden. Das Konzept war, dass alle Patient*innen direkt bei uns eintreten und direkt wieder nach Hause entlassen werden konnten. Um dies besser umsetzen zu können, besuchten wir eine halboffene Abteilung der Klinik Schlössli in Oetwil am See, eine halboffene Abteilung der Klinik Waldau in Bern bei Dr. Merlow und eine halboffene Abteilung der Psychiatrie in Offenbach bei Prof. Bauer.
Bei Direkteintritten auf die geschlossenen Abteilungen konnten Patient*innen auf unsere Abteilung übertreten, sofern sie innerhalb von 48 Stunden zu uns verlegt werden konnten. Die Aufenthaltsdauer beschränkten wir auf dieser Abteilung auf bis zu sechs Wochen, da wir verhindern wollten, dass die Patient*innen durch überlange Aufenthalte ihre Arbeitsstelle verlieren. Diese halboffene Abteilung führte ich mit einem kreativen und motivierten Team bis 2013. Danach übernahm ich die Leitung des Zentrums für psychotische Erkrankungen. Dort befand sich damals auch eine geschlossene Abteilung, die nach dem Konzept von Undine Lang fortan offen geführt werden sollte (Lang, 2013). Diese Öffnung um 2013 herum war mit einem längeren Weg und größeren Aufwand verbunden als die anderer Abteilungen.

Das Team der geschlossenen Abteilung auf dem Weg zu Open Doors

Die vorgesehene Öffnung dieser Abteilung brachte vielerlei Ängste bei den Mitarbeitenden hervor. Verbunden damit war die Forderung nach mehr Personal, was für mich allerdings nicht verständlich war, da diese Abteilung nicht zuletzt aufgrund ihres doppelten Nachtdienstes den höchsten Stellenschlüssel in der Klinik hatte. Das Team wurde durch den Pflegedirektor Herrn Christoph Cassidy und die Klinikdirektorin der Erwachsenenpsychiatrie Frau Prof. Undine Lang bei der Öffnung begleitet.

Nach einem Jahr der Begleitung durch den Pflegedirektor und die Klinikdirektorin übte die Basler Abteilung mit einem Formular für die bevorstehende Öffnung, mithilfe dessen täglich besprochen und festgehalten wurde, ob die Abteilung offen geführt werden könnte und falls nicht, aus welchen Gründen. Der Teamprozess gestaltete sich schwierig. Es wurde der Einsatz eines Gatekeepers besprochen, also einer Person, die die Patient*innen beim Verlassen der Abteilung anspricht und mit ihnen Vereinbarungen bezüglich Rückkehr trifft. Dieses Prozedere stieß nicht auf große Gegenliebe, da außer der Leitungsperson kaum jemand diese Rolle übernehmen wollte. Eine Pflegefachperson beschrieb dies so: »Für mich ist es nicht wichtig, ob die Abteilungstüre offen ist oder geschlossen. Das macht keinerlei Unterschied in der Begleitung der Patientinnen und Patienten.« Dieses Unverständnis, dass es eben doch einen Unterschied macht, ob Patient*innen um Ausgang bitten müssen und dieser mit Hürden verbunden ist, was auf einer offenen Abteilung nicht der Fall ist, gab mir zu denken. Dies verdeutlichte den langen Weg zu Open Doors.

Die Teamkonstellation gestaltete sich derart, dass sich die Teammitglieder selbst im Weg standen und nach außen hin die Widerstände gegen Open Doors überwogen. Die Gruppenmeinung war, dass es nicht opportun sei, »für« Open Doors zu sein. Zwar konnte keine gute Begründung gefunden werden, aber es war die Teammeinung. Am Ende stand die Forderung: entweder mehr Personal oder es gibt kein Open-Doors-Konzept. Dieser starke Gruppendruck führte dazu, dass einige wertvolle Teammitglieder die Abteilung verließen und/oder verlassen mussten. Die erfahrene Abteilungsleitung wollte nicht mehr an der Spitze stehen und es wurde eine neue gewählt, die dann später durch ein motiviertes Teammitglied ersetzt werden musste.

Zusammen mit einer dem Konzept gegenüber offenen Oberärztin konnte schließlich nach etwa zwei Jahren das Open-Doors-Konzept eingeführt und umgesetzt werden. Das Team machte große Fortschritte und sprang über seinen Schatten. Ein späterer Wechsel der Oberarztstelle zeigte, dass das Open-Doors-Konzept kein Selbstläufer ist und die Zeiten, in denen die Abteilung offen geführt wird, beobachtet werden müssen. Wo nötig, musste von oben auf ein vermehrtes Öffnen hingewiesen werden. Diese Achtsamkeit schien auf der Abteilung mit psychoseerkrankten Menschen nötiger zu sein als auf der Station für abhängigkeitserkrankte Menschen. Dort kam sogar eher der Druck von außen, die Patient*innen vermehrt zurückzuhalten, bis hin dazu, dass die außenstehenden Behörden die Entlassgewalt bei sich verorteten. Durch die Schließung der Abteilung, damit eine Person nicht weglaufen konnte, war die Tür aber natürlich auch für die Mitpatient*innen geschlossen. Darüber hinaus bedeutet die Schließung einer Abteilung, dass alle Patient*innen für Ausgänge das Pflegepersonal fragen und beim Zurückkommen klingeln müssen, was Zeit und Ressourcen des Personals bindet.

Das Netzwerk rundherum pflegen

Apropos Außendruck: Als wir ein Jahr mit Open Doors gearbeitet hatten, fing ich mit meinem Tandempartner an, mit der Polizei und dem Fahndungsdienst der Polizei in Kontakt zu treten, um dort das Konzept von Open Doors zu erläutern. Die Führung verstand das Konzept sehr gut, wies aber darauf hin, dass wir bei der Straßenpolizei auf weniger Verständnis als im Innendienst stoßen würden. In der Tat war es für die Zusammenarbeit und das Verständnis alles andere als förderlich, wenn der Fahndungsdienst der Polizei die gesuchten Patient*innen auf offene Abteilungen zurückbrachte. Andererseits sahen wir auch, dass es für den Fahndungsdienst schwierig war, zu entscheiden, wen sie zuerst suchen sollten: das vermisste Kind oder abgängige Patient*innen der UPK. Aufgrund dieser Schwierigkeiten organisierten wir nach zwei Jahren eine Informationsveranstaltung für das ganze Corps der Polizei Basel-Stadt. Wir konnten zwar nicht bei allen für Zustimmung sorgen, aber ein gewisser Konsens und Verständnis konnten erreicht werden.
Im Weiteren folgten mehrere Veranstaltungen in den UPK, in denen wir mit dem Sozialdienst der Polizei, dem Fahndungsdienst und der Polizeiarbeit selbst – bis hin zum Einsatz von Tasern – vertraut gemacht wurden und werden. Diese regelmäßigen Veranstaltungen mit der Polizei werden mit mindestens jährlichen Treffen mit verschiedenen Stakeholdern wie dem FU-Gericht (Fürsorgerische Unterbringung), dem Sozialdienst Medizin (Amtsärzt*innen), der Kindes- und Erwachsenenschutzbehörde (KESB) und dem Rettungsdienst Basel-Stadt verbunden. Aus diesen Treffen, die eigentlich aufgrund

des Open-Doors-Konzepts entwickelt wurden, erlangte man ganz allgemein ein Verständnis füreinander und für komplexe Situationen mit unseren Patient*innen. Der Kontakt hilft, zu sehen, dass alle ihre Arbeit so gut wie möglich ausführen, und – weil man sich bereits kennt– dabei, Dinge, die nicht gut laufen, anzusprechen und zeitweise auch kreative Lösungen zu erarbeiten.
Ein Beispiel für eine kreative Lösung, die mir sehr gefiel: Eine Patientin, die im Unispital Basel (USB) Hausverbot hatte, obwohl sie dort monatlich eine Medikation erhielt und beim Kontakt mit der Polizei regelmäßig tobte, konnte mithilfe eines Gesprächs mit unserem behandelnden Oberarzt vom Hometreatment und dem Leiter des Sozialdienstes der Polizei vereinbaren, dass der Oberarzt sie jeweils zum Termin im USB begleitete. Und bei Kontakten mit der Polizei wiederum konnte die Patientin jeweils die Visitenkarte des Leiters des Sozialdienstes der Polizei vorzeigen, was die Situation mit der Polizei entspannte.
Zusammenfassend kann ich nur betonen, wie wichtig die gute und regelmäßige Pflege des involvierten Netzes außerhalb der Klinik ist. Man darf dabei nicht vergessen, dass wir aufeinander angewiesen sind, und wir schätzen den Miteinbezug beispielsweise der Polizei, wenn es schwierig wird, sehr.

Das Trackkonzept

Inwiefern dieser Strukturwandel von der funktionellen hin zur individuellen Struktur mit dem neuen »Trackkonzept« zu tun hat, möchte ich in den nächsten Zeilen erläutern. Ich begann meine Ausbildung 1985, als Herr Prof. Kielholz (Direktor 1959–1985) gerade verabschiedet wurde und Herr Prof. Pöldinger (Direktor 1985–1995) die Leitung der PUK, wie sie damals hieß, antrat. Damals befanden sich jeweils drei Abteilungsleitende fest auf einer Abteilung, während das andere Personal rotierte und sich zeitweise plötzlich auf anderen Abteilungen wiederfinden konnte, da der Dienstplan zentral in drei Gruppen aufgeteilt war. Es ging dabei in erster Linie darum, dass stets genügend Personal auf einer Abteilung war. Für Konstanz in der Pflege zu sorgen, war zweitrangig. Diese funktionelle Arbeitseinteilung spiegelte sich auch in der Patient*innen-Journey wider: zur Abklärung und eventuellen »Anbehandlung« Aufnahme auf die 1978 eröffnete Aufnahmeabteilung (die geschlossen geführt wurde), innerhalb von 72 Stunden Verlegung auf die geschlossene Frauenabteilung oder geschlossene Männerabteilung oder, wenn über 65 Jahre, auf eine der vielen Altersabteilungen (damals 180 Geriatriebetten, heute 35). Wenn es den Patient*innen besser ging, konnten sie entlassen oder auf eine offene Station verlegt werden. Bei längerem Behandlungsbedarf war eine Verlegung auf eine Langzeit- oder Rehabilitationsabteilung vorgesehen. Die vielen Verlegungen der Patient*innen in Kombination mit den oben angesprochenen häufigen Teamwechseln führten zu langen Aufenthalten. Einerseits war durch das Rotationssystem die Beziehungspflege erschwert, andererseits kannte sich das Pflegepersonal in der Klinik über die Abteilungen hinaus.

Unter Prof. Müller-Spahn (Direktor 1994–2009) wurde das Personal verselbstständigt und es wurden feste Teams gebildet. Die Gruppen, wie oben beschrieben, wurden abgeschafft. Dies ermöglichte es dem Pflegepersonal, als feste Bezugspersonen mit den Patient*innen zu arbeiten. Die höhere Beziehungskonstanz kam den Patient*innen zugute.

Mit Frau Prof. Undine Lang (2012) kam ein bedeutender Strukturwandel, der die Klinik in störungsspezifische Zentren und Abteilungen einteilte. Dahinter stand das Ansinnen, dass die Eintritts- zugleich auch die Austrittsabteilung sein sollte. Dies verkürzte die Aufenthaltsdauer, da Abteilungswechsel viel weniger vorkamen und somit die Aufenthalte nicht mehr unnötig verlängerten. Die noch stark im Vordergrund stehende Struktur auf den Abteilungen selbst wurde sukzessive in eine individuellere Behandlung unter Miteinbezug der Patient*innen in die Tagesabläufe abgelöst. Das Stichwort war dabei die Behandlung auf Augenhöhe. Dem versucht man heute nachzugehen, und auch wenn es natürlich keine vollständige Auflösung von hierarchischen Unterschieden zwischen Personal und Patient*innen gibt, findet doch eine Annäherung statt. Schließlich wollen wir den Patient*innen auf ihrem Weg zur Genesung beistehen.

Als bereichernd empfand ich auch die Einführung von Peers (oder Genesungsbegleitenden), die in ihrer Arbeit mit den Patient*innen oft einen anderen Zugang finden, da sie durch ihre Selbsterfahrung eine andere Glaubwürdigkeit mitbringen. Zum Glück änderte sich auch die Einstellung zu Angehörigen. Wo 1985 noch von der »schizophrenogenen« Mutter gesprochen wurde, konnten diese Vorurteile in den vielen Jahren mit den Angehörigentreffen und -schulungen aus dem Weg geräumt und der Miteinbezug der Angehörigen verbessert werden. Auch da sind wir noch nicht am Ende angelangt, aber einen großen Schritt weiter.

Und geht es ohne Zwang?

Vielleicht. Wir sind noch nicht dort angekommen, aber immerhin hat sich gegenüber den alten Zeiten diesbezüglich einiges getan. Durch die Schließung von zwei Drittel der Isolierzimmer (geschützte Räume, keine Gummizellen) und durch Open Doors hat sich die Behandlung ohne Zustimmung, wie dies heute per Gesetz in der Schweiz genannt wird, deutlich verringert. Die Rechte der Patient*innen haben sich verbessert. In Basel war dies mit dem Basler Psychiatriegesetz schon fortschrittlich, was durch das in diesem Bereich ähnliche Kinder- und Erwachsenenschutzgesetz aufgrund der höheren Gerichtsbarkeit noch einmal akzentuiert wurde. Früher befand eine psychiatrische Rekurskommission über die Beschwerden der Patient*innen; seit 2013, mit der Einführung des KESG, tut dies nun ein FU-Gericht. Danach folgt das Bundesgericht. Dies unterstreicht die Höhe des FU-Gerichtes. Zwangsjacken und Fixiergurte habe ich in meiner langen Arbeitszeit in den UPK nie gesehen.
Gerne schließe ich meinen Beitrag mit den Worten von Herr Prof. Felix Labhardt (1923–2000) zum Thema Psychiatrie ab, der bei einem öffentlichen Vortrag Folgendes sagte: »Oft werde ich gefragt, ob die lange Zeit in der Psychiatrie denn nicht abfärbe. Und ich sage dann jeweils: Hoffentlich!«

Andreas Schmidt ist Pflegedirektor der Klinik für Erwachsene der Universitären Psychiatrischen Kliniken in Basel (UPK).

Literatur

Lang, U. (2013): Innovative Psychiatrie mit offenen Türen. Deeskalation und Partizipation in der Akutpsychiatrie. Springer.

Von der Symptombekämpfung zur Ressourcenorientierung

Klaus Bader

In diesem Beitrag werden aktuelle Entwicklungen im Bereich der Psychotherapie aufgegriffen und deren Implikationen für die Praxis aufgezeigt. Moderne psychotherapeutische Konzepte setzen zunehmend auf individualisierte und flexible Behandlungsstrategien, z. B. durch ein modular angelegtes Vorgehen. Die Einnahme einer transdiagnostischen, eher ganzheitlichen Sichtweise sowie ein daraus abgeleitetes prozessbasiertes und ressourcenorientiertes Vorgehen erscheinen dabei wegweisend. Bei der Behandlung soll von Anfang an eine möglichst gute Passung zu den Kontextvariablen hergestellt werden, um eine nachhaltige, die Resilienz stärkende Wirkung zu erzielen.

Personalisierte Psychotherapie – transdiagnostisch, modular, prozessorientiert

Dank intensiver Forschungs- und Entwicklungsbemühungen in den letzten Dekaden stehen heute für fast alle psychischen Störungen wirksame evidenzbasierte psychotherapeutische Behandlungsverfahren zur Verfügung. In den meisten Fällen ist die Psychotherapie in Kombination mit einer Pharmakotherapie die Methode der Wahl. Für einige Störungsbilder liegen mittlerweile alternative psychotherapeutische Ansätze mit vergleichbarem Evidenzgrad vor. Ein prominentes Beispiel ist die Borderline-Persönlichkeitsstörung mit vier Verfahren: Übertragungsfokussierte Psychotherapie (TFP; Kernberg et al., 2008), Mentalisierungsbasierte Psychotherapie (MBT; Bateman & Fonagy, 2017), Dialektisch-Behaviorale Therapie (DBT; Linehan, 2015) und Schematherapie (Young et al., 2006). Auch bei der Posttraumatischen Belastungsstörung (PTBS) bestehen mit verschiedenen traumafokussierten Ansätzen der kognitiven Verhaltenstherapie und dem Eye Movement Desensitization and Reprocessing (EMDR; Shapiro, 2018) ebenbürtige Optionen (Cusack et al., 2016). Metaanalysen zeigen insbesondere bei Depressionen, dass unterschiedliche etablierte Psychotherapieverfahren mit unterschiedlichen Strategien ähnlich gute Wirksamkeit bei vergleichbaren Indikationen aufweisen können (Cuijpers et al., 2025). Dies wird in der Literatur als »Äquivalenzparadoxon« bezeichnet (Wampold et al., 2018).

So erfreulich die Angebotsentwicklung ist, sind in den letzten Jahren auch kritische Stimmen laut geworden (z. B. Kazdin & Blase, 2011; Leichsenring et al., 2019). Evidenzbasierte Psychotherapien beziehen sich zumeist auf kategoriale Diagnosen (nach ICD oder DSM), welche in manualisierter Form an relativ homogenen Patient*innengruppen in RCT-Studien überprüft worden sind. Kritisiert wird, dass ein primär diagnoseorientiertes psychotherapeutisches Vorgehen die Vielgestaltigkeit und Dynamik psychischer Störungen unzureichend berücksichtigt sowie deren Überlappungen und Interaktionen mit anderen Störungen vernachlässigt. Da Komorbidität die Regel und nicht die Ausnahme ist, können störungsspezifische Manuale nur wenig Orientierung für den Umgang mit komplexen Fällen geben (Craddock & Mynors-Wallis, 2014; Cook et al., 2017). Hinzu kommen unspezifische und persönliche Kontextfaktoren, die in diagnosespezifischen Behandlungsmanualen kaum berücksichtigt werden. So gibt es z. B. keine Hinweise für den Fall, dass neben einer akuten Depression anhaltende Beziehungskonflikte bestehen, die vor dem Hintergrund multipler Kindheitstraumatisierungen vorherrschen und von suchtartigem Medienkonsum begleitet werden.
Störungsspezifische Behandlungsprogramme fokussieren auf die Beseitigung von Symptomen oder Symptomgruppen, aus denen die Diagnose abgeleitet wird. Das entspricht auch dem Wunsch nach rascher Symptomlinderung. In vielen Fällen gelingt dies und führt zur erwünschten Besserung. Betrachtet man jedoch die Non-Response-, Non-Remissions- und Rückfallraten in Studien, ergibt sich ein ernüchterndes Bild: Ein bis zwei Drittel der Behandelten erfahren keine ausreichende und/oder nachhaltige Besserung (z. B. Clark, 2018; Barkham & Lambert, 2021). Eine primär auf Symptomreduktion und Störungsbeseitigung ausgerichtete Therapie scheint daher in vielen Fällen nicht weit genug zu greifen. Seit einiger Zeit schlagen deshalb mehrere Autor*innen vor, das Blickfeld um eine diagnoseübergreifende Perspektive zu erweitern (z. B. Barlow et al., 2016; Hayes & Hofmann, 2020).

Transdiagnostische Perspektive und Prozessorientierung

Bei der transdiagnostischen Perspektive geht es um ein diagnoseübergreifendes Verständnis psychischer Erkrankungen. Sie soll die diagnosespezifische Sichtweise in Richtung von mehr Ganzheitlichkeit erweitern und besonders bei Komorbidität eine effizientere Behandlung ermöglichen. Dahinter steckt die Erkenntnis, dass bei der Entstehung, Aufrechterhaltung und Behandlung verschiedener Störungsbilder teilweise sehr ähnliche Prozesse und Mechanismen beteiligt sind (Stangier et al., 2024). So spielt eine mangelhaft ausgeprägte Fähigkeit zur Emotionsregulierung bei verschiedenen Störungsbildern eine zentrale Rolle, z. B. bei traumaassoziierten und affektiven Störungen sowie der Borderline-Persönlichkeitsstörung. Die genannten Störungen treten häufig in Kombination miteinander auf, wobei sich die unzureichende Fähigkeit, mit Emotionen funktional umgehen zu können, als gemeinsames Bindeglied verstehen lässt. Eine Verbesserung der Emotionsregulation sollte sich nach diesem Modell somit positiv auf alle drei Störungsbilder auswirken. Das Zutrauen, schwierige Gefühlszustände bewältigen zu können, stellt in der Therapie oft eine wichtige Voraussetzung für weitere Veränderungsschritte dar, wie z. B. für die Verarbeitung von Traumainhalten oder den konstruktiven Umgang mit interaktionellen Konfliktsituationen. Es liegen Hinweise vor, dass bei komorbiden Erkrankungen die Behandlung gemeinsamer Muster zu einer stärkeren Verbesserung führt als die Anwendung diagnosespezifischer Behandlungen (Barlow, 2018; Newby et al., 2015; Sakiris & Berle, 2019). Eine diagnoseorientierte Behandlung wäre je nach Fall traumafokussiert, verhaltensaktivierend oder konfliktorientiert.

Transdiagnostisch angelegte Therapien zielen auf die Veränderung zugrunde liegender Mechanismen und Prozesse ab, anstatt sich auf die Reduktion diagnosespezifischer Symptommuster zu konzentrieren. In den letzten Jahren gab es eine Reihe von Forschungsbemühungen, solche diagnoseübergreifenden Störungs- und Veränderungsprozesse zu identifizieren (Ciarrochi et al., 2022). Die Liste der untersuchten Prozesse und Mechanismen ist lang, und ein Problem dabei ist die Vielgestaltigkeit der Konstrukte sowie deren Überlappungen (Lutz et al., 2024). Dies liegt daran, dass sie aus unterschiedlichen Schul- und Forschungstraditionen stammen, mit eigenständigen Konzepten und jeweils eigener Nomenklatur. Zur besseren Übersichtlichkeit werden Störungs- und Veränderungsprozesse häufig den Bereichen biologisch, psychologisch und sozial zugeordnet, wobei innerhalb des psychologischen Bereichs noch zwischen verschiedenen Dimensionen oder Ebenen des Erlebens und Verhaltens unterschieden wird (siehe Tabelle 1). Die Zuordnungen sind nicht immer eindeutig; bestimmte Prozesse lassen sich auch mehrdimensional beschreiben, z. B. wird Perfektionismus als psychologischer Mechanismus verstanden, der auf verschiedenen Dimensionen (emotional, kognitiv, motivational, behavioral) wirksam sein kann und die Flexibilität und Anpassungsfähigkeit im individuellen Lebenskontext beeinflusst.

Die dimensionale Sichtweise ähnelt dem Ansatz der Research Domain Criteria (RDoC; Insel et al., 2010) des US-amerikanischen National Institute of Mental Health (NIMH), das sich bei der Forschung an grundlegenden funktionalen

TABELLE 1 Beispiele zentraler Prozesse und Interventionen

Dimension	**Prozesse**	**Beispiele Störungsbilder**	**Beispiele Interventionen**
Emotionen	Adaptive vs. maladaptive Emotionsregulation	Depression, Angststörungen, Borderline, Sucht, Essstörungen	Achtsamkeit und Akzeptanzübungen, emotionsfokussierte Interventionen, Validierung, Selbstmitgefühlsübungen
Kognitionen	Kognitive Rigidität vs. Flexibilität (z. B. Attributionsstile, Kontrollüberzeugungen), Ablenkbarkeit vs. Aufmerksamkeitslenkung	Zwangsstörung, Depression, Angststörungen, PTBS, ADHS	Kognitive Umstrukturierung, Defusion, Reattributionstraining, Fokus- und Achtsamkeitsübungen
Verhalten	Kontroll- und Sicherheitsverhalten, Vermeidung, Impulsivität vs. funktionales Verhalten (Annäherung, ziel- und lösungsorientiert)	Depression, soziale Phobie, Sucht	Exposition, wertebezogener Aktivitätsaufbau, Verhaltensexperimente
Motivation	Problem- vs. Handlungsorientierung, Passivität vs. Werteorientierung, Zielklarheit	Depression, Sucht, Burn-out	Motivationsklärung, Wertearbeit, Zielarbeit
Beziehung	Beziehungserleben und -gestaltung, Kommunikation, soziale Unterstützung	Persönlichkeitsstörungen, soziale Phobie, Depression	Soziale Kompetenztrainings, Bindungsarbeit, mentalisierungsbasierte Therapie
Körper	Körpersensibilität, interozeptive Wahrnehmung, Schlaf-/Wachrhythmus	Somatisierungsstörung, Panikstörung, Essstörung, Schlafstörungen	Körperwahrnehmungsübungen, Biofeedback, achtsamkeitsbasierte Interventionen

Systemen wie kognitiven, sozialen und emotionalen Prozessen orientiert anstatt an starren Symptomkategorien. Dies unterstützt den transdiagnostischen Ansatz. An dieser Stelle sei betont, dass den meisten klassischen Therapieschulen bereits ein transdiagnostisches Krankheitsverständnis zugrunde liegt (Kriz, 2023). Psychodynamische und systemische Therapieansätze sind exemplifizierend genuin transdiagnostisch konzeptualisiert, indem sie sich auf individuelle

Muster und Beziehungsdynamiken konzentrieren. Auch Vertreter*innen der Verhaltenstherapie warben von Beginn an für ein diagnoseübergreifendes funktionales Störungsverständnis, das sich an individuellen Problemmustern auf verschiedenen Manifestationsebenen orientiert, als Alternative zum vorherrschenden medizinischen Krankheitsmodell (Kanfer, 1986; Lazarus, 1976). Dritte-Welle-Verfahren wie die Akzeptanz- und Commitment-Therapie (ACT) und Schematherapie sind ebenfalls transdiagnostisch konzipiert. Im Bereich der psychodynamischen Therapien sind Bestrebungen im Gang, den prozessbasierten Ansatz zu nutzen, um allgemeine Aussagen über Ansatzpunkte und die Wahl bestimmter Interventionen basierend auf den resultierenden Veränderungsprozessen zu finden (Stangier et al., 2024). Hierzu werden Interventionen aus verschiedenen Therapieverfahren in einer theorieübergreifenden Sprache operationalisiert (Multitheoretical List of Therapeutic Interventions, MULTI; McCarthy & Barber, 2009; Solmonov et al., 2019) und auf deren gemeinsame Wirkfaktoren hin untersucht. Im Bereich der psychodynamischen Verfahren wurden bisher eine Reihe von Wirkfaktoren identifiziert, darunter die Förderung von Einsicht, Flexibilisierung von Abwehrmechanismen, Abbau interpersoneller Rigidität, Veränderung innerer Repräsentanzen des Selbst und anderer, Verbesserung der Objektbeziehungen sowie Steigerung von reflexiver Kompetenz/Mentalisierung (Barber at al., 2021).

Prozesse auf der Ebene der therapeutischen Beziehung

Die herausragende Bedeutung der therapeutischen Beziehungsgestaltung als »common factor« ist in der Psychotherapieforschung früh erkannt worden. Die von Carl Rogers beschriebenen Basisvariablen Empathie, positive Wertschätzung und Echtheit/Kongruenz können als Interaktionsprozesse verstanden werden, die eng mit dem Therapieerfolg verbunden sind (Norcross & Lambert, 2018). Eine bedürfnisorientierte Beziehungsgestaltung unter Einbezug motivationaler Schemata kann Schwierigkeiten in der Zusammenarbeit und Störungen in der Beziehung präventiv entgegenwirken (Stucki & Grawe, 2007). Sich regelmäßig Rückmeldung über die therapeutische Beziehung einzuholen, das sogenannte Monitoring, scheint hierbei besonders nützlich (Flückiger et al., 2018). Die genaue Analyse von Beziehungsproblemen und geeignete Gegenmaßnahmen sind als signifikanter Moderator des Therapieerfolgs beobachtet worden (Eubanks et al., 2018). Darüber hinaus scheint sich die Ausstrahlung therapeutischer Wärme und Kompetenz positiv auf den Therapieverlauf auszuwirken (Seewald & Rief, 2022).

Prozessorientierte Psychotherapie

Der prozessorientierte Ansatz versteht psychische Störungen als dynamische Netzwerke interagierender psychischer Prozesse, auf die im therapeutischen Kontext gezielt Einfluss genommen wird. Der Ansatz beruht auf einer Metatheorie, die Prinzipien aus Verhaltenstherapie, psychodynamischen Verfahren und systemischer Therapie integriert und so eine verfahrensübergreifende, flexible Therapieplanung ermöglicht. Er eignet sich besonders für komplexe psychische Problemlagen, die mit herkömmlichen Diagnosen und starren Verfahren schwer abgebildet und behandelt werden können (Stangier et al., 2024).
Zunächst wird individuell erfasst, welche Prozesse im konkreten Alltag einer Person dysfunktional zusammenwirken und bestehende Störungen und Probleme immer wieder auslösen und aufrechterhalten. Häufig werden unmittelbare Erfahrungen, Körpersymptome oder Konflikte im Hier und Jetzt sowie im Alltag der Betroffenen in die Therapie einbezogen. Danach werden individuelle Netzwerke erstellt, die die Prozessdynamik abbilden und Ansatzpunkte für Veränderungen ableiten. Nicht nur Symptomreduktion, sondern die Förderung eines flexiblen Prozesses der persönlichen Entfaltung steht im Vordergrund. Der Behandlungsplan wird individuell an den persönlichen Lebenskontext und die relevanten psychischen Prozesse der Klient*innen angepasst. Therapeutische Techniken werden an die Prozesslage angepasst und nicht strikt verfahrenstreu angewandt. Daraus resultiert eine Behandlungsstrategie, die als personalisiert, kontextgeleitet und flexibel beschrieben werden kann. Sie verläuft nicht nach einem bestimmten Protokoll oder einer festgelegten Reihenfolge von Interventionen. Die Auswahl, Kombination und Anwendung bestimmter Methoden und Techniken erfolgt individuell und dynamisch entlang der Prozesse, die möglichst nachhaltige Verbesserungen bewirken (Svitak & Hofmann, 2022). Eine Möglichkeit stellt die modulare Umsetzung dar, bei der Therapiemethoden in Form von Modulen nach einem Baukastenprinzip zusammengestellt werden.

BEISPIELSCHEMA FÜR EINE MODULAR AUFGEBAUTE PSYCHOTHERAPIE: Eine Patientin leidet an schweren anhaltenden Angstzuständen und zunehmendem sozialen Rückzug. In einer prozessorientierten Therapie wird nicht nur auf die Symptome der diagnostizierten Angststörung eingegangen, sondern aktuell ablaufende psychische Prozesse, die sich im Alltag der Patientin abspielen, werden genauer exploriert. Hierzu werden beispielsweise folgende Fragen gestellt:

- Welche konkreten Situationen, Gedanken oder Körperempfindungen sind mit der Angst verbunden?

- Welche Beziehungsdynamiken oder Konflikte stehen im Zusammenhang mit der Angst?
- Welche Muster von Vermeidung und Erleben wiederholen sich?

Im Verlauf der Behandlung könnten Übungen zur Bewusstwerdung von Körperwahrnehmungen in Angstsituationen gemacht werden, deren Muster erfasst und analysiert werden. Gemeinsam mit der Patientin werden neue adaptive Prozesse entwickelt, um schwierige innerpsychische oder zwischenmenschliche Dynamiken besser wahrnehmen und auf befriedigende Weise damit umgehen zu können. ✕

Von der Symptombekämpfung zur Förderung der Resilienz

Störungsorientierte Behandlungsansätze richten ihr Hauptaugenmerk sehr auf »das, was nicht funktioniert«: Symptome, Beschwerden, Defizite und Einschränkungen. Dementsprechend ist das Vorgehen stark auf die Beseitigung von Symptomen und Defiziten ausgerichtet. Das ist naheliegend und häufig unerlässlich, um Leidensdruck zu mindern und funktionale Verbesserungen zu erzielen. Die symptom- und defizitorientierte Haltung kann dazu führen, dass Patient*innen sich primär als »krank« oder »gestört« empfinden, wodurch der Zugang zu eigenen Bewältigungspotenzialen erschwert wird. Wie oben erwähnt, lässt sich mit leitlinienkonformen störungsspezifischen Behandlungsverfahren in ein bis zwei Dritteln der Fälle die gewünschte Symptombesserung nicht, nur unzureichend oder nicht anhaltend erzielen.

Mit der Einnahme einer transdiagnostisch-prozessorientierten Perspektive verschiebt sich die Stoßrichtung der Therapie. Statt primär auf das »Wegmachen« von Symptomen zu fokussieren, bekommt die gezielte Aktivierung, Förderung und Integration individueller Stärken und Fähigkeiten einen wichtigen Stellenwert. Mit einer ressourcengeleiteten Stärkung der psychischen Widerstandskräfte (Resilienz) soll Rückfällen vorgebeugt und die psychische Gesundheit langfristig stabilisiert werden. Damit ist gemeint, Menschen zu befähigen, zukünftigen Belastungen und Krisen erfolgreich zu begegnen (Deubner-Böhme et al., 2011). Zu Prozessen mit protektiver Wirkung zählen u. a. Achtsamkeit und Akzeptanz, emotionale und kognitive Flexibilität, Selbstwirksamkeit, lösungsorientierte Problemlösestrategien sowie Aufbau, Erhalt und Nutzung sozialer Ressourcen.

Beispielhaft für einen prozessorientierten Ansatz, der auf die Stärkung der Resilienz ausgerichtet ist, soll hier die Akzeptanz- und Commitment-Therapie

TABELLE 2 Kernprozesse der ACT zur Steigerung der psychologischen Flexibilität

Kernprozess	Beschreibung	Beispiele für Interventionen
Präsenz	Sich mit der Aufmerksamkeit immer wieder auf Aspekte des gegenwärtigen Moments ausrichten; mit den Sinnen im Kontakt mit dem Hier und Jetzt sein.	Übungen zur flexiblen Aufmerksamkeitslenkung, Schulung der fünf Sinne, Achtsamkeitsübungen, Anleitung zu achtsamen Alltagsverrichtungen (z. B. Duschen), körperliche Erdungs- und Ankerübungen
Akzeptanz	Bereitschaft, inneres Erleben zuzulassen, auch wenn es sich um schmerzhafte Gedanken und Gefühle handelt. Ihnen mit Offenheit und Mitgefühl begegnen, statt sie zu bekämpfen.	Übungen zur Aufmerksamkeitslenkung in Richtung unangenehmer Körperempfindungen, Gefühle und Gedanken. Anleitungen, diese zuzulassen, sie zu beobachten, Raum zu geben. Metaphern wie Fingerfalle, Treibsand, Ball unter Wasser.
Defusion	Gedanken als mentale Ereignisse betrachten; Fähigkeit, sich aus Verstrickungen mit Gedanken und Gefühlen zu lösen. Gedanken nicht als Tatsachen ansehen.	Übungen, um Gedanken nicht anzuhaften, loszulassen oder deren Inhalt nicht wörtlich zu nehmen. Einsatz von Stimmentfremdung, langsames/langes Sprechen, Metaphern (z. B. Worte als Seifenblasen).
Selbst-als-Beobachter	Sich von Selbstkonzepten lösen und verschiedene Perspektiven einnehmen können; auf Erlebnisinhalte aus der Perspektive eines stabilen Beobachters blicken.	Übungen zum Perspektivenwechsel (»ich- hier-jetzt« vs. »du-dort-dann«), Unterscheidung Wahrnehmungsinhalt vs. Beobachterselbst, Metaphern (Schachbrett, Zuschauerraum).
Werteklärung	Sich aktiv für Werte entscheiden und in relevanten Situationen mit ihnen im Kontakt sein.	Fragen und Übungen zur Wertewahl und -benennung, Zeitreise mit Rückblick, Lebenskompass, Metaphern (Grabstein, Leuchtturm).
Engagiertes Handeln	Das Leben an die eigenen Werte ausrichten; entschlossenes Handeln trotz Widerstände auf wertbezogene Ziele zu.	Konkretisierung wertebezogener Ziele, Planung von Teilschritten, Umgang mit Hindernissen, Selbstverpflichtung, Nachbesprechungen.

(ACT) erwähnt werden. Erklärtes Ziel der ACT ist die Förderung der psychologischen Flexibilität, definiert über verschiedene Kernprozesse, die Menschen widerstandsfähiger gegenüber Stress, Trauma oder krankheitsbedingten Veränderungen machen und langfristig Wohlbefinden sowie Lebensqualität fördern sollen (Jo et al., 2024). Die Stärkung der Resilienz ergibt sich dadurch, dass Menschen in ACT lernen, emotionale Krisen oder belastende Situationen nicht durch Vermeidung oder inneres Kämpfen gegen eigene Gedanken und Gefühle zu bewältigen, sondern durch achtsame Akzeptanz, Selbstmitgefühl und fokussiertes, engagiertes Handeln im Sinne der eigenen Werte. Das bedeutet, trotz innerer Hindernisse flexibel zu bleiben und das eigene Verhalten an veränderte Lebensbedingungen oder Herausforderungen anzupassen. Wem es gelingt, schwierige Gedanken und Gefühle zu akzeptieren und sich an persönlichen Werten zu orientieren, kann besser mit Belastungen umgehen und bleibt wertebezogen aktiv (z. B. Bryan et al., 2015). Andere achtsamkeitsbasierte Ansätze wie die Mindfulness-Based Stress Reduction (MBSR) oder die Mindfulness-Based Cognitive Therapy (MBCT) weisen eine ähnliche Stoßrichtung auf.

In den Universitären Psychiatrischen Kliniken Basel wurde ACT in den letzten Jahren auf verschiedenen Abteilungen mit gutem Erfolg eingeführt. Dazu erfolgten intensive Schulungen des multidisziplinären Teams (Psycholog*innen, Ärzt*innen und Pflegefachpersonen). Es zeigte sich, dass ACT insbesondere auch für Patient*innen geeignet ist, die auf andere Behandlungsansätze nur unzureichend ansprechen (Gloster et al., 2023). Weiterhin konnte beobachtet werden, dass von der Einführung der ACT nicht nur Patient*innen, sondern auch Mitarbeitende profitierten: Teilnehmende der ACT-Weiterbildungen wiesen im Verlauf z. B. weniger Arbeitsabsenzen auf (Gaupp et al., 2020).

Ausblick

In diesem Kapitel sollte verdeutlicht werden, dass die Erweiterung von störungsspezifischen Verfahren hin zu transdiagnostisch-prozessorientierten Ansätzen eine vielversprechende Antwort auf die Grenzen klassischer Konzepte darstellt. Wesentlich ist dabei, neben der Symptomreduktion gezielt persönliche Ressourcen und Resilienz zu fördern, um langfristig wirksame und kontextsensitiv angepasste Behandlungskonzepte zu ermöglichen. Künftige Entwicklungen in Forschung und Praxis sollten daher verstärkt darauf abzielen, flexible und integrative Therapieformen weiter zu etablieren und deren Wirksamkeit in unterschiedlichen klinischen Kontexten systematisch zu überprüfen.

Dr. Klaus Bader ist leitender Psychologe des Zentrums für Psychosomatik und Psychotherapie der Klinik für Erwachsene der Universitären Psychiatrischen Kliniken (UPK) in Basel.

Literatur

Barber, J. P., Muran, C. J., McCarthy, K. S., Keefe, J. R., Zilcha-Mano, S. (2021): Research on dynamic therapies. In Barkham, M., Lutz, W., Castonguay, L. G. (Hrsg.), Bergin and Garfield's Handbook of Psychotherapy and Behavior Change, S. 387–419. Wiley.

Barkham, M., Lambert M. J. (2021): The efficacy and effectiveness of psychological therapies. In Barkham, M., Lutz, W., Castonguay, L. G. (Hrsg.), Bergin and Garfield's Handbook of Psychotherapy and Behavior Change, S. 135–190. Wiley.

Barlow, D. H. (2018): The definition and classification of psychopathology: A transdiagnostic approach. Annual Review of Clinical Psychology, 14, 317–344.

Barlow, D. H., Allen, L. B., Choate, M. L. (2016): Toward a unified treatment for emotional disorders. Behavioral Therapy, 47 (6), 838–853.

Bateman, A., Fonagy, P. (2016). Mentalization-based treatment for personality disorders: A practical guide. Oxford University Press.

Bryan, C. J., Ray-Sannerud, B., Heron, E. A. (2015): Psychological flexibility as a dimension of resilience for posttraumatic stress, depression, and risk for suicidal ideation among Air Force personnel. Journal of Contextual Behavioral Science, 4 (4), 263–268.

Ciarrochi, J., Sahdra, B., Hofmann, S. G., Hayes, S. C. (2022): Developing an item pool to assess processes of change in psychological interventions: The Process-Based Assessment Tool (PBAT). Journal of Contextual Behavioral Science; 23 (7), 200–213.

Clark, D. M. (2018): Realizing the mass public benefit of evidence-based psychological therapies: The IAPT program. Annual Review of Clinical Psychology, 14, 159–183.

Cook, S. C., Schwartz A. C., Kaslow N. J. (2017). Evidence-Based Psychotherapy: Advantages and Challenges. Neurotherapeutics, 14 (3), 537–545.

Craddock, N., Mynors-Wallis L. (2014): Psychiatric diagnosis: impersonal, imperfect andimportant. British Journal of Psychiatry. 204 (2), 93–95.

Cuijpers, P., Harrer, M., Miguel, C., Ciharova, M., Karyotaki, E. (2025): Five decades of research on psychological treatments of depression: A historical and meta-analytic overview. American Psychologist, 80 (3), 297–330.

Cusack, K., Jonas, D. E., Forneris, C. A., Wines, C., Sonis, J., Middleton, J. C., Feltner, C., Brownley, K. A., Olmsted, K. R., Greenblatt, A., Weil, A., Gaynes, B. N. (2016): Psychological Treatments for adults with posttraumatic stress disorder: a systematic review and meta-analysis. Clinical Psychology Review, 43, 128–141.

Deubner-Böhme, M., Deppe-Schmitz, U., Lindenmeyer, J., Schulz, W. (2011): Ressourcenrealisierung und Psychotherapieerfolg von Psychosomatikpatienten - Bericht über eine katamnestische Studie. Verhaltenstherapie & Verhaltensmedizin, 32 (2), 160–177.

Eubanks, C. F., Muran, J. C., Safran, J. D. (2016): Alliance rupture repair: A meta-analysis. Psychotherapy (Chicago, III.), 55 (4), 508–519.

Flückiger, C., Del Re, A. C., Wampold, B. E., Horvath, A. O. (2018): The alliance in adult psychotherapy: A meta-analytic synthesis. Psychotherapy, 55 (4), 316–340.

Gaupp, R., Walter, M., Bader, K., Benoy, C., Lang, U. E. (2020): A Two-Day Acceptance and Commitment Therapy (ACT) Workshop Increases Presence and Work Functioning in Healthcare Workers. Frontiers in Psychiatry, 5 (11), 861.

Gloster, A. T., Haller, E., Villanueva, J., Block, V. J., Benoy, C., Meyer, A. H., Brögi, S., Karekla, M., Bader, K., Walter, M., Lang, U. E. (2023): Psychotherapy for Chronic In- and Outpatients with Common Mental Disorders: The »Choose Change« Effectiveness Trial. Psychotherapy and Psychosomatics, 92 (2), 124–132.

Hayes, S. C., Hofmann, S. G. (Hrsg.) (2020): Beyond the DSM: Toward a process-based alternative for diagnosis and mental health treatment. Context Press.

Insel, T., Cuthbert, B., Garvey, M., Heinssen, R., Pine, D. S., Quinn, K., Sanislow, C., Wang, P. (2010): Research Domain Criteria (RDoC): Toward a new classification framework for research on mental disorders. American Journal of Psychiatry, 167 (7), 748–751.

Jo, D., Pyo, S., Hwang, Y., Seung, Y., Yang, E. (2024): What makes us strong: Conceptual and functional comparisons of psychological flexibility and resilience, Journal of Contextual Behavioral Science, 33 (3), 100798.

Kanfer, F. H. (1986): Implications of a self-regulation model of therapy for treatment of addictive behaviors. In Miller, W. R., Heather, N. (Hrsg.), Treating addictive behaviors: Processes of change, S. 29–47. Plenum Press.

Kazdin, A. E., Blase, S. L. (2011): Rebooting psychotherapy research and

practice to reduce the burden of mental illness. Perspectives on Psychological Science, 6 (1), 21–37.
Kernberg, O. F., Yeomans, F. E., Clarkin, J. F., Levy, K. N. (2008): Transference focused psychotherapy: Overview and update. The International Journal of Psychoanalysis, 89 (3), 601–620.
Kriz, J, (2023): Grundkonzepte der Psychotherapie. Beltz.
Lazarus, A. A. et al. (1976): Multimodal behavior therapy. Springer.
Leichsenring, F., Steinert, C., Ioannidis, J. P. A. (2019): Toward a paradigm shift in treatment and research of mental disorders. Psychological Medicine, 49 (13), 2111–2117.
Linehan, M. M. (2015): Dialectical behavior therapy. Guilford Press.
Lutz, W., Schwartz, B., Deisenhofer, A.-K., Hehlmann, M. I., Eberhardt, S. T., Bommer, J., Vehlen, A., Edelbluth, S., Poster, K., Moggia, D., Weinmann-Lutz, B., Rubel, J. A., Schaffrath, J. (2024): Ein offenes transtheoretisches Therapie- und Trainingsmodell (4TM). Konzept für eine evidenzbasierte und personalisierte Psychotherapie-Praxis sowie Aus- und Weiterbildung. Die Psychotherapie, 69 (1), 5–14.
McCarthy, K. S., Barber, J. P. (2009). The multitheoretical list of therapeutic interventions: Development and validation of a common language. Psychotherapy Research, 19 (6), 639–651.
Norcross J. C., Lambert M. J. (2018): Psychotherapy relationships that work III. Psychotherapy, 55 (4), 303–315.
Newby, J. M., Mckinnon, A., Kuyken, W., Gilbody, S., Dalgleish, T. (2015): Systematic analysis of transdiagnostic psychological treatments for anxiety and depressive adulthood, Clinical Psychological Review, 40, 91–110.
Sakiris, N., Berle, D. (2019): A systematic review and meta-analysis of the Unified Protocol as a transdiagnostic emotion regulation based intervention. Clinical Psychological Review, 72, 101751.
Seewald, A., Rief, W. (2022). How to Change Negative Outcome Expectations in Psychotherapy? The Role of the Therapist's Warmth and Competence. Clinical Psychological Science, 11 (1), 149–163.
Shapiro, F. (2018). Eye movement desensitization and reprocessing (EMDR). Basic principles, protocols, and procedures. Guilford Press.
Solomonov, N., McCarthy, K., Gorman, B. S., Barber, J. P. (2019): The Multitheoretical List of Therapeutic Interventions – 30 items (MULTI-30). Psychotherapy Research, 9 (5), 565–580.
Stangier, U., Strauss, B., Rief, W., Hofmann S. G. (2024): Prozessbasierter Ansatz in der Psychotherapie. Psychotherapie 69, 15–23.

Stucki, C., Grawe, K. (2007): Bedürfnis- und Motivorientierte Beziehungsgestaltung. Psychotherapeut, 52, 16–23.
Svitak, C., Hofmann, S. G. (2022). Prozessbasierte Psychotherapie. Individuelle Störungsdynamiken verstehen und verändern. Hogrefe.
Wampold, B. E. et al. (2018). The equivalence paradox in psychotherapy research. Clinical Psychology Review, 65, 67–74.
Young, J., Klosko, J., Weishaar, M. (2006). Schematherapie: Ein praxisorientiertes Handbuch. Junfermann.

Von der Früherkennung von Psychosen zur transdiagnostischen Frühintervention

Philipp Sterzer

Eine zentrale Frage, die sich im Zusammenhang mit einem diagnoseorientierten Trackkonzept stellt, ist diese: Wie erfolgt die Zuordnung zu einem Behandlungstrack, wenn zwar eine relevante Beeinträchtigung durch psychische Probleme besteht, diese aber (noch) nicht eindeutig diagnostisch eingeordnet werden können? Insbesondere in der Adoleszenz kann die diagnostische Einordnung eine Herausforderung sein. Das liegt daran, dass sich psychische Probleme in diesem Alter häufig noch nicht als klar demarkierte psychische Störungen darstellen und zudem im Lauf der Entwicklung noch einer starken Veränderung unterworfen sein können. Umgekehrt kann eine psychiatrische Diagnose für die Betroffenen in dieser Lebensphase zwar einerseits hilfreich sein und frühzeitigen Zugang zu therapeutischen Angeboten ermöglichen, andererseits aber auch negative Auswirkungen im Sinne eines »Labelings« bis hin zur Stigmatisierung haben. In diesem Kapitel sollen die Herausforderungen, die für Therapeut*innen und Betroffene in der Adoleszenz mit der psychiatrischen Diagnosestellung verbunden sind, am Beispiel beginnender psychotischer Erkrankungen beleuchtet werden. Anhand des Konzepts einer transdiagnostischen Frühintervention wird ein Lösungsansatz für einen konstruktiven Umgang mit diesen Herausforderungen vorgestellt.

Psychosehochrisiko als Vorläufer schizophrener Erkrankungen?

Rund drei Viertel der psychischen Erkrankungen beginnen vor oder in der Adoleszenz (Fusar-Poli, 2019), also in der Lebensphase etwa zwischen dem 15. und 25. Lebensjahr. Das gilt auch für die Diagnose Schizophrenie, für die der Ersterkrankungsgipfel bei Männern bei etwa zwanzig und bei Frauen bei etwa 25 Jahren liegt. Der Erkrankung geht häufig eine längere Phase abgeschwächter Symptome voran, die als »Prodromalphase« oder »At Risk Mental State« (ARMS) bezeichnet wird. In dieser Phase können psychotische Symptome wie Wahn oder Halluzinationen in geringer Intensität oder nur für kurze Zeit auftreten, sodass die diagnostischen Kriterien für eine Schizophrenie nicht erfüllt werden. Zudem kann es zu Stimmungs- und Affektveränderungen, sozialem Rückzug oder kognitiven Problemen wie Konzentrationsstörungen kommen.

Da sich bei vielen Menschen mit der Diagnose Schizophrenie rückblickend eine solche Prodromalphase feststellen lässt (Benrimoh, 2024), wurde in den letzten Jahrzehnten ein starker Fokus auf die Früherkennung von Psychosen gesetzt. Die Idee dabei ist, dass bei Erkennung eines ARMS durch frühzeitige Intervention Schizophrenieerkrankungen verhindert oder deren Verlauf günstig beeinflusst werden könnte. Inzwischen liegen eine Reihe von Interventionsstudien vor, die zusammengenommen jedoch zumindest hinsichtlich des Übergangs von ARMS in eine Schizophrenie weder für pharmakologische noch für psychotherapeutische Behandlung einen Nutzen nachweisen konnten (Minichino et al., 2025). Zumindest für psychotherapeutische Interventionen bedeutet das allerdings nicht, dass diese nutzlos sind, denn positive Effekte auf relevante Parameter wie Lebensqualität, berufliche Tätigkeit und Häufigkeit von Krankenhauseinweisungen sind dennoch nachweisbar (Salazar de Pablo et al., 2024).

Trotzdem ist das Konzept der Psychosefrüherkennung nicht ohne Kritik geblieben. Ein wesentlicher Kritikpunkt bezieht sich auf den geringen prädiktiven Wert der Früherkennungsdiagnostik. Die Mehrheit derer, bei denen ein ARMS festgestellt wird, erkrankt im weiteren Verlauf nicht an einer Psychose. Viele entwickeln im Verlauf keine oder andere psychische Erkrankungen (Simon et al., 2013). Es stellt sich somit die Frage, ob der Nutzen der Früherkennung die Risiken und mögliche unerwünschte Effekte überhaupt aufwiegt (Moritz et al., 2019). Mit dem Risiko einer psychotischen Erkrankung konfrontiert zu werden, kann Betroffene und ihre Familien unnötig verunsichern. Negative Einflüsse eines solchen »Labelings« auf die Identitätsentwicklung sind schwer abschätzbar.

Zudem könnte die Feststellung eines ARMS dazu führen, dass trotz des fehlenden empirischen Nachweises eines Nutzens pharmakologischer Interventionen in der Praxis dennoch die Gabe von Neuroleptika erfolgt – bei einem Großteil der Betroffenen umsonst, da die Erkrankung ohnehin nie ausgebrochen wäre.

Nutzen und Risiken psychiatrischer Diagnosen in der Adoleszenz

Das Spannungsfeld zwischen dem möglichen Nutzen und den negativen Auswirkungen einer frühzeitigen und niederschwelligen Diagnosestellung, das hier exemplarisch für die Psychosefrüherkennung skizziert wurde, besteht in ähnlicher Weise für viele andere psychiatrische Diagnosen (Frances, 2003).

Insbesondere die rapide Zunahme der Diagnosen von Aufmerksamkeitsdefizit-Hyperaktivitätsstörungen (ADHS) und Autismus-Spektrum-Störungen in den letzten Jahrzehnten hat die Diskussion darüber befeuert, wo die Grenzen zwischen psychischer Gesundheit und Krankheit zu ziehen sind (Frances, 2003; O'Sullivan, 2025). Einerseits profitieren sicher viele Menschen davon, wenn ihnen der Zugang zu Hilfsangeboten durch eine niedrigschwellige Diagnosestellung erleichtert wird. Andererseits kann eine übermäßige Pathologisierung psychischer Probleme sowohl auf der individuellen als auch auf der gesellschaftlichen Ebene neue Probleme schaffen. Individuell können psychiatrische Diagnosen neben ungünstigen Effekten auf die Identitätsbildung auch eine pessimistische Haltung bezüglich möglicher Veränderung und eine geringe Selbstwirksamkeitserwartung mit sich bringen. Gesellschaftlich stellen sich unter anderem Fragen der Ressourcenverteilung: Wo soll die Schwelle für den Zugang zu Hilfsangeboten angesetzt werden? Hat eine niedrigere Schwelle möglicherweise negative Auswirkungen für schwer Erkrankte, die dann mit einer größeren Zahl leichter Erkrankter um die ohnehin knappen Ressourcen in der Versorgung konkurrieren müssen?

Ein wichtiger Aspekt ist dabei die Konzeptualisierung von psychischen Erkrankungen als medizinische Diagnosen (O'Sullivan, 2025). Nach dem heutigen Stand der Erkenntnis kann es als unstrittig betrachtet werden, dass psychische Erkrankungen ein biologisches Korrelat im Gehirn haben, was allerdings umgekehrt nicht auf eine rein biologische Ursache schließen lässt. Genau diese Konnotation aber wird mit psychiatrischen Diagnosen – beabsichtigt oder nicht – oft vermittelt. So wird als Ursache einer Depression häufig ein Serotoninmangel im Gehirn genannt, ADHS als eine Störung des Dopaminsystems

bezeichnet und im Zusammenhang mit Schizophrenie oder Autismus von Hirnentwicklungsstörungen gesprochen. Selbst wenn solche biologischen Faktoren eine ursächliche Rolle spielen, bedeutet das nicht, dass psychiatrischen Diagnosen klar abgrenzbare biologische Krankheitsentitäten zugrunde liegen, vergleichbar einem Herzinfarkt oder einer Lungenentzündung.
Tatsächlich spiegeln psychiatrische Diagnosen keine zugrunde liegende Pathophysiologie wider, sondern basieren allein auf klinischen Kriterien. Eine reduktionistische Sicht auf psychische Erkrankungen als Hirnerkrankungen kann aus therapeutischer Perspektive erhebliche unerwünschte Wirkungen mit sich bringen. So kann sie den Eindruck einer grundsätzlichen biologischen Andersartigkeit hervorrufen, der zu Selbststigmatisierung und reduzierter Selbstwirksamkeitserwartung führt. Das angebliche biologische Defizit kann dann allenfalls durch biologische Interventionen (z. B. Medikamente) korrigiert werden, ansonsten aber fühlt man sich schlimmstenfalls einer schicksalshaften Erkrankung hilflos ausgeliefert. Dies kann zu therapeutischem Pessimismus führen und die Motivation für psychosoziale Interventionen aushebeln.
Der mögliche Nutzen von Diagnosen soll allerdings nicht bestritten werden. Sie sind wichtige Grundlage für therapeutische Entscheidungen und können Betroffenen helfen, ihre psychischen Probleme einzuordnen und zu verstehen. In der klinischen Versorgung ermöglicht die Gruppierung in diagnostische Kategorien überdies eine fachliche Spezialisierung. So können spezifische therapeutische Kompetenzen und wissenschaftliche Expertise entwickelt werden, sodass den Betroffenen die bestmögliche, evidenzbasierte und dem State-of-the-Art entsprechende Therapie angeboten werden kann. Nicht zuletzt können auf der Grundlage von Diagnosegruppen Behandlungsangebote sinnvoll strukturiert werden, wie zum Beispiel im Rahmen des Trackkonzepts, das dieses Buch zum Inhalt hat.
Dennoch sind die Feststellung und die Kommunikation psychiatrischer Diagnosen insbesondere in der Adoleszenz mit besonderen Herausforderungen behaftet. Wie am Beispiel schizophrener Erkrankungen dargestellt, kann der Erkrankung eine längere Phase mit gering ausgeprägten, unspezifischen oder nur gelegentlich auftretenden Symptomen vorausgehen. Auch der Beginn anderer psychischer Erkrankungen ist häufig von unspezifischen Symptomen und einem volatilen Verlauf geprägt (McGorry & van Os, 2013; Destree et al., 2024). Angesichts möglicher ungünstiger Effekte, insbesondere auf die Identitätsentwicklung in der Adoleszenz, muss daher das Für und Wider einer Diagnosestellung sorgfältig abgewogen werden. Entsprechend ist auch bei der Zuordnung zu diagnosebasierten Behandlungstracks Zurückhaltung

geboten. Wenn in der Adoleszenz Diagnosen gestellt werden, sollte besonders darauf geachtet werden, dass der Stellenwert und die Funktion einer Diagnose transparent dargelegt werden. Dabei kann es etwa sinnvoll sein, die kategoriale Unterscheidung zwischen »krank« und »gesund« kritisch zu reflektieren, um der Intuition feststehender und unabänderlicher Krankheitsentitäten entgegenzuwirken. Es sollte eine ganzheitliche Sichtweise vermittelt werden, die biologische, psychologische und soziale Faktoren integriert und auf die Rolle von Diagnosen bei Therapieentscheidungen fokussiert.

Transdiagnostische Frühintervention an den UPK

Um den Herausforderungen, die mit der Diagnose und Behandlung psychischer Störungen in der Adoleszenz verbunden sind, zu begegnen, wurde an den UPK Basel das innovative Konzept der transdiagnostischen Frühintervention entwickelt. In einem ersten Schritt wurde kürzlich die Frühinterventionstagesklinik (FIT) eröffnet, die von den Kliniken für Kinder und Jugendliche und für Erwachsene der UPK gemeinsam interdisziplinär geführt wird. Sie bietet ein teilstationäres Behandlungsangebot für Jugendliche und junge Erwachsene im Alter von 15–25 Jahren und arbeitet eng mit der Ambulanz für Psychosefrühintervention der UPK, dem Basel Early Treatment Service (BEATS), zusammen. Im Gegensatz zum BEATS ist die FIT aber ausdrücklich diagnoseübergreifend ausgerichtet. Das Angebot richtet sich vor allem an junge Menschen mit Störungen der Emotionalität und Affektivität, sozialen Interaktionsproblemen und beginnendem psychotischem Erleben. Insbesondere hat die FIT auch junge Menschen im Fokus, deren psychische Probleme zwar eine deutliche Beeinträchtigung und Leidensdruck mit sich bringen, die diagnostisch aber schwer einzugrenzen sind.

Das Konzept der FIT geht davon aus, dass die Entwicklungsphase der Adoleszenz für die Entstehung psychischer Erkrankungen besonders kritisch ist. Dabei spielt es eine Rolle, dass vulnerable und psychisch belastete junge Menschen die vielfältigen Entwicklungsaufgaben dieser Lebensphase häufig nicht ausreichend und nicht zeitgerecht bewältigen können. Das FIT-Konzept ist auf die Erfordernisse dieser Entwicklungsphase abgestimmt. Es zielt nicht nur auf die Rückbildung aktueller psychischer Symptome, sondern auch auf psychosoziale Aspekte einschließlich Ausbildung und Berufstätigkeit ab. Neben der frühzeitigen Behandlung beginnender psychischer Störungen geht es dabei um die langfristige Vorbeugung wiederkehrender und chronischer Erkrankungsverläufe.

Die Behandlung gliedert sich in zwei Phasen, eine Diagnostikphase und eine Therapiephase. Die Diagnostikphase dauert ungefähr vier Wochen und legt den Schwerpunkt auf umfassende psychologisch-psychiatrische Untersuchungen, die der Identifikation der zentralen Problembereiche und Entwicklungsaufgaben dienen. Außerdem hat die Diagnostikphase die Klärung der Motivation und die Erarbeitung konkreter Therapieziele zum Inhalt. Danach kann der Übergang in die Therapiephase erfolgen, die drei Monate dauert und den Schwerpunkt auf die psychotherapeutische sowie milieu- und soziotherapeutische Behandlung legt.
Das Behandlungskonzept basiert auf wissenschaftlich fundierten Behandlungsprinzipien und ist diagnoseübergreifend ausgerichtet. Das bedeutet, dass für jede Patientin und jeden Patienten ein individuelles Therapiekonzept erarbeitet wird, das sich nicht primär an einer Diagnose, sondern an den für diese Person identifizierten Problembereichen und Entwicklungsaufgaben orientiert. Zu diesem Zweck wird eine umfassende psychologisch-psychiatrische Diagnostik zur Erfassung der relevanten psychischen Symptome, der psychosozialen Problembereiche und der anstehenden Entwicklungsaufgaben durchgeführt. Darüber hinaus dient die Diagnostik dem Ausschluss möglicher körperlicher Erkrankungen als Ursache für die psychische Symptomatik.
Das psychotherapeutische Behandlungskonzept umfasst Einzeltherapie und interdisziplinär geleitete Gruppentherapien, die modular aufgebaut sind. Transdiagnostisch konzipierte Therapiemodule mit unterschiedlichen Methoden und Inhalten werden in Abstimmung auf die individuellen Bedürfnisse der Patient*innen eingesetzt. Sie beinhalten unter anderem achtsamkeits- und akzeptanzbasierte Verfahren, Techniken der Emotionsregulation, metakognitive Techniken und Training interpersoneller Kompetenzen. Bei Bedarf ist eine pharmakologische Behandlung möglich, wobei ein Fokus auf die genaue Austestung von Medikamenteneffekten und eine alltagsnahe Überprüfung der Wirksamkeit im teilstationären Setting möglich ist.
Um den Entwicklungsaufgaben der Adoleszenz, insbesondere im Hinblick auf Ausbildung und berufliche Entwicklung, gerecht zu werden, hat die FIT einen starken soziotherapeutischen und pädagogischen Schwerpunkt mit Arbeits- und milieutherapeutischen Ansätzen. Das interdisziplinäre Behandlungskonzept umfasst zudem Ergo-, Kunst-, und Bewegungstherapie. Im Vordergrund stehen dabei handlungsorientierte-, erlebnis- und ausdruckszentrierte sowie körperorientierte Verfahren, die auf das psychische und körperliche Befinden der Patient*innen abgestimmt werden. Für schulpflichtige Jugendliche ist außerdem der Besuch der Klinikschule der UPK möglich, wobei die

Lehrpersonen eng interdisziplinär mit Therapeut*innen, Pflegefachpersonen und Sozialpädagog*innen zusammenarbeiten.
Zusammengefasst bietet die FIT ein innovatives Behandlungsangebot für Jugendliche mit beginnenden psychischen Störungen, das durch seine transdiagnostische Ausrichtung den besonderen Herausforderungen begegnet, mit denen psychiatrische Diagnosen besonders in der Adoleszenz verbunden sind. Die FIT bietet somit eine Behandlungsmöglichkeit für junge Menschen mit psychischen Problemen, die zwar mit deutlichem Leidensdruck und Einschränkungen einhergehen, deren Zuordnung zu einem diagnosebasierten Behandlungstrack aber weder eindeutig möglich noch sinnvoll ist.

Prof. Philipp Sterzer ist Chefarzt des Zentrums für Diagnostik und Krisenintervention der Klinik für Erwachsene der Universitären Psychiatrischen Kliniken in Basel (UPK) und Professor für translationale Psychiatrie an der Universität Basel.

Literatur

Benrimoh, D., Dlugunovych, V., Wright, A. C., Phalen, P., Funaro, M. C., Ferrara, M., Powers, A. R., Woods, S. W., Guloksuz, S., Yung, A. R., Srihari, V., Shah, J. (2024): On the proportion of patients who experience a prodrome prior to psychosis onset: A systematic review and meta-analysis. Molecular Psychiatry, 29 (5), 1361–1381.

Destree, L., McGorry, P., Chanen, A., Ratheesh, A., Davey, C., Polari, A., Amminger, P., Yuen, H. P., Hartmann, J., Dwyer, D., Spooner, R., Nelson, B. (2024): Transdiagnostic risk identification: A validation study of the Clinical High At Risk Mental State (CHARMS) criteria. Psychiatry Research, 333, 115745.

Frances, A. (2013): Saving normal: an insider's revolt against out-of-control psychiatric diagnosis, DSM-5, big pharma, and the medicalization of ordinary life. William Morrow.

Fusar-Poli, P. (2019): Integrated Mental Health Services for the Developmental Period (0 to 25 Years): A Critical Review of the Evidence. Frontiers in Psychiatry, 10, 355.

McGorry, P., van Os, J. (2013): Redeeming diagnosis in psychiatry: timing versus specificity. Lancet, 381 (9863), 343–345.

Minichino, A., Davies, C., Karpenko, O., Christodoulou, N., Ramalho, R., Nandha, S., Damiani, S., Provenzani, U., Esposito, C. M., Mensi, M. M.,

Borgatti, R., Stefana, A., McGuire, P., Fusar-Poli, P. (2025): Preventing psychosis in people at clinical high risk: an updated meta-analysis by the World Psychiatric Association Preventive Psychiatry section. Molecular Psychiatry, 30 (6), 2773–2782.

Moritz, S., Gawęda, Ł., Heinz, A., Gallinat, J. (2019): Four reasons why early detection centers for psychosis should be renamed and their treatment targets reconsidered: we should not catastrophize a future we can neither reliably predict nor change. Psychological Medicine, 49 (13), 2134–2140.

O'Sullivan, S. (2025): The age of diagnosis: Sickness, health and why medicine has gone too far. Hodder & Stoughton.

Salazar de Pablo, G., Guinart, D., Armendariz, A., Aymerich, C., Catalan, A., Alameda, L., Rogdaki, M., Martinez Baringo, E., Soler-Vidal, J., Oliver, D., Rubio, J. M., Arango, C., Kane, J. M., Fuasr-Poli, P., Correll, C. U. (2024): Duration of Untreated Psychosis and Outcomes in First-Episode Psychosis: Systematic Review and Meta-analysis of Early Detection and Intervention Strategies. Schizophrenia Bulletin, 50 (4), 771–783.

Simon, A. E., Borgwardt, S., Riecher-Rössler, A., Velthorst, E., de Haan, L., Fusar-Poli, P. (2013): Moving beyond transition outcomes: meta-analysis of remission rates in individuals at high clinical risk for psychosis. Psychiatry Research, 209 (3), 266–272.

Eine pflegerische Perspektive: Zentrale Aufnahme und Triage im offenen Setting

Franziska Rabenschlag

Ein Seitenflügel des größten historischen Gebäudes der UPK beherbergt die Zentrale Aufnahme (ZA) für Patien*tinnen. Eine hübsche Veranda bietet der Eingangstür einen gewissen Schutz.

Der Weg in die Klinik

Die Tür ist tagsüber in der Regel offen, sodass alle einfach eintreten können. Aktuell sind wir mitten in einem Projekt, um die Aufnahmesituation für die Patient*innen zu überprüfen und anzupassen. Wir möchten ihnen den Weg in die Klinik sowie die anschließenden Prozesse so einfach wie möglich gestalten. Da sind wir schon beim Türknauf hängen geblieben, ein Detail, das durch einen durch die Patient*innen zu betätigenden Drücker sowie eine einladende und informierende Signaletik verändert wurde.
Die ZA ist rund um die Uhr und an allen Tagen besetzt. Auf der ZA arbeiten im Schichtbetrieb Pflegefachpersonen. Die Oberärztin oder der Oberarzt ist tagsüber immer präsent, an Randzeiten und nachts eine Dienstärztin oder ein Dienstarzt. Alle Eintritte in die Klinik kommen via der ZA, außer den Notfällen, die mit Polizei oder Rettungsdienst direkt auf eine Abteilung gebracht werden müssen. Auch Patient*innen, die für eine Behandlung mehrmals auf dieselbe Station gehen, kommen nicht über die ZA, sondern direkt auf die jeweilige Abteilung.

Der Anmeldedesk

Die Patient*innen treten durch einen kurzen Gang und werden im Idealfall gleich von den Mitarbeitenden in Empfang genommen und zu einer Sitz- und Gesprächsgruppe geführt. Sollten alle Mitarbeitenden gerade beschäftigt sein, werden die betreffenden Personen mit einem schriftlichen Hinweis gebeten, einen Moment Platz zu nehmen und zu warten. Sie können sich an einer Kaffeemaschine oder mit Wasser bedienen. Neu eingeführt haben wir ein »Welcome-Package« mit allen informativen Broschüren, die ihnen für den

Aufenthalt nützlich sind. Wir haben lange gehadert und schlussendlich einen eigens designten Empfangsdesk, der mitten im Flur stand, abbauen lassen, da er von den Mitarbeitenden und den eintretenden Patient*innen kaum benutzt wurde. Uns wurde klar, dass eine psychiatrische Aufnahme nicht mit einem Check-in in einem Hotel oder einem anderen Anmelde- oder Informationsschalter zu vergleichen ist und der Desk eher eine Distanz herstellt. Stattdessen sollen mehrere einladende Sitzgruppen durch die Offenheit des Raumes Sicherheit und doch Diskretion bieten.

Das Team ist bemüht, die Wartezeiten bei der Aufnahme so kurz wie möglich zu halten. Es ist geplant, dass die eintretenden Patient*innen ein Tablet erhalten, um die benötigten Angaben vor Ort zunächst selbst einzugeben und im Gespräch mit den Pflegefachpersonen dann zu ergänzen. Zukünftig möchten wir diese administrative Anmeldung auch schon im Voraus von zu Hause aus ermöglichen. Sind die persönlichen Angaben der betreffenden Person vorhanden, findet ein gemeinsames Gespräch in einem anderen Raum statt; mit der Oberärztin, dem Oberarzt sowie derselben Pflegefachperson, die bereits in Kontakt war und vorher die persönlichen Angaben aufgenommen hat.

Der Aufenthalt auf der ZA dient somit mehr der Information und damit der psychiatrischen Triage auf die passende Station und weniger einer möglichst tragfähigen therapeutischen Beziehungsaufnahme oder Kommunikation. Die Pflegeperson begleitet die Patient*innen im Anschluss an das Aufnahmegespräch auf die Station und übergibt die Begleitinformationen der dortigen pflegerischen Bezugsperson. Die »Übergabe« sollte im Beisein der Patientin oder des Patienten und so kurz oder umfassend wie nötig sein.

Die Triage

Historisch wurden die Patient*innen der UPK Basel aufgrund der Akuität ihres Zustandes auf eine Frauen- bzw. Männerabteilung verteilt. Die Pavillons wurden 1886 gebaut; vorne die Direktorenvilla, im hinteren Teil der Anlage die Abteilung für »Unruhige«, die mit einem Tobhof versehen war, und ganz zuhinterst das Häuschen für die Verstorbenen (s. Abbildung 1).

Die Aufteilung aufgrund des Zustandes ist auch heute noch in vielen Psychiatrien Usus, wobei ganz geschlossene oder beschützte Abteilungen immer häufiger durch offen geführte und bei Bedarf schließbare Abteilungen ersetzt werden (Schreiber et al., 2024). Hauptsächlich in englischsprachigen Ländern sind Notfallabteilungen oder Intensivabteilungen (PICU = psychiatric intensive

ABBILDUNG 1 Irrenanstalt Friedmatt 1886 (Bild aus dem Archiv der UPK Basel)

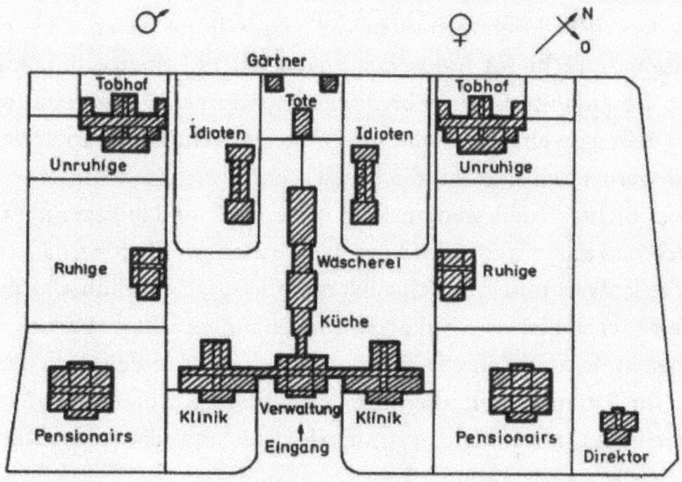

care units) bekannt, die in der Regel ausschließlich geschlossen geführt werden und über eine höhere Personaldichte verfügen (Raaj et al., 2023).

Die UPK triagiert in der ZA die eintretenden Patient*innen wenn immer möglich aufgrund ihrer Probleme, also diagnosebezogen. Bei Notfällen oder fremdaggressivem Verhalten werden die Patient*innen auf die Abteilungen, die über ein Isolationszimmer verfügen, triagiert. Die insgesamt fünf Isolationszimmer der UPK sind aufgeteilt auf die psychose-, die abhängigkeits- sowie die altersspezifischen Abteilungen, fixiert wird in der UPK nicht.

Gestaltungsmöglichkeiten für Pflegende

Die Arbeit auf der ZA ist für Pflegefachpersonen attraktiv, vorausgesetzt, man mag einen Betrieb, in dem die Aufgaben manchmal alle gleichzeitig zu erledigen sind, wie zum Beispiel läutende Telefone abnehmen, Patient*innen begrüßen und die Bettendisposition checken. Es braucht Kolleg*innen, die den Überblick nicht verlieren bzw. Aufgaben priorisieren können. Außerdem sollte es ihnen gefallen, wenn es nicht um die Beziehungsgestaltung zu Patient*innen oder um den längerfristigen Pflegeprozess geht, sondern darum, die Aufnahmesituation für die Patient*innen so angenehm und wenig traumatisierend wie möglich zu gestalten und so viele Informationen wie nötig zu sammeln,

damit sie anschließend auf der richtigen Abteilung platziert werden und die benötigte Behandlung erhalten.
Die ZA bietet den Pflegefachpersonen zudem einige Gestaltungsmöglichkeiten, die wir in den UPK Basel noch nicht voll ausgeschöpft haben. Das sind zum einen Krisengespräche für Menschen, die vielleicht keinen Klinikaufenthalt benötigen, deren ambulante Behandler*innen in den Ferien sind oder die während Feiertagen ein Ohr oder eine kurze Unterstützung benötigen. Diese Gespräche werden selbstverständlich jetzt schon – meist telefonisch – geführt, sie sind aber nicht offiziell, werden nicht verrechnet, sind ungeplant im laufenden Betrieb und daher möglichst kurz. Hier haben wir die Idee, dass sie einen anderen Stellenwert und dadurch auch mehr Sorgfalt erhalten könnten.
Wir prüfen ebenso die Möglichkeit von sogenannten Überbrückungsgesprächen für bekannte, ambulante Patient*innen, deren Behandelnde in den Ferien sind oder für Patient*innen, die für einen geplanten Aufenthalt angemeldet sind, denen es bis zum Eintrittstermin jedoch zu lange dauert und für die ein solches Gespräch ausreichend wäre.

Critical Cases und APN

Wir haben Patient*innen, die wir mit besonderen Vereinbarungen behandeln, zum Beispiel, dass sie zu bestimmten Abteilungen keinen Zutritt mehr erhalten oder dass sie bei Eintritt auf bestimmten oder ihnen vertrauten Stationen behandelt werden sollten. Diese Vereinbarungen werden als Critical Cases in der ZA bekannt gemacht. Wir haben bereits einige sehr gute Erfahrungen damit gemacht: Mit einem gemeinsam festgesetzten und bekannten Prozedere hat sich der Weg in die Klinik und die Behandlung während des Klinikaufenthaltes vor allem für Menschen mit Persönlichkeitsstörungen, die bereits einige Abteilungen längere Zeit beschäftigt und für Umtriebe und Notfallsituationen gesorgt hatten, deutlich und nachhaltig beruhigt. Auch bei ambulanten Patient*innen, die ihre Medikamente auf »ihrer« Abteilung einnehmen sollten, dort aber vielleicht regelmäßig zu spät kommen oder sich aggressiv verhalten, könnte die ZA vermehrt zielbezogen für die vorübergehende Entlastung der Abteilungen hinzugezogen werden, indem die Medikamente auf der ZA eingenommen werden.
Aktuell prüfen wir den Einsatz einer Advanced Practice Nurse, einer APN, mit dem Schwerpunkt psychiatrische Triage und Krise. Wir sind in Kontakt mit anderen Kliniken, die beim Aufnahmeverfahren bereits eine APN für die Triage eingestellt haben. Die APN könnte die psychiatrische Triage auf einer unserer Abteilungen übernehmen und hätte einen Oberarzt oder eine

Oberärztin bei schwierigen Situationen zur Unterstützung. Sie könnte ebenso das Clinical Assessment, die körperliche Untersuchung, ergänzen sowie die oben genannten Krisengespräche führen.

What really matters

Da die ZA eine zentrale und übergreifende Rolle bei allen internen Abläufen einnimmt, haben sich dort Tätigkeiten angesammelt, die vielleicht nicht zum Auftrag gehören oder nebensächlich sind. Das beschriebene Projekt hilft uns, die Richtung der Patientenorientierung und alle Tätigkeiten und Entscheidungen auch immer wieder an diese Ausrichtung anzupassen.
Neben den verkürzten Wartezeiten, den angepassten Gesprächsmöglichkeiten und dem Blick auf den Weg und die Prozesse für die eintretenden Patient*innen wollen wir die Art des Kontakts ebenso unter die Lupe nehmen. Ein angenehmer Eintritt umfasst neben Strukturen und Prozessen auch das Zwischenmenschliche und die Emotionen und betrifft somit die Art und Weise, wie wir Menschen in der ZA begrüßen und sie in Empfang nehmen. Mir scheint das Wichtigste die Haltung, mit der wir den Menschen begegnen, die in die Klinik kommen möchten oder müssen, wie und welche Fragen wir ihnen stellen und wie wir sie behandeln. Dies ist bei freiwilligen Eintritten genauso wichtig wie bei unfreiwilligen und wird von den Patient*innen sehr wohl wahrgenommen (O'Donoghue et al., 2015, 2017).
Die Mitarbeitenden der ZA der UPK Basel arbeiten grundsätzlich recoveryorientiert. Da wir einige neue Mitarbeitende haben, möchten wir die Umsetzung des Konzepts Recovery und die Ausrichtung auf die Patientenorientierung überprüfen und neu verankern. Die Pflegefachpersonen der ZA arbeiten bereits patientenorientiert, indem sie außerordentlich freundlich, engagiert und, um einen eher schwierigen Ausdruck zu verwenden, dienstleistungsorientiert sind. Trotzdem möchten wir in Workshops die Art, die Fragen und die Haltung, mit der wir den ganzen Aufnahmeprozess gestalten, überprüfen und neu verankern. Dazu werden wir Patient*innen befragen, wie sie den Eintritt erlebt haben. Zusätzlich befragen wir unsere Peers zu ihrer Patient-Journey in den UPK.
Wenn wir eintretende Patient*innen begrüßen und in der Klinik empfangen, können Standardformulierungen nützlich sein. Sie können neue Kolleg*innen unterstützen und bei schwierigen Aufnahmesituationen hilfreich sein. Außerdem ermöglichen sie eine Basis, ein Commitment im Team zu einer recovery- und damit patientenorientierten Aufnahme in unsere Klinik. Wir werden in

einem Workshop bereits bestimmte Beispielsituationen bearbeiten und für diese in Anlehnung an den Open Dialogue (Aderhold et al., 2010, Aderhold, 2018; von Peter et al., 2017) Formulierungen für die Aufnahme entwickeln.

Dr. Franziska Rabenschlag ist Pflegeleitung der Privatklinik und der Zentren für psychotische Erkrankungen, Diagnostik und Krisenintervention der Klinik für Erwachsene der Universitären Psychiatrischen Kliniken in Basel (UPK).

Literatur

Aderhold, V., Gottwalz-Itten, E., Haßlöwer, H. (2010): Berufsgruppenübergreifendes Projekt. Die Behandlungskonferenz – Dialog, Reflexion und Transparenz. Psychiatrische Pflege heute, 16 (3), 142–152.

Aderhold, V. (2018): Wie Menschenrechte der Psychiatrie in Deutschland den Weg weisen. Fortschritte der Neurologie Psychiatrie, 86 (8), 477–484.

Schreiber, L., Sattler, F., Fallgatter, A. J., Steinert, T., Metzger, F. (2024): Implementierung eines Konzepts der offenen Türen auf zwei psychiatrischen Akutstationen an zwei Kliniken. Psychiatrische Praxis, 51 (6), 300–306.

Raaj, S., Navanathan, S., Matti, B., Bhagawan, A., Twomey, P., Lally, J., Browne, R. (2023): Admission patterns in a psychiatric intensive care unit in Ireland: a longitudinal follow-up. Irish Journal of Psychological Medicine, 40 (3), 361–368.

O'Donoghue, B., Roche, E., Shannon, S., Creed, L., Lyne, J., Madigan, K., Feeney, L. (2015): Longer term outcomes of voluntarily admitted service users with high levels of perceived coercion. Psychiatry Research, 229 (1–2), 602–605.

O'Donoghue, B., Roche, E., Lyne, J., Madigan, K., Feeney, L. (2017): Service users' perspective of their admission: a report of study findings. Irish Journal of Psychological Medicine, 34 (4), 251–260.

von Peter, S., Bergstrøm, T., Nenoff-Herchenbach, I., Hopfenbeck, M. S., Pocobello, R., Aderhold, V., Alvarez-Monjaras, M., Seikkula, J., Heumann, K. (2021): Dialogue as a Response to the Psychiatrization of Society? Potentials of the Open Dialogue Approach. Frontiers in Sociology, 22 (6), 806437.

Trackkonzept Psychose

Eine psychologische Perspektive: Akutphasenpsychotherapie für Menschen mit Psychosen

Julian Möller

Akute Psychosen stellen für Betroffene eine Ausnahmesituation dar, in der Teile der Wahrnehmung und des Denkens aus dem Gleichgewicht geraten. Wahrnehmungen oder Annahmen, die Außenstehende als Anzeichen einer psychischen Erkrankung erleben, können für Betroffene innerhalb einer akuten Psychose eine zwingende Realität darstellen.

» In meiner Psychose war ich fest davon überzeugt, gesund und mit etwas Wichtigem beauftragt zu sein. Die wiederholte Ablehnung meines Erlebens durch mein Umfeld war für mich unglaublich frustrierend. Für mich war klar, dass alle anderen sich irrten, nicht ich. Ich wollte entsprechend keine Behandlung. Als ich schließlich gegen meinen eigenen Willen in eine Psychiatrie eingewiesen wurde, empfand ich Angst und Wut. Dass man mich behandeln wollte, machte mich misstrauisch und ich war fest entschlossen, die Klinik sofort wieder zu verlassen. « (Patient, 48 Jahre)

Psychotische Überzeugungen sind oftmals Ausdruck eines Bemühens der Betroffenen, Sinn in einer veränderten Wahrnehmungswelt zu finden. Sie beruhen nicht auf Irrationalität, sondern auf der bestmöglichen Interpretation der vorhandenen Informationen in einem veränderten Erleben (Humpston & Broome, 2020; Sterzer et al., 2018). So wird verständlich, warum Betroffene psychotische Überzeugungen oft als ebenso real wie nicht psychotische Überzeugungen erleben und innerhalb einer akuten Psychose häufig nur über eine eingeschränkte oder keine Krankheitseinsicht verfügen (Brown et al., 2020). Akute Psychosen zeichnen sich als ein Nicht-anders-erleben-Können aus, mit in ihrer Logik nachvollziehbaren Folgekognitionen, -emotionen und -handlungen. Ein Negieren bzw. Infragestellen von Wahn oder individuellen

Erklärungsmodellen der Betroffenen in der Akutbehandlung wird – selbst unter Vorlage bester falsifizierender Belege – dementsprechend nicht dazu führen, dass sich die Überzeugungen der Betroffenen verändern. Betroffene werden bei einer Konfrontation eher in den Widerstand gehen, nach weiteren Belegen für ihre Sichtweise suchen und an ihrer Überzeugung tendenziell stärker festhalten. Bereits implizite Andeutungen, Teile des eigenen Denkens könnten eingebildet sein, kann Betroffene verängstigen und frustrieren sowie die therapeutische Beziehung negativ beeinflussen (Riggs et al., 2012).
Das Betroffenenbeispiel oben illustriert: Für Menschen innerhalb einer akuten Psychose kann es schwer bzw. unmöglich sein, klassische Therapieangebote anzunehmen, die eine Behandlungsnotwendigkeit dort implizieren, wo sie sich als gesund erleben bzw. wo sie selbst nicht die Quelle der relevanten Probleme sehen (siehe Amador, 2012). Für die Akutphasenpsychotherapie stellt sich daher die Frage, wie Betroffene so »abgeholt« werden können, dass kurz- bis mittelfristig tragfähige therapeutische Bündnisse entstehen, die Betroffenen sich eine psychotherapeutische Behandlung wünschen und diese auch als hilfreich erleben. Es gibt gute Gründe, in der Akutpsychiatrie auf den spezifischen Bedarf der Betroffenen zugeschnittene Psychotherapieangebote konsequent zu verankern und zugänglich zu machen: Psychotherapie für Menschen mit Psychosen ist sehr wirksam und sollte ihnen entsprechend den aktualisierten Leitlinienempfehlungen in allen Phasen eines Behandlungsprozesses angeboten werden (Gaebel et al., 2019; NICE, 2014). Eine bedarfsangepasste Akutphasenpsychotherapie ist darüber hinaus auch ein zentraler Baustein für das Gelingen des Basler Psychosetracks in einer recoveryorientierten Akutpsychiatrie.
In den Universitären Psychiatrischen Kliniken Basel wird die Akutphasenpsychotherapie seit über zehn Jahren auf allen drei stationären Akutabteilungen des Psychosetracks angeboten. Sie leistet einen Beitrag, eine evidenzbasierte, interdisziplinäre Akutbehandlung für Betroffene so persönlich und hilfreich wie möglich zu gestalten. Betroffene sollen trotz herausfordernder Ausgangsbedingungen einen möglichst großen persönlichen Nutzen der angebotenen Behandlung antizipieren können. Dies soll – insbesondere auch bei Menschen mit einer gerichtlichen Unterbringung und fehlender Krankheitseinsicht – bei möglichst wenig Zwang und mit offenen Türen eine recoveryorientierte Behandlung im Konsens und mit tragfähigen Therapiezielen ermöglichen (Lang, 2012). Idealerweise weckt die Akutphasenpsychotherapie bei Menschen mit Psychosen »Appetit auf mehr« und öffnet auch den Weg für die Inanspruchnahme ambulanter, evidenzbasierter Psychotherapieangebote. Entsprechende

ambulante Angebote sind jedoch vielerorts, so auch in Basel (Jaffe et al., 2024), für Psychosebetroffene noch zu selten zugänglich.
Wie gelingt Akutphasenpsychotherapie im Basler Psychosetrack? Hier folgen die wichtigsten Prinzipien.

Wie treten wir auf?

Das ist die zentrale Frage für die Akutphasenpsychotherapie: Wie treten wir als Therapeut*innen in Beziehung mit Betroffenen und wie formulieren wir evidenzbasierte psychotherapeutische Interventionsangebote für sie, wenn ihr Erleben aus Behandelndenperspektive in wichtigen Bereichen »psychotisch« ist, aber für die Betroffenen häufig ganz real erscheint und vorübergehend nicht anderes erlebt werden kann? Im Folgenden werden Grundprinzipien der Akutphasenpsychotherapie des Basler Psychosetracks vorgestellt, die aufzeigen, wie dies gelingen kann. Allen Prinzipien liegt das Verständnis zugrunde, auf eine konfrontative Reaktion oder Infragestellung wahnhafter Überzeugungen und psychotischer Erlebnisse zu verzichten und stattdessen psychotherapeutische Interventionen evidenzbasiert innerhalb (»work-within«) der Wahrnehmung der Betroffenen zu formulieren. Die Betroffenen sollen erleben und antizipieren können, dass es sich lohnt, zusammenzuarbeiten, und dass die Psychotherapieangebote mit einem persönlichen Nutzen für sie einhergehen.
Die Prinzipien beschränken sich dabei nicht allein auf die psychotherapeutische Arbeit, sondern weisen für alle Berufsgruppen der interdisziplinären Behandlungsteams eine Relevanz auf. Für die psychotherapeutische Arbeit schaffen die Prinzipien einen konkreten Rahmen, in dem evidenzbasierte psychotherapeutische Interventionen bereits während einer stationären Akutbehandlung so angeboten werden können, dass sie trotz der erschwerten Ausgangsbedingungen bei den Betroffenen auf eine hohe Aufnahmebereitschaft treffen.

Zuhören und verstehen

Diese Intervention zielt darauf ab, Menschen mit einer akuten Psychose einen geschützten Raum zu eröffnen, in dem sie ihre für sie bedeutsamen Themen und das für sie bedeutsame Erleben ausführlich beschreiben können, ohne auf Widerstand, Infragestellung oder vorschnelle Bewertung zu stoßen. Die Therapeut*innen zeigen hierbei eine Haltung der echten Aufgeschlossenheit in dem Wissen, dass die Betroffenen mit ihren gegenwärtigen Themen Wesentliches zu sagen haben. Im Mittelpunkt steht das Bemühen der Therapeut*innen, die Sicht der Betroffenen zu verstehen – gerade auch bei drängenden, durch eine Psychose gelenkten Themen – und ihnen das klare Gefühl zu vermitteln, verstanden worden zu sein. Um die Perspektive der Betroffenen einzunehmen, kann es hierbei wichtig sein, das übliche hypothesengeleitete, sokratische Fragen vorübergehend hintanzustellen und stattdessen Fragen zu formulieren, die darauf abzielen, die Schilderungen und Themen der Betroffenen wirklich zu verstehen (siehe Maio, 2017).

Ein überspitztes Beispiel verdeutlicht dies: Wenn ein Mensch mit einem Verfolgungswahn gerade berichtet, dass er seine Wohnung kaum noch oder nur noch verkleidet verlässt und viele Sicherheitsschlösser an seiner Tür angebracht hat, um sich vor seinen Verfolgern zu schützen, verdeutlicht er hiermit eindrücklich sein Bedrohungserleben. Unmittelbare, hypothesengeleitete Fragen hierauf wie »Haben Sie Ihre Neuroleptika in den letzten Wochen regelmäßig eingenommen?« oder »Wann waren Sie denn das letzte Mal bei Ihrer ambulanten Behandlerin?« werden Betroffene in diesem Moment wenig abholen und bei ihnen oft den Eindruck erwecken, in der eigenen Wahrnehmung angezweifelt zu werden. Dass ein echtes Verstandenwerden durch aktives Zuhören für Menschen mit akuten Psychosen – sogar auch bei Vorliegen von Größenwahn ohne vordergründigen, subjektiven Leidensdruck – ein zentraler Bedarf ist, zeigen sowohl Forschung (z. B. Isham et al., 2021) wie auch unsere klinische Erfahrung in der Akutphasenpsychotherapie. Sich verstanden zu fühlen, bildet eine wichtige Grundlage für eine recoveryorientierte Behandlung auf der Basis gemeinsamer Behandlungsbündnisse. Wer würde sich beispielsweise in einem somatischen Spital operieren lassen, ohne der Überzeugung zu sein, dass die Ärzt*innen die eigene körperliche Problematik verstanden, richtig diagnostiziert und eine passende Intervention ausgewählt haben?

Klare Gesprächsführung in der Sprache der Betroffenen

In der Akutphasenpsychotherapie nehmen Therapeut*innen einen Perspektivwechsel ein und führen therapeutische Gespräche wann immer möglich innerhalb der Wahrnehmung der Betroffenen. Inhaltliche Konfrontationen und Infragestellungen wie das Anzweifeln wahnhafter Überzeugungen werden hierbei vermieden, da sie in Akutphasen bei den Betroffenen Ängste oder Irritationen eher verstärken, ohne die Inhalte des Denkens selbst zu verändern. Hierbei geht es nicht um die Zustimmung und Kollusion zum Beispiel mit einem Verfolgungswahn, sondern um eine respektvolle, nicht konfrontative Gesprächsführung. Formulierungen wie »Habe ich es richtig verstanden? Als

Sie einkaufen gegangen sind, kamen Sie an einer Person vorbei und sahen, wie diese ein Handy herausholte. In dem Moment wussten Sie sofort, dass diese Sie filmen wollte, um dies gegen Sie zu verwenden?» können Betroffene häufig besser abholen, als wenn Wörter wie »dachten«, »fühlten« oder »hatten Sie den Eindruck« verwendet werden (Johns et al., 2020). Die Verwendung von Wörtern wie »wussten« oder »bemerkten« bedeutet in diesem Sinne keine Kollusion mit dem Wahninhalt. Es handelt sich vielmehr um eine klare Sprache, die den Betroffenen nicht implizit vermittelt »es könnte auch anders sein« bzw. ihr Erleben herabspielt – zu einem Zeitpunkt, an dem hierfür noch keine Aufnahmebereitschaft besteht. Um das Beispiel des Menschen mit akutem Bedrohungserleben wieder aufzugreifen, der seine Wohnung kaum noch verlässt, könnte es beispielsweise zielführend sein, Fragen innerhalb der Wahrnehmung zu stellen, wie »Ich habe verstanden, dass Sie eine unglaublich anstrengende Zeit haben. Können Sie nachts vor lauter Angst noch schlafen?« oder »Können Sie denn dann noch einkaufen, um sich Lebensmittel zu besorgen?« oder »Gibt es denn irgendeinen Zeitpunkt am Tag, an dem Sie sich noch halbwegs sicher fühlen können?«. Ziel ist ein Gesprächsraum, in dem sich Betroffene, mehr als im Alltag gewohnt, als verstanden erleben, da dies ein wichtiges Element für die Etablierung von Behandlungsbündnissen darstellt. Innerhalb einer sicheren psychotherapeutischen Behandlungsplanung mit tragfähigem Bündnis kann dann später bei vorliegender Indikation damit begonnen werden, Wahnevidenzen gemäß Lincoln (2019) auch zu hinterfragen.

Validieren der Folgereaktionen

Ein wichtiges Element der Gesprächsführung ist die Validierung. Hierbei wird jedoch nicht der Wahn selbst validiert, sondern die aus der subjektiven Perspektive der Betroffenen gut nachvollziehbaren Folgekognitionen und -emotionen sowie das Folgeverhalten. Beispiel: »Dann kann ich sehr gut verstehen, dass Sie vor lauter Angst in den letzten Tagen nicht schlafen konnten und sich nicht getraut haben, Ihre Wohnung zu verlassen. Das hört sich nach einer sehr anstrengenden Zeit an. Stimmt das?« Diese Formulierung zeigt ein empathisches Verstehen, normalisiert und würdigt die verständlichen Reaktionen eines Menschen mit Bedrohungserleben, ohne die zugrunde liegende Wahnüberzeugung direkt zu thematisieren oder zu bestätigen.

Niedrigschwellige Gesprächseinstiege finden

In der Akutphasenpsychotherapie darf – eingebettet in eine evidenzbasierte Behandlungsplanung – vorübergehend auch Platz für nicht therapeutische Themen und Aktivitäten gefunden werden, die den Betroffenen gegenwärtig wichtig sind. Wird beispielsweise seitens der Betroffenen das Bedürfnis sichtbar, über Wandern oder Filme zu sprechen oder Gespräche zunächst bei gemeinsamen Aktivitäten wie Spaziergängen oder Tischfußball zu führen, können Therapeut*innen dies für ein »Befriending« (Bendall et al., 2003; Kingdon & Turkington, 2005) gezielt aufgreifen. Durch dieses »freundschaftliche Aufladen« der Gespräche soll es Betroffenen erleichtert werden, Vertrauen zum Gegenüber zu fassen. Dies gilt insbesondere für Menschen, die während einer akuten Psychose misstrauisch sind, sich schwerer in die Motive anderer einfühlen können (siehe »Theory of Mind« bei Psychosen; z. B. Brune, 2005) und sich unsicher über den Wunsch nach psychotherapeutischen Gesprächen sind. Die Betroffenen sollen so ihre Therapeut*innen zunehmend als verlässliche, sichere und freundliche Bezugspersonen erleben, mit denen sich eine Zusammenarbeit lohnt.

Hilfe über den psychotherapeutischen Rahmen hinaus

Das Eingehen erster therapeutischer Bündnisse kann auch über die Hilfe bei drängenden Anliegen gelingen, die vielleicht keinen psychotherapeutischen Fokus haben, für die Betroffenen aber von unmittelbarer und großer Bedeutung sind. Situative Gegebenheiten und konkrete Alltagsprobleme wie fehlende Kleidung, das Rückgängigmachen eines vorschnell abgeschlossenen Telefonvertrages, ein sofortiges Telefonat mit der Partnerin oder dem Partner, die Versorgung von Haustieren oder das Einlegen eines Widerspruchs gegen eine Unterbringung bieten niedrigschwellige Anknüpfungspunkte. Bedeutsam können auch Bündnisse über Primäraffekte mit Leidensdruck sein, indem beispielsweise einem verängstigten Betroffenen mit Bedrohungserleben aufgezeigt wird, jetzt an einem sicheren Ort zu sein. Ist ein drängendes Anliegen eines Betroffenen vorübergehend nicht erfüllbar (z. B. jetzt Kleider aus der eigenen Wohnung zu holen), sollte versucht werden, das Ziel über andere Wege zu erreichen (z. B. durch die Kontaktaufnahme mit einer Vertrauensperson, die das übernehmen kann). Indem Therapeut*innen helfen, sei es durch die verlässliche Weitergabe der Anliegen, Koordination geeigneter Helfender oder direkte Hilfe, können sie von den Betroffenen als verlässliche Unterstützung erlebt werden. Die zeitnahe Klärung drängender Anliegen kann auch Anspannung und Angst bei den Betroffenen unmittelbar reduzieren und damit einen wichtigen aufrechterhaltenden Faktor psychotischer Symptomatik (Freeman et al., 2002) vergleichsweise einfach adressieren.

Therapieziele im Fokus

Die Akutphasenpsychotherapie orientiert sich konsequent an den Zielen der Betroffenen. Wie Johns et al. (2020) betonen, besteht das primäre Ziel der Psychotherapie dabei nicht darin, psychotische Symptome zu beseitigen oder die wahnhaften Überzeugungen der Betroffenen infrage zu stellen, um die Krankheitseinsicht zu verbessern, und ebenso wenig darin, die Medikamentencompliance zu verbessern. Vielmehr ist es wichtig, gemeinsam mit den Betroffenen an selbst formulierten, subjektiv wichtigen und konkreten Zielen zu arbeiten, die mit einer Rückgewinnung von (sozialem) Lebensspielraum einhergehen. Es handelt sich dabei in der Regel um konkrete Verhaltensziele, die mit den Lebenszielen der Betroffenen übereinstimmen, wie beispielsweise wieder als Barkeeper arbeiten zu können, mit einer Freundin ins Kino gehen oder ins Boxtraining zurückkehren zu können. Betroffene können auch fast immer subjektiv wichtige Therapieziele nennen, an denen sich eine psychotherapeutische Behandlungsplanung evidenzbasiert ausrichten lässt (Freeman et al., 2019). Beispiel: »Ich weiß, auch wenn es jetzt völlig unvorstellbar ist: Angenommen, diese Verschwörung und Verfolgung würde plötzlich aufhören und Sie wären wieder sicher genug, Ihr Leben freier zu gestalten. Was würden Sie dann gerne ganz konkret machen, was wäre Ihnen wichtig – etwas, das Sie im Moment nicht können?« Indem sich die Behandlungsplanung konsequent an diesen Zielen ausrichtet, kann ein spürbares, gemeinsames Commitment entstehen. Betroffene sollen Therapeut*innen verlässlich an ihrer Seite erleben und mit ihnen an Zielen arbeiten, die für sie wirklich bedeutsam sind.

Subjektiv erlebte Barrieren als Brücke in die weiterführende Psychotherapie

Es ist wichtig, evidenzbasierte psychotherapeutische Interventionen nicht nur anzubieten, sondern diese mit den subjektiv wichtigen Zielen der Betroffenen zu verknüpfen. Wenn es das Ziel eines Betroffenen ist, wieder als Barkeeper arbeiten zu können, wird in der Akutphasenpsychotherapie herausgearbeitet, welche Kompetenzen hierfür wichtig sind und welche Schwierigkeiten im Sinne

von Barrieren gegenwärtig auftreten könnten (Becket al., 2020). Ein Betroffener könnte beispielsweise beschreiben, dass ihm Smalltalk mit Gästen schwerfällt und es ihm Mühe bereiten würde, sich viele Dinge gleichzeitig zu merken. Therapeut*innen könnten jetzt eine Formulierung anbieten, die subjektiv erlebte Barrieren und leitliniengerechte Interventionen verknüpfen. Die Betroffenen können so antizipieren und später erleben: Ich erhalte Unterstützung, um zu erreichen, was mir persönlich im Leben wichtig ist (siehe auch die zentrale Bedeutung eines »common grounds«, Deegan, 1997, 2012).
Beispiel: »Dann würde ich vorschlagen, dass wir in den kommenden Wochen erst mal nur daran arbeiten, dass Sie wieder leichter Smalltalk führen und sich Dinge wieder besser merken können. Sollen wir das ausprobieren?« Mit einer solchen Formulierung würden sich beispielsweise ein Smalltalktraining im Sinne eines Sozialen Kompetenztrainings bei Psychosen (Kopelowicz et al., 2006), die Module »Einfühlung« und »Gedächtnis« des Metakognitiven Trainings für Psychose (MKT, Moritz et al., 2014) sowie Module des Integrierten Psychologischen Therapieprogramms (IPT, Roder et al., 2011) in den Mittelpunkt einer weiterführenden, evidenzbasierten psychotherapeutischen Behandlungsplanung stellen lassen. Für Psychotherapeut*innen bedeutet dieser entscheidende Schritt eine Brücke zur evidenzbasierten Psychosenpsychotherapie.
In der weiterführenden psychotherapeutischen Behandlungsplanung können sie Betroffenen von nun an bereits innerhalb einer stationären Akutbehandlung gut evaluierte und wirksame psychosespezifische Psychotherapieverfahren anbieten – die nach unserer Erfahrung nun auch bei (untergebrachten) Menschen mit einer akuten Psychose auf eine hohe Aufnahmebereitschaft treffen (siehe Lincoln et al., 2019, für eine Übersicht evidenzbasierter, psychosespezifischer Interventionen).

Komplementäre Settinggestaltung

Der Eintritt in eine akutpsychiatrische Behandlung kann für Betroffene mit dem Erleben von Autonomieverlust, Angst und Kränkung einhergehen. Eine komplementäre Settinggestaltung zielt darauf ab, Betroffenen das subjektive Erleben von Kontrolle und Autonomie wieder zu ermöglichen. Psychotherapeutische Einzel- und Gruppengespräche sollten nach Möglichkeit bereits am Aufnahmetag bzw. zeitnah als auch abzulehnendes Angebot erfolgen. Besonders bei Gruppentherapien kann ein niedrigschwelliger Zugang im Sinne eines »walk-in and walk-out«-Konzepts hilfreich sein: »Testen Sie es doch einfach aus, ich glaube, die Gruppe wird sehr interessant sein, wenn nicht, können Sie jederzeit einfach wieder rausgehen.« Struktur und Vorhersagbarkeit können durch feste, wiederkehrende Terminvergaben an gleichbleibenden Wochentagen und Uhrzeiten sowie durch feste Zeitblöcke gefördert werden, in denen Therapeut*innen auf einer Abteilung präsent sind und flexibel immer wieder Kontakt zu Betroffenen suchen – sei es in unterstützenden Kurzgesprächen auf dem Flur oder bei einem Spaziergang.

Stetige Weiterentwicklung des Konzepts

Auf der Grundlage von über zehn Jahren klinischer Erfahrung wurde die Basler Akutphasenpsychotherapie für Menschen mit Psychosen etabliert und weiterentwickelt. Eingebettet in die recoveryorientierte Grundausrichtung der Basler Akutpsychiatrie und in die Behandlungskonzepte der Abteilungen des Psychosetracks, bietet sie ein bedarfsorientiertes psychotherapeutisches Angebot an. Dieses orientiert sich an den spezifischen Bedarfen von Menschen mit einer akuten Psychose – insbesondere auch von fürsorgerisch untergebrachten Menschen – und lässt sich erfolgreich auf akutpsychiatrischen Psychoseabteilungen in der Regelversorgung verankern. Die beschriebenen Prinzipien der Akutphasenpsychotherapie richten sich in ihrer Grundhaltung dabei an alle Personen der interdisziplinären Behandlungsteams akutpsychiatrischer Abteilungen. Für die psychotherapeutische Arbeit bieten sie einen konkreten Rahmen, wie evidenzbasierte psychosespezifische Psychotherapieverfahren – beispielsweise die Kognitive Therapie bei Psychosen (Lincoln, 2019), die IPT (Roder et al., 2011), das MKT (Moritz et al., 2014) oder ein adaptiertes soziales Kompetenztraining (Kopelowicz et al., 2006) – bereits zu Beginn einer psychiatrischen Akutbehandlung an die Betroffenen herangetragen werden können und die Nützlichkeit unter anderem durch die Verknüpfung mit den individuellen Zielen für die Betroffenen schnell sichtbar wird. Nach unserer klinischen Erfahrung trifft die Akutphasenpsychotherapie dabei auf eine hohe Aufnahmebereitschaft, sowohl bei den Betroffenen mit einer akuten Psychose als auch bei den Assistenzpsycholog*innen und Psychotherapeut*innen, die im Basler Psychosentrack psychosespezifische Interventionen mit hohem Commitment erlernt haben und auf den akutpsychiatrischen Abteilungen anbieten.

Dr. phil. Julian Möller ist leitender Psychologe des Zentrums für psychotische Erkrankungen der Klinik für Erwachsene der Universitären Psychiatrischen Kliniken in Basel (UPK).

Literatur

Amador, X. (2012): I Am Not Sick, I Don't Need Help! How to Help Someone Accept Treatment. Vida Press.

Beck, A. T., Grant, P., Inverso, E., Brinen, A. P., Perivoliotis, D. (2020): Recovery-oriented cognitive therapy for serious mental health conditions: Guilford Publications.

Bendall, S., Killackey, E., Jackson, H., Gleeson, J. (2003): Befriending manual. ORYGEN Research Centre, University of Melbourne.

Brown, H. E., Feinstein, S., Henderson, D. C. (2020): Working With Patients With Impaired Insight. JAMA Psychiatry, 77 (7), 766–767. https://doi.org/10.1001/jamapsychiatry.2020.0767

Brune, M. (2005): »Theory of mind« in schizophrenia: a review of the literature. Schizophrenia Bulletin, 31 (1), 21–42. https://doi.org/10.1093/schbul/sbi002

Deegan, P. (1997): Recovery and empowerment for people with psychiatric disabilities. Social Work in Health Care, 25 (3), 11–24. https://doi.org/10.1300/J010v25n03_02

Deegan, P. (2012): Common ground: helping people to prepare to participate in recovery and shared decision making. https://www.youtube.com/watch?app=desktop&v=FZnbonN3-Io (10.10.2025).

Freeman, D., Garety, P. A., Kuipers, E., Fowler, D., Bebbington, P. E. (2002): A cognitive model of persecutory delusions. British Journal of Clinical Psychology, 41 (4), 331–347. https://doi.org/10.1348/014466502760387461

Freeman, D., Taylor, K. M., Molodynski, A., Waite, F. (2019): Treatable clinical intervention targets for patients with schizophrenia. Schizophrenia Research, 211, 44–50. https://doi.org/10.1016/j.schres.2019.07.016

Gaebel, W., Hasan, A., Falkai, P. (2019): S3-Leitlinie Schizophrenie. Springer.

Humpston, C. S., Broome, M. R. (2020): Thinking, believing, and hallucinating self in schizophrenia. Lancet Psychiatry, 7 (7), 638K646. https://doi.org/10.1016/S2215-0366(20)30007-9

Isham, L., Griffith, L., Boylan, A. M., Hicks, A., Wilson, N., Byrne, R., Sheaves, B., Bentall, R. P., Freeman, D. (2021): Understanding, treating, and renaming grandiose delusions: A qualitative study. Psychology and Psychotherapy, 94 (1), 119–140. https://doi.org/10.1111/papt.12260

Jaffé, M. E., Loew, S. B., Meyer, A. H., Lieb, R., Dechent, F., Lang, U. E., Huber, C. G., Moeller, J. (2024): Just Not Enough: Utilization of Outpatient Psychotherapy Provided by Clinical Psychologists for Patients With

Psychosis and Bipolar Disorder in Switzerland. Health Services Insights, 17, 11786329241229950. https://doi.org/10.1177/11786329241229950
Johns, L., Isham, L., Manser, R. (2020): Cognitive behavioural therapies for psychosis. In Badcock, J., Paulik, G. (Hrsg.), A clinical introduction to psychosis, S. 343–377. Elsevier.
Kingdon, D., Turkington, D. (2005): Cognitive Therapy of Schizophrenia. Guilford Press.
Kopelowicz, A., Liberman, R. P., Zarate, R. (2006): Recent advances in social skills training for schizophrenia. Schizophrenia Bulletin, 32 (Suppl 1), S12–23. https://doi.org/10.1093/schbul/sbl023
Lang, U. (2012): Innovative Psychiatrie mit offenen Türen: Deeskalation und Partizipation in der Akutpsychiatrie: Springer.
Lincoln, T. (2019): Kognitive Verhaltenstherapie der Schizophrenie: Ein individuenzentrierter Ansatz. Hogrefe.
Lincoln, T., Pedersen, A., Hahlweg, K., Wiedl, K.-H., Frantz, I. (2019): Evidenzbasierte Leitlinie zur Psychotherapie von Schizophrenie und anderen psychotischen Störungen, 5. Aufl. Hogrefe.
Maio, G. (2017). Auf den Menschen hören: Für eine Kultur der Aufmerksamkeit in der Medizin. Herder.
Moritz, S., Veckenstedt, R., Andreou, C., Bohn, F., Hottenrott, B., Leighton, L., Köther, U., Woodward, T. S., Treszl, A., Menon, M., Schneider, B. C., Pfueller, U., Roesch-Ely, D. (2014): Sustained and »sleeper« effects of group metacognitive training for schizophrenia: a randomized clinical trial. JAMA Psychiatry, 71 (10), 1103–1111. https://doi.org/10.1001/jamapsychiatry.2014.1038
NICE (2014): Psychosis and schizophrenia in adults: prevention and management. NICE.
Riggs, S. E., Wiltsey-Stirman, S., Beck, A. T. (2012): Training Community Mental Health Agencies in Cognitive Therapy for Schizophrenia. The Behavior Therapist, 35 (2), 34–39.
Roder, V., Mueller, D. R., Schmidt, S. J. (2011): Effectiveness of integrated psychological therapy (IPT) for schizophrenia patients: a research update. Schizophrenia Bulletin, 37 (Suppl 2), S71–79. https://doi.org/10.1093/schbul/sbr072
Sterzer, P., Adams, R. A., Fletcher, P., Frith, C., Lawrie, S. M., Muckli, L., Petrovic, P., Uhlhaas, P., Voss, M., Corlett, P. R. (2018): The Predictive Coding Account of Psychosis. Biological Psychiatry, 84 (9), 634–643. https://doi.org/10.1016/j.biopsych.2018.05.015

Eine pflegerische Perspektive: Konzept einer offenen Psychosestation

Silas Neideck

Die Abteilung C der Universitären Psychiatrischen Kliniken Basel ist eine offene Station des Zentrums für psychotische Erkrankungen. Unsere Arbeit basiert auf einem multiprofessionellen, recoveryorientierten und beziehungszentrierten Ansatz. Selbstbestimmung, Sicherheit und Alltagsnähe sind für uns zentrale Werte, die wir konsequent in der täglichen Praxis verwirklichen. Unser Schwerpunkt liegt auf der bedarfsgerechten Begleitung von Menschen in frühen Phasen psychotischer Erkrankungen. Dabei wollen wir Chronifizierungen verhindern, neue Perspektiven eröffnen und vor allem tragfähiges Vertrauen in therapeutische Beziehungen aufbauen.

Aus meiner Erfahrung, nachdem ich sowohl in offenen als auch in geschützten Psychoseabteilungen gearbeitet habe, kann ich klar sagen: Offene Stationen sind essenziell und keineswegs nur eine Ergänzung zur geschützten Versorgung. Ihre Existenz ist aus mehreren Gründen von großer Bedeutung.

Offene Türen und offene Ohren

Während geschützte Stationen oft mit Kontrolle, Beschränkung und Zwang assoziiert werden, bieten offene Abteilungen einen Raum, in dem Freiheit, Selbstbestimmung und Beziehung im Mittelpunkt stehen. Das bedeutet nicht, dass hier keine Krisen vorkämen oder diese weniger intensiv wären, sondern vielmehr, dass sie anders gehandhabt werden, mit einem Fokus auf frühzeitiger Deeskalation, Vertrauen und partizipativer Begleitung.

Durch die offene Struktur wird den Patient*innen ermöglicht, ihren Alltag möglichst selbstbestimmt zu gestalten, was die Selbstwirksamkeit stärkt und langfristig die Genesung fördert. Krisen werden als normale, wenn auch herausfordernde, Bestandteile des Heilungsprozesses verstanden und nicht als reine Störfaktoren, die durch Wegschließen »gelöst« werden müssen. Dieses Konzept erfordert von den Mitarbeitenden ein hohes Maß an Sensibilität, Beziehungsarbeit und Fachkompetenz, die Krisen frühzeitig erkennen und mit gezielten, empathischen Interventionen begleiten zu können. Das schafft nicht nur eine menschlichere Atmosphäre, sondern reduziert oft auch traumatisierende Erlebnisse, die in geschützten Settings durch Zwangsmaßnahmen entstehen können. Zudem fördert es die Motivation und das Vertrauen der Betroffenen, was sich positiv auf den gesamten Behandlungsverlauf auswirkt. Offene Psychoseabteilungen sind unverzichtbar, weil sie zeigen, dass man auch Krisen professionell und sicher handhaben kann, ohne die Türen abzuschließen. Sie stehen für ein modernes, wertschätzendes Behandlungskonzept, das den Menschen in seiner Ganzheit wahrnimmt und ihm Raum zur Entwicklung gibt.

Aus meiner persönlichen Perspektive als Pflegefachkraft bedeutet das, einen strukturierten und sicheren Rahmen zu schaffen, der Patient*innen größtmögliche Selbstbestimmung ermöglicht und gleichzeitig Risiken frühzeitig erkennt und entschärft. Dabei sind Beobachtungssensibilität, Beziehungsarbeit und eine kontinuierliche, feinfühlige Risikoabschätzung unverzichtbar, immer mit dem Ziel, den Genesungsprozess bestmöglich zu unterstützen und Zwangsmaßnahmen möglichst zu vermeiden. Diagnostik, Beziehungsarbeit und psychosoziale Stabilisierung greifen bei uns eng ineinander. Die Pflege nimmt in diesem Prozess häufig eine Schlüsselrolle ein. Oft sind wir der erste und zugleich verlässlichste Kontakt, der den Betroffenen in dieser sensiblen Lebensphase Sicherheit, Orientierung und Kontinuität bietet. Modelle, Methoden und Strukturen sind wichtig, doch ihre Wirkung entfalten sie erst, wenn sie von einer klaren, inneren Haltung getragen werden. Haltung verstehen wir als einen lebendigen Prozess. Sie muss gepflegt, kritisch reflektiert und ständig neu angepasst werden, um authentisch zu bleiben. Auf diese Weise verbinden wir Haltung und Struktur zu einem Rahmen, der nicht nur Stabilität schafft, sondern Entwicklung ermöglicht, sowohl für die Patient*innen als auch das Team und uns als Individuen. Für uns bedeutet das, Menschen in psychischen Ausnahmesituationen nicht mit Kontrolle oder Misstrauen, sondern mit echter Zugewandtheit und Offenheit zu begegnen. Tagtäglich erfahren wir, wie zerbrechlich und wandelbar Realität sein kann, nicht nur für die Patient*innen, sondern manchmal auch für uns als Team.

Dieses Spannungsfeld verlangt von uns Verlässlichkeit, Präsenz und eine Grundhaltung, die Respekt, Achtsamkeit und Geduld in den Fokus stellt. Geduld verstehen wir dabei nicht als bloßes Abwarten. Vielmehr ist sie die Fähigkeit, jedem Menschen sein individuelles Tempo zuzugestehen, ohne ihn zu drängen, dabei aber die nötige Struktur aufrechtzuerhalten, die Sicherheit vermittelt.

Die Prinzipien des Recoverymodells fließen in unsere Arbeit ein. Für die Pflege bedeutet das, nicht bloß ausführend zu sein, sondern den Behandlungsprozess

aktiv mitzugestalten. Pflegefachpersonen nehmen an Visiten teil, leiten Gruppenangebote, führen Krisengespräche, setzen gezielt pflegerische Diagnostik ein und bringen ihre Perspektive konsequent in Entscheidungsprozesse ein. Unser Handeln orientiert sich am Weddinger Modell. Die darin verankerten Werte wie Respekt, Autonomie, Achtsamkeit und Verantwortung sind für uns keine abstrakten Leitlinien, sondern werden im Alltag sichtbar gelebt. Sie bestimmen unser Vorgehen im Umgang mit akuten Krisen, bei der Gestaltung von Gruppensettings und auch bei der Begleitung suizidaler Zustände.
Unser multiprofessionelles Team aus Ärzt*innen, Psycholog*innen, Pflege, Peers und Therapeut*innen bezieht Angehörige aktiv ein. Wir gestalten Alltag, Wochenpläne, Gruppen und Kriseninterventionen gemeinsam. Pflegediagnosen fließen gezielt in den Therapieprozess ein und werden durch psychotherapeutische Angebote ergänzt. Fallbesprechungen sind partizipativ und fördern eine ganzheitliche Behandlung. Als strukturelles Rückgrat dient unser Bezugspflegesystem. Eine Pflegefachperson begleitet die Patient*innen über den gesamten Aufenthalt hinweg, gestaltet mit ihnen den Alltag, steht in Krisen als verlässliche Ansprechperson zur Verfügung und reflektiert Veränderungen im Verlauf. Diese konstante Begleitung schafft eine therapeutische Tiefe, die Vertrauen fördert und Sicherheit gibt.
Der Einfluss des Verhaltens eines Patienten kann uns als Mitarbeitende stark fordern, nicht nur fachlich, sondern auch emotional. Plötzliche Stimmungswechsel, Unruhe oder aggressives Verhalten lösen bei uns oft Stress, Anspannung oder Unsicherheit aus. Genau hier liegt die Herausforderung.

Prävention wirkt deeskalierend

Deeskalation ist keine spontane Eingebung oder ein schneller »Trick«, sondern ein geplanter, bewusster Prozess. Entscheidend ist, Anzeichen früh wahrzunehmen und in den ersten Phasen gezielt zu handeln; auch mental, um selbst handlungsfähig zu bleiben. Eskalationen entstehen selten plötzlich, oft kündigen sie sich durch feine Veränderungen im Verhalten an. Für Pflegende bedeutet das, sensibel wahrzunehmen, wie Patient*innen auf Belastung reagieren, und gleichzeitig die eigene innere Haltung zu stabilisieren. Dabei beeinflussen die Reaktionen der Patient*innen stets auch die emotionale und körperliche Verfassung der Mitarbeitenden und umgekehrt. Stress, Anspannung oder Unsicherheit der Fachkräfte können das Verhalten der Patient*innen unbewusst verstärken. Für Pflegekräfte bedeutet das, je früher sie Anzeichen erkennen und bewusst reagieren, desto geringer sind Belastung, Stress und

Risiko für alle Beteiligten. Für Patient*innen bedeutet es, dass sie mehr Kontrolle behalten, weniger Überforderung erleben und sich trotz Konflikt in ihrer Würde respektiert fühlen.
Für eine erfolgreiche Deeskalation müssen Pflegekräfte die Eskalationsdynamik in ihrer Gesamtheit verstehen und sowohl über persönliche als auch fachliche Kompetenzen verfügen. Bereits in der ruhigen Ausgangslage tragen respektvolle Kommunikation und der Aufbau einer stabilen Beziehung maßgeblich dazu bei, Vertrauen zu schaffen. In der Anspannungsphase sollten Pflegekräfte Warnsignale wie Unruhe oder Gereiztheit frühzeitig erkennen können und beruhigend reagieren, um eine Eskalation zu verhindern. In der Aggressionsphase, die mit einer deutlich erhöhten Anspannung einhergeht, braucht es klare, kurze Ansagen und die Einhaltung eines sicheren Abstands, um alle Beteiligten zu schützen. In der Höhepunktphase stehen Selbstschutz und die Verhinderung von Gewalt im Vordergrund; hier ist es wichtig, Hilfe zu holen und die Situation aktiv zu deeskalieren. In der darauffolgenden Erholungsphase wird eine reizarme Umgebung geschaffen, um die Person zu beruhigen. Schließlich werden in der Postkrisenphase gemeinsam Missverständnisse aufgearbeitet und das Vertrauen wiederhergestellt. Wir folgen dabei dem Breakwell-Modell, das die Phasen der Eskalation und Deeskalation beschreibt und den Pflegekräften hilft, die Dynamik besser zu verstehen und gezielt zu handeln. Dieses strukturierte Vorgehen entlastet die Patient*innen und schützt zugleich die psychische Stabilität der Mitarbeitenden. Deeskalation verlangt von Pflegekräften ein hohes Maß an Selbstwahrnehmung, Empathie, Kommunikationsfähigkeit, Stressresistenz, Geduld und ein gutes Gespür für Körpersprache. Mit diesen Fähigkeiten verhindern sie Gewalt, stärken die therapeutische Beziehung und schaffen ein respektvolles, sicheres Umfeld.

Peers unterstützen Patient*innen und das Team

Peers sind für uns unverzichtbare Teammitglieder, da sie mit eigener Psychiatrieerfahrung authentisch auf Patient*innen eingehen. In Gruppen, Visiten und Gesprächen ergänzen sie die pflegerische Kommunikation, indem sie Fachsprache für Patient*innen verständlich machen und Gefühle sowie Hoffnung vermitteln. Für das Team sind sie Brückenbauer*innen, die Spannungen abbauen, Vertrauen fördern und Barrieren überwinden. Ihre Rückmeldungen helfen, Symptome im biografischen Kontext zu verstehen und stärken so eine wertschätzende, ressourcenorientierte Haltung. Peers regen das Team kontinuierlich dazu an, gewohnte Perspektiven zu hinterfragen und den eigenen Kommunikationsstil achtsam zu reflektieren. Dieser stetige Perspektivwechsel trägt dazu bei, pflegerische Prozesse flexibler, individueller und patientenzentrierter zu betrachten. So wirken Peers nicht nur direkt im Kontakt mit Patient*innen, sondern sind auch Impulsgeber*innen für die Weiterentwicklung unserer pflegerischen Kultur.

Aus meiner Sicht zeigt sich im pflegerischen Alltag immer wieder, wie wichtig individuelle Begleitung und gezielte Interventionen sind, um Krisen frühzeitig zu erkennen und zu verhindern. Die folgenden Praxisbeispiele verdeutlichen, wie Beziehungspflege und strukturierte Ansätze im offenen Setting wirksam zur Gewaltprävention beitragen können:

EINE PATIENTIN, die zu Beginn jede Mahlzeit verweigerte, nahm nach einigen Tagen erstmals an einem Spaziergang mit ihrer Bezugspflegeperson teil. Dieser Spaziergang wurde im Wochenplan als Ziel und kleiner Erfolg vermerkt. x

BEI EINEM JUNGEN MANN mit stark fragmentierter Wahrnehmung erkannte die Bezugspflege frühzeitig Veränderungen wie innere Unruhe und verminderten Schlaf. Sie initiierte ein kurzes Krisengespräch, bot eine ruhige Rückzugszone an und bezog eine Peermitarbeitende mit ein. So konnte die Situation stabilisiert werden, bevor es zu einer Eskalation kam. x

EIN PATIENT Mitte zwanzig mit multipler Substanzgebrauchsstörung (vor allem Kokain) und bekannter bipolarer Störung, der im Heim aufgewachsen war, war im Alltag häufig in körperliche Konflikte verwickelt und zeigte im offenen stationären Setting wiederholt verbale Bedrohungen sowie spaltendes Verhalten gegenüber dem Team. Durch eine kontinuierliche Bezugspflege, die von klarer, wertschätzender Kommunikation und konsistenter Grenzsetzung geprägt war, konnte ein stabiles Vertrauensverhältnis aufgebaut werden. Die offene Abteilung bot dem Patienten Raum zur Selbstregulation. Spannungen wurden frühzeitig in Gesprächen aufgegriffen und gemeinsam wurden alternative Handlungs- und Bewältigungsstrategien erarbeitet. Es kam während des gesamten stationären Aufenthaltes zu keinen körperlichen Auseinandersetzungen. Der Patient zeigte eine deutlich verbesserte Selbststeuerung und Konfliktfähigkeit. Die Kombination aus offener Abteilung und konsequenter Bezugspflege trug entscheidend dazu bei, Eskalationen zu verhindern und die Sicherheit aller Beteiligten zu gewährleisten. x

Kultursensible Arbeit

Ein wichtiger Teil unserer Arbeit ist die kulturelle Vielfalt im Dreiländereck Deutschland – Schweiz – Frankreich. Die vielen Kulturen und Migrationshintergründe in Basel prägen den Alltag auf unserer Abteilung und stellen uns vor die Herausforderung, auf unterschiedliche Werte, Krankheitsverständnisse und Kommunikationsweisen einzugehen. Pflege bedeutet hier mehr als simples Dolmetschen. Es ist ein tiefes kulturelles, emotionales und soziales »Übersetzen«. Symptome betrachten wir stets im Kontext von Biografie und Kultur, mit viel Geduld und interkultureller Sensibilität. Neben Dolmetscher*innen helfen Peers als empathische Brücken. Die Arbeit im Dreiländereck fordert von uns Flexibilität und Kreativität, um einen Raum zu schaffen, in dem sich die Patient*innen respektiert und individuell angenommen fühlen.

Auf der offenen Psychosestation der UPK Basel wird die Einstellung gelebt, dass der Mensch immer vor der Diagnose steht, Beziehung wichtiger ist als starre Strukturen und Haltung mehr Gewicht hat als technische Verfahren. Krisen werden nicht als störende Unterbrechungen gesehen, sondern als Wendepunkte, in denen sich Veränderung und Entwicklung entfalten können. Unsere Haltung spiegelt ein tief verwurzeltes Menschenbild wider, das jede Person als beste Expertin oder besten Experten für das eigene Erleben anerkennt und diesem Wissen mit größtem Respekt begegnet. Das unveräußerliche Recht auf Teilhabe, Würde und persönliche Entwicklung gilt für alle, besonders in psychischen Ausnahmesituationen.

Pflege als verbindendes Element der therapeutischen Arbeit

Aus meiner Sicht ist Pflege nicht nur unterstützende Begleitung am Rande, sondern fester Bestandteil des therapeutischen Geschehens. Pflegefachpersonen sind häufig der Schlüssel, der Therapie und Alltag verbindet, der Halt gibt, wenn die Welt auseinanderzufallen droht, und der mit Geduld, Empathie und Kontinuität Vertrauen aufbaut. Pflege ist das verbindende Element, das therapeutische Prozesse lebendig hält und so echte Veränderung möglich macht.

Silas Neideck, B. Sc., ist pflegerische Abteilungsleitung des Zentrums für psychotische Erkrankungen der Klinik für Erwachsene der Universitären Psychiatrischen Kliniken in Basel (UPK).

Eine ärztliche Perspektive: ein Behandlungstrack für psychotische Erkrankungen

Christian Huber

Im Basler Modell werden affektive Störungen mit Manie und Störungen aus dem schizophrenen Formenkreis innerhalb eines Behandlungstracks behandelt. Diese affektiven und nicht affektiven psychotischen Erkrankungen betreffen zusammen in etwa 2–3 % der Gesamtbevölkerung. Da sie vergleichsweise früh beginnen, in einem Teil der Fälle chronisch-rezidivierend verlaufen und oft intensive Behandlungssettings erfordern, stellen sie einen nennenswerten Teil der Behandlungsfälle in einer psychiatrischen Klinik dar. Das Zentrum für Psychotische Erkrankungen (ZPE) versorgt ein Einzugsgebiet von etwa 190.000 Personen. Der Behandlungstrack bietet drei offen geführte, aber fakultativ schließbare stationäre Abteilungen mit jeweils 16–18 Betten und der Möglichkeit zur teilstationären und ambulanten Anschlussversorgung aus gleicher Hand an. Eine der Abteilungen ist mit zwei Isolationszimmern ausgestattet. Hinzu kommen eine Institutsambulanz, die etwa 250 Fälle versorgt, und ein poststationäres aufsuchendes Behandlungsangebot mit etwa dreißig Plätzen. Systembedingt ist – den Notwendigkeiten und (Fehl-)Anreizen des aktuellen Vergütungssystems folgend – das Prinzip »ambulant vor stationär« leider noch unvollständig umgesetzt. Ein Aufbau weiterer tagesklinischer und ambulanter Kapazitäten, die Schaffung zusätzlicher Kapazitäten durch intensivierte Zusammenarbeit mit den niedergelassenen Kolleg*innen und das Etablieren von stationsäquivalenter aufsuchender Behandlung wären hier gute und zeitgemäße Schritte für die Zukunft.

Bei den beschriebenen psychotischen Erkrankungen sind Prävention sowie die Früherkennung von Risikokonstellationen und Ersterkrankungen besonders wichtig. Diese Funktion übernimmt im Basler System der Basel Early Treatment Service. »BEATS« ist eine spezialisierte Früherkennungsambulanz, die von der Klinik für Kinder- und Jugendliche und der Klinik für Erwachsene gemeinsam betrieben wird. Die Psychosefrüherkennung ist im Rahmen des Kooperationsprojekts PsyYoung transkantonal mit den Universitätskliniken Lausanne und Genf synchronisiert. Als transdiagnostisches Angebot ist sie außerhalb des Psychosetracks angelegt, unterhält aber enge Verbindungen mit dem ZPE. Ebenfalls transdiagnostisch angelegt ist die seit 2024 neu etablierte Frühinterventionstagesklinik FIT für Jugendliche und junge Erwachsene.

Behandlungskonzept

Um eine hochqualitative und nachhaltige Diagnostik und Behandlung zu ermöglichen, ist eine tragfähige therapeutische Beziehung eine wichtige Voraussetzung. Dies ist insbesondere bei psychotischen Erkrankungen eine große Herausforderung. Misstrauen ist hier oft ein führendes Symptom, die Behandlung passt oft nicht zum Krankheitskonzept der Patient*innen, in einigen Fällen gibt es auch keinen auf die Gesundheitsversorgung bezogenen Leidensdruck. Personelle Behandlungskontinuität über die Sektorgrenzen hinweg oder zumindest in den einzelnen Sektoren kann dabei helfen, langfristig ein gutes therapeutisches Bündnis zu schaffen und Vertrauen aufzubauen. Auch die Einbindung des Umfelds, der Angehörigen und des Unterstützungssystems können günstig sein. Dies hilft, zu verstehen, wo Problemfelder liegen, die von den Patient*innen selbst nicht als solche wahrgenommen werden.

Die Zusammenarbeit zwischen Personal und Patient*innen verlangt dem Team einiges an Flexibilität und Professionalität, aber auch Tragfähigkeit ab: Die Patient*innen benötigen niederschwellige Möglichkeiten, Kontakt aufzunehmen und Bedürfnisse zu äußern. Hoch strukturierte Angebote mit Verhaltensregeln und festen Sprechzeiten überfordern sie oft. Eine rasche Kontaktaufnahme kann helfen, Eskalationen zu vermeiden und Symptomverschlechterungen und Nebenwirkungen rasch zu erkennen. Konstante, niederschwellige Beziehungsangebote und Toleranz helfen dabei, die Patient*innen gut abzuholen. Damit ist nicht gemeint, dass Umgang und Milieu strukturlos und beliebig sein sollen – auch das kann destabilisierend und eskalierend wirken. Angestrebt werden sollte ein fairer Umgang auf Augenhöhe, der die Patient*innen nach Maßgabe ihrer Kompetenzen abholt und dabei flexibel genug ist, um individuell auf sie einzugehen. Es ist wichtig, dass es auch Patient*innen gibt, die sich aufgrund ihrer Symptomatik oder ihres Persönlichkeitsstils eher zurückziehen und wenig auffallen. Das kann verstärkt werden, wenn beispielsweise agitiert-aggressive Mitpatient*innen viel Raum einnehmen. Dann gilt es, die weniger expansiven Patient*innen nicht zu vergessen und sie aktiv einzubinden und abzuholen.

Die interprofessionelle Behandlung besteht in der Regel aus einem Zusammenspiel von medikamentöser Therapie, Psychotherapie, milieu- und soziotherapeutischen Angeboten und supportiven Therapieverfahren. Dabei muss man sich des »blinden Flecks« bewusst sein, der leicht in einem diagnosespezifischen Tracksystem entstehen kann. Auch hier wird nicht jede Symptomatik Ergebnis einer psychotischen Erkrankung sein – insofern braucht es eine breite Perspektive für Differenzialdiagnosen. Auch Komorbiditäten müssen im Blick behalten werden, insbesondere solche, die häufig auftreten und direkte Relevanz für die Behandlung haben, wie substanzbezogene Störungen, Persönlichkeitsstörungen und Traumafolgestörungen. Eine besondere Rolle kommt der Medikation zu, die oft nicht nur der syndromalen Behandlung dient, sondern auch die Grundlage für eine Therapiefähigkeit in Bezug auf die anderen therapeutischen Angebote schafft. Dennoch sollten alle möglichen Therapien in Übereinstimmung mit den Möglichkeiten der Patient*innen direkt ab Behandlungsbeginn wiederholt angeboten werden. Ein Eingehen auf die persönlichen Präferenzen und die Passung von Therapie und Patient*in sind sehr hilfreich, um das individuell abgestimmte, beste Angebot zu etablieren. Gleichzeitig gibt es oft unterschiedliche Auffassungen über die Notwendigkeit verschiedener Maßnahmen, sodass Patient*in und Therapeut*in im Dialog stehen und gemeinsam an der Behandlungsplanung arbeiten müssen. Nach der Akutphase muss sich dieser Dialog fortsetzen. Die Prioritäten verschieben sich dann in Richtung Stabilisierung und Rückfallprophylaxe sowie auf die Erarbeitung eines Konzepts für den Umgang mit Krisensituationen. Aus pharmakotherapeutischer Sicht gilt es, dabei zwischen verschiedenen Aspekten gut abzuwägen: der Wahrscheinlichkeit einer Rückfallverhinderung, dem Risikopotenzial bei einem Rückfall, der Verträglichkeit und den Nebenwirkungen der Medikation und der Vereinbarkeit mit den Wünschen der Patient*innen.

Eng mit diesem Thema verbunden ist die gemeinsame Arbeit an einem Krankheitskonzept. Auch das stellt bei psychotischen Erkrankungen hohe Anforderungen an die Behandelnden. Aber selbst wenn es anfangs schwierig scheint, lässt sich oft eine gemeinsame Ebene erarbeiten. Das kann beispielsweise den isolierten Leidensdruck der Patient*innen in Bezug auf eine bestimmte Symptomatik betreffen (z. B. Einschränkungen im Nachtschlaf), Schwierigkeiten der Wohn- und Arbeitssituation, den Leidensdruck von Angehörigen oder Auseinandersetzungen mit Behörden. Es gilt, die Patient*innen in ihrem persönlichen Bedarf abzuholen und aufzuzeigen, wie das Behandlungssystem sie unterstützen kann. Das betrifft auch die Perspektive der Langzeitbehandlung und Rezidivprophylaxe – auch hier müssen Therapie und erreichte Vorteile, aber auch dadurch verursachte Einschränkungen sich in Hinsicht auf das, was die Patient*innen erreichen wollen, angemessen die Waage halten.

Gefährdungsaspekte und Behandlung ohne Zustimmung

Bei affektiven und nicht affektiven psychotischen Erkrankungen kann es aus vielen Gründen zu gefährlichen Situationen kommen (DGPPN, 2018): Realitätsverkennung, Wahn, Angst und Feindseligkeit können zu aggressiv-agitiertem Verhalten mit Gefahren für die Patient*innen, Behandler*innen und Drittpersonen führen. Intoxikations- und Entzugssymptomatik können diese Gefährdungssituationen katalysieren. Hoher Leidensdruck, eingeschränkte Lebensqualität, schlechte sozioökonomische Situation und gefühlte Perspektivlosigkeit, aber auch wahnhafte Symptomatik können Eigengefährdung hervorrufen. Ein Verlust des psychosozialen Funktionsniveaus, aber auch z. B. Rückzug aufgrund von wahnhafter Symptomatik können in Hilflosigkeit und schwerer Verwahrlosung resultieren.

Diese Situationen an einer Klinik zu bewältigen, die versucht, auf Zwangsmaßnahmen so weit wie möglich zu verzichten und ohne dauerhaft geschlossene Abteilungen auszukommen, ist eine große Herausforderung (Lang et al., 2017), die anzunehmen es jedoch wert ist: Zwangsmaßnahmen sind mit einer Vielzahl von Einschränkungen und negativen Effekten für die Betroffenen und das Klinikpersonal verbunden und können oft nicht erreichen oder sicherstellen, dass die Gefährdungsaspekte wegfallen (Huber et al., 2016; Schneeberger et al., 2017). Des Weiteren sind sie mit ihren erwünschten Schutzfunktionen nicht langfristig wirksam, ihre negativen Auswirkungen aber sehr wohl (Baggio et al., 2024). Gleichzeitig muss ein Zentrum für die sektorübergreifende Behandlung aller Patient*innen mit psychotischen Erkrankungen aber auch garantieren können, Patient*innen mit Eigen- und Fremdgefährdung optimal zu behandeln und nicht unversorgt zu lassen.

Grundstein für das Gelingen eines solchen Konzeptes ist eine gemeinsame Haltung der Abteilungsteams, die geschlossene Behandlung und Zwangsmaßnahmen nicht als Automatismus einsetzt, sondern situationsangemessenes Handeln in den Vordergrund stellt. Es gibt auf keiner der Abteilungen ein standardmäßiges geschlossenes Setting, weil dies eher eskalativ wirkt, die Stationsatmosphäre beeinträchtigt und in der Regel viele Patient*innen einschränkt, die gar nicht in Risikosituationen sind (Jungfer et al., 2014). Eine Verteilung von Fällen mit Eigen- und Fremdgefährdung über alle Abteilungen – unter Berücksichtigung der Beziehungskonstanz – beugt der Ballung von Risikokonstellationen auf einzelnen Abteilungen vor, erfordert aber, dass auch alle Teams in der Lage sind, mit akutpsychiatrischen Situationen umzugehen. Schulungen in Deeskalations- und Antiaggressionstechniken, Stationskonzepte wie beispielsweise Safewards und die Entwicklung einer gemeinsamen Haltung in den Teams sind dafür Voraussetzungen. Früherkennung und Prävention nehmen eine wichtige Rolle ein und ein regelhaftes Monitoring von Risiken (beispielweise mithilfe eines Instruments wie der Brøset Violence Checklist) sind dabei hilfreich. Krisensituationen und der Einsatz von Zwangsmaßnahmen sollten im Team und mit den Betroffenen nachbesprochen werden. Auch für diese Ereignisse sollte es ein standardisiertes Monitoring geben (z. B. Erfassung von Aggressionsereignissen, Critical Incident Reporting System). Eine gute Fehlerkultur und unterstützende Haltung der Klinikleitung sind weitere wichtige Voraussetzungen. Nach Suiziden bietet die Aufarbeitung des Verlaufs in Kasuistiken bei einer Mortalitätskonferenz einen guten Rahmen. So lassen sich eventuelle Verbesserungspotenziale aufdecken und Schwächen im Vorgehen adressieren, aber auch der Tendenz vorbeugen, solche belastenden Ereignisse lieber zu verschweigen und zu vergessen.

Zwangsmaßnahmen können nicht immer vermieden werden (DGPPN, 2018). Soweit im Rahmen des Rechtssystems möglich, sollte man therapeutisch wirksamen Maßnahmen (d. h. der medikamentösen Zwangsbehandlung und in gewissem Rahmen der 1:1-Betreuung) den Vorzug vor nicht therapeutischen reinen Sicherheitsmaßnahmen (d. h. der geschlossenen Behandlung, Isolation oder Fixierung) geben oder zumindest die therapeutischen Maßnahmen nicht unterlassen. Eine schnelle, suffiziente pharmakologische Behandlung stellt einen der Grundpfeiler für das Gelingen eines Open-Door-Konzepts dar. Zwangsmaßnahmen dürfen dabei nicht pädagogisch genutzt werden und es muss eine große Sensibilität für informellen Zwang bestehen, der ebenfalls vermieden werden sollte. Neben Monitoring und Nachbesprechung mit den Patient*innen kann auch das Erarbeiten einer Patientenverfügung in Hinblick auf ähnliche Situationen in der Zukunft sehr hilfreich sein, weitere Krisensituationen zu vermeiden oder ein besseres Vorgehen für ihre Bewältigung zu finden.

Open Doors – der Tod der Sozialpsychiatrie?

Gerade im Kontext der Akutpsychiatrie bei psychotischen Erkrankungen wird gegenüber Open-Doors-Konzepten oft der Vorwurf laut, das sei »keine Sozialpsychiatrie mehr«. Man würde Menschen im Stich lassen, die dringend Hilfe benötigen und in Gefahr sind. Man würde sie zu rasch und ohne soziales Netzwerk und gesicherte Wohnform entlassen. Die Belastung für Dritte würde sich aus der Klinik heraus verlagern und von Polizei, Rechtssystem, sozialen Institutionen, Angehörigen und der Bevölkerung getragen. Das könnte man

jedoch verhindern, wenn man die Patient*innen auf geschlossenen Stationen und mithilfe von Zwangsmaßnahmen halten würde.
Hier handelt es sich – trotz wohlmeinender Motive – um ein falsches Verständnis von Sozialpsychiatrie. Das Ziel, Menschen mit psychotischen Erkrankungen zu helfen, ihre psychische Gesundheit zu fördern und ihre soziale Situation zu verbessern, ist zweifellos das richtige. Der Weg dorthin sollte jedoch, wann immer möglich, über die Arbeit an einem gemeinsamen Krankheitsverständnis und Behandlungsplan gehen. Es ist Teil der Stigmatisierung unserer Patient*innen (Sowislo et al., 2017), wenn angezweifelt wird, ob sie wirklich an ihrer Behandlung mitwirken können und wollen, und wenn man vorauseilend auf Sicherheit und Zwang setzt. Der Schwerpunkt der klinischen Arbeit sollte auf Prävention, Früherkennung, Nachsorge und Rückfallverhinderung liegen. Es ist die schwierige Aufgabe der Behandelnden, in Abstimmung mit den Kenntnissen über die Patient*innen, den Verlauf, ihre aktuellen Ressourcen und den aktuellen Gefährdungsaspekten zu entscheiden, wie sehr man in einem Behandlungsbündnis agieren kann oder Ambivalenz und Opposition aufseiten der Patient*innen tragen kann. Das heißt nicht, immer auf Paternalismus oder Zwangsmaßnahmen zu verzichten, dafür aber individualisiert vorzugehen und auch bereit zu sein, Risiken zu tragen. Dies klingt vielleicht zunächst irritierend – ist es nicht die ärztliche Pflicht, Risiken zu verhindern? Das scheinbar Unlogische an diesem Gedanken löst sich erst auf, wenn man erkennt, dass Risiken niemals vollständig zu verhindern sind (Kowalinski et al., 2019), ja sogar der Versuch, Risiken vollständig auszuschalten, in das Gegenteil der beabsichtigten Wirkung umschlagen kann. Durch ein sehr sicherheitsbedachtes, geschlossenes und auf Zwang basierendes Arbeiten kann man Eskalation, weitere Zwangsmaßnahmen, ein Entweichen der Betroffenen und Suizidalität erst recht fördern und einen Prozess in Gang setzen, der sich immer weiter aufschaukelt. Die Bereitschaft, gemeinsam mit den Patient*innen akzeptable Risiken einzugehen, ist die Voraussetzung, einem solchen Teufelskreis zu entgehen.
Um diese Art der klinischen Arbeit zu ermöglichen, ist ein kontinuierlicher, guter Austausch mit den Interaktionspartner*innen im sozialen und Gesundheitssystem wichtig. So kann Vertrauen entstehen, dass die beteiligten Stellen ihre Arbeit gut machen, und unterschiedliche Auffassungen können fallbasiert nachbesprochen werden. In unserem nicht perfekten System – wie wohl in jedem anderen auch – gibt es Versorgungslücken, Reibungsflächen und Informationsdefizite unter den vielen Stakeholdern, an denen letztlich die Patient*innen und ihre Angehörigen leiden. Aus diesem Grund braucht

es eine gute Zusammenarbeit unter den beteiligten Stellen, auch wenn sie unterschiedliche Aufträge haben.
All dies mag vielleicht blauäugig und realitätsfern klingen. Statt Skepsis ist aber eher ein gesunder Optimismus angezeigt. Das Beispiel des ZPE an den UPK Basel zeigt, dass man in der schwierigen Balance zwischen Hilfe, Halten, Fürsorge und Zwang in der Behandlung von Menschen mit psychotischen Erkrankungen weit kommen kann (Kowalinski et al., 2017).

Prof. Christian Huber ist Chefarzt des Zentrums für psychotische Erkrankungen der Klinik für Erwachsene der Universitären Psychiatrischen Kliniken (UPK) in Basel.

Literatur

Baggio, S., Kaiser, S., Huber, C. G., Wullschleger, A. (2024): Effect of coercive measures on mental health status in adult psychiatric populations: a nationwide trial emulation. Epidemiology and Psychiatric Sciences, 33, e35. https://doi.org/10.1017/S2045796024000416

DGPPN (2018): S3-Leitlinie »Verhinderung von Zwang: Prävention und Therapie aggressiven Verhaltens bei Erwachsenen«. Springer.

Huber, C. G., Schneeberger, A. R., Kowalinski, E., Fröhlich, D., von Felten, S., Walter, M., Zinkler, M., Beine, K., Heinz, A., Borgwardt, S., Lang, U. E. (2016): Suicide Risk and Absconding in Psychiatric Hospitals with and without Open Door Policies: A 15-year Naturalistic Observational Study. Lancet Psychiatry, 3 (9), 842–849. https://doi.org/10.1016/S2215-0366(16)30168-7

Jungfer, H. A., Schneeberger, A. R., Borgwardt, S., Walter, M., Vogel, M., Gairing, S. K., Lang, U. E., Huber, C. G. (2014): Reduction of seclusion on a hospital-wide level: successful implementation of a less restrictive policy. Journal of Psychiatric Research, 54, 94–99. https://doi.org/10.1016/j.jpsychires.2014.03.020

Kowalinski, E., Hochstrasser, L., Schneeberger, A. R., Borgwardt, S., Lang, U. E., Huber, C. G. (2019): Sechs Jahre »offene Türen« an den Universitaren Psychiatrischen Kliniken Basel. Nervenarzt, 90 (7), 705–708. https://doi.org/10.1007/s00115-019-0733-3

Kowalinski, E., Schneeberger, A., Lang, U. E., Huber, C. G. (2017): Safety through locked doors in psychiatry? In Gather, J., Henking, T., Nossek, A., Vollmann, J. (Hrsg.), Beneficial coercion in psychiatry? Foundations and Challenges. S. 147–162. mentis Verlag.

Lang, U. E., Borgwardt, S., Walter, M., Huber, C. G. (2017): Einführung einer »Offenen Tür Politik« – Was bedeutet diese konkret und wie wirkt sie sich auf Zwangsmaßnahmen aus? Recht und Psychiatrie, 35 (2), 72–79.

Schneeberger, A. R., Kowalinski, E., Fröhlich, D., Schroeder, K., von Felten, S., Zinkler, M., Beine, K. H., Heinz, A., Borgwardt, S., Lang, U. E., Bux, D. A., Huber C. G. (2017): Aggression and violence in psychiatric hospitals with and without open door policies: a 15-year naturalistic observational study. Journal of Psychiatric Research, 95, 189–195. https://doi.org/10.1016/j.jpsychires.2017.08.017

Sowislo, J. F., Gonet-Wirz, F., Borgwardt, S., Lang, U. E., Huber, C. G. (2017): Perceived Dangerousness as Related to Psychiatric Symptoms and Psychiatric Service Use – a Vignette Based Representative Population Survey. Scientific Reports, 7, 45716. https://doi.org/10.1038/srep45716

Eine Betroffenenperspektive: als Peer auf einer Psychosestation

Claude Spiller

Der folgende Text ist keine wissenschaftliche Abhandlung, da ich als Peer von meiner Ausbildung her keinen medizinischen, psychologischen oder pflegewissenschaftlichen Zugang zum Basler Trackmodell habe. Er ist vielmehr Erfahrungsbericht und Beschreibung sowie Reflexion meiner Peerarbeit und meiner damit verbundenen Interessen in einem.

Tätigkeitsfelder

Als ich 2016 meine Peertätigkeit auf der Akutstation für Psychosen und Krisenintervention der UPK Basel aufnahm, hatte ich schon zwei Psychosen erlitten. Trotz der Psychosen und der Diagnose paranoide Schizophrenie sehe ich mich nicht als krank an, sondern als einen Menschen mit einer Vulnerabilität gegenüber Psychosen. Nach meinem Studium der Geschichte, Kunstgeschichte und

Philosophie in Basel hätte ich mir nie träumen lassen, dass ich einmal als Peer arbeiten würde. Es war lange Zeit schmerzhaft, dass ich, was die Berufstätigkeit angeht, nicht in einem der Themenfelder meiner Studien Fuß fassen konnte. Der Anfang als Peer war dann auch eher vorsichtig. Ich arbeitete weiterhin in der Erwachsenenbildung als Deutschlehrer und begann ein kleines Pensum als Peer. Heute arbeite ich mein ganzes Arbeitspensum als Peer, zum Hauptteil in den UPK Basel, wo ich neben der Akutstation auch in der Abteilung für Ersterkrankungen von Psychosen sowie in der Psychoseambulanz tätig bin. Zudem arbeite ich auch bei der Stiftung Profil, einer Stiftung, die Menschen mit Beeinträchtigungen hilft, wieder auf dem ersten Arbeitsmarkt Fuß zu fassen. Meine Arbeit als Peer ist abwechslungsreich, was sie sehr interessant macht. Ich biete im Rahmen meiner klinischen Tätigkeit in den oben erwähnten Abteilungen Einzelgespräche und Recoverygruppen an. Zudem ist es meine Aufgabe, die Betroffenenperspektive bei Fallbesprechungen, Supervisionen und Teamsitzungen einzubringen. Ich kann bei Qualitätsprojekten und Entwicklungen von Standards mitwirken sowie als Dozent an Fort- und Weiterbildungen teilnehmen. Ziel ist dabei, Pflegende in Ausbildung wie auch Psychologie- und Medizinstudierende für die Anliegen der betroffenen Menschen zu sensibilisieren und anhand konkreter Beispiele psychotisches Erleben darzulegen. Als letztes Tätigkeitsfeld ist die Öffentlichkeitsarbeit zu erwähnen, bei der ich die Peerarbeit in den UPK Basel einem interessierten Publikum vorstelle.

Herausforderungen

Im Artikel »Alles kann – nichts muss? Genesungsbegleitung (Peer-Support) auf akutpsychiatrischen Stationen« vermerken die Autor*innen folgende Herausforderungen für die Peerarbeit auf Akutstationen: unklare Rollendefinition, das Einhalten professioneller Grenzen und die Zusammenarbeit mit beziehungsweise mangelnde Akzeptanz durch andere Mitarbeitende (Stolz et al., 2024). Was den letzten Punkt angeht, so möchte ich betonen, dass ich sehr gut ins Team aufgenommen wurde und mich auch heute noch im Team sehr wohlfühle. Alle waren und sind mir gegenüber offen und sehr hilfsbereit. Ich werde von allen akzeptiert und man gab mir die Zeit, mich in meine neue Rolle einzufinden. Mit dem Abteilungsleiter der Pflege und dem leitenden Psychologen habe ich zwei Mentoren, die mich immer wohlwollend und unterstützend begleitet haben und bei Fragen noch immer eine große Unterstützung sind. Da ich meine erste Psychose vor allem wegen der Situation am

Arbeitsplatz bekam, war ich natürlich, was den Umgang miteinander bei der Arbeit angeht, sehr sensibel. Ich war deshalb über die sehr gute Aufnahme ins Team sehr erleichtert. Die Einarbeitung lief ohne Probleme. Ich konnte mich jederzeit mit allen Teammitgliedern austauschen und lernte sehr viel. Es wurde mir auch klar und offen kommuniziert, wo die professionellen Grenzen liegen.

Eine weitere Herausforderung war das anfangs niedrige Arbeitspensum. Da ich jeweils nur einen Tag in der Woche auf der Akutstation arbeitete und da sich die Situation auf der Station schnell ändert, war es schwierig, einerseits mit den anderen Betroffenen in Kontakt zu kommen, andererseits immer auf dem Laufenden zu sein, was deren Genesungsweg angeht. Zudem ist es eine andere Situation, selbst in der Psychose zu sein, als andere Betroffene florid psychotisch zu erleben. Im Weiteren musste ich lernen, dass ich in gewissen Situationen als Peer Hilfe anbieten möchte, aber keine Lösung finden kann und selbst hilflos bin. Der Umgang mit dieser Hilflosigkeit ist auch jetzt noch herausfordernd. Es ist die Demut als Helfender, die ich lernen musste. Zeitweise ist es schwierig, auch dann an den Recoveryweg der Betroffenen zu glauben, wenn sich scheinbar nichts ändert. Meine Erfahrung ist gleichzeitig, dass Betroffene sehr schnell große Schritte auf diesem Weg machen können, und zwar oftmals aufgrund von Änderungen in ihrer Lebenswelt (z. B. neue Beziehung oder neue Arbeit).

Wie erwähnt, wurde mir genügend Zeit gegeben, meine Rolle als Peer zu finden. Weil ich selbst betroffen bin und weil ich keine Medikamente herausgebe oder Zwangsmaßnahmen ausführe, werde ich von den anderen Betroffenen natürlich manchmal positiver als die Pflege oder die Ärzteschaft gesehen. Ich kann dadurch vielen Konflikten entgehen und es war anfangs unangenehm, zu erleben, dass das Pflegeteam und die Ärzteschaft belastende Maßnahmen treffen mussten, während ich außen vor war. In einigen Fällen waren die Erwartungen seitens der Betroffenen zu groß, beispielsweise steht es nicht in meiner Macht, eine Person, die zwangsweise eingewiesen wurde, zu entlassen.

Meine Aufgabe ist vielmehr, den Patient*innen trotzdem Hoffnung zu vermitteln. Beim Thema »Nähe und Distanz« war ich dank der Peerausbildung gut vorbereitet, da wir als Teilnehmende und Betroffene dies schon während den Kurstagen lernen mussten. Ich selbst fühle mich den florid psychotischen Patient*innen hauptsächlich nahe, da ich eine Psychose aus eigener Erfahrung nachvollziehen kann. Für sie bin ich ihnen nahe, weil wir die Psychiatrieerfahrung teilen. Erst später, nach der Akutphase bringt auch die gemeinsame Psychoseerfahrung für die Patient*innen Nähe zu mir. Insgesamt lässt sich sagen, dass die Einarbeitung und die Rollenfindung einiges länger als die üblichen drei Monate Einarbeitungszeit dauerte.

Themen, die mich als Peer und Betroffenen besonders interessieren

Als Letztes möchte ich auf die Themen eingehen, die mich als Peer und Betroffener besonders interessieren. Ich bin mir bewusst, dass jedes Thema für sich ein Buch füllen kann. Ich beschränke mich deshalb auf die Ursachen meines Interesses und einige Anmerkungen zu folgenden Themen: »Partizipation und Psychiatrie«, »Offene Türen« und »Psychose und Spiritualität«.

Partizipation und Psychiatrie

Das Thema »Partizipation und Psychiatrie« ist für mich deshalb interessant, weil Peerarbeit in meinen Augen unmittelbar damit verknüpft ist. Unter Partizipation ist dabei ein Spektrum zu verstehen, dass von der passiven Teilhabe bis zur aktiven Teilnahme reicht. Dies kann, muss aber nicht, die Beteiligung an Entscheidungsfindungen beinhalten. Solange keine »Alibipartizipation« stattfindet, sind Teilhabe sowie Teilnahme mit Anerkennung verbunden und haben so auch eine Antistigmawirkung. Indem Menschen partizipieren, bekommen sie die Anerkennung, dass sie einen wertvollen Beitrag leisten können, und gerade die Nichtpartizipation bedeutet ja oft, dass man den betroffenen Menschen für nicht fähig oder kompetent hält, sich zu beteiligen. Geht es um Partizipation bei Entscheidungsfindungen, so vermute ich, dass Teilnehmende eher ein Resultat akzeptieren, das nicht ihren Erwartungen entspricht, als Personen, die von Anfang an von der Entscheidungsfindung ausgeschlossen wurden.

In Basel wurde Partizipation von Betroffenen in psychiatrischen Fragen in den Jahren nach 1979 von der Bewegung »Demokratische Psychiatrie« gefordert. Eine vielfältige Gruppe von Angehörigen, Betroffenen, Fachpersonen aus Pflege und Sozialarbeit, Ärzt*innen aus Klinik und Praxis, Therapeut*innen, Studierenden und weiteren Interessierten fanden damals zusammen, um praktische Alternativen zur damals noch herrschenden institutionellen Psychiatrie aufzubauen (Stiftung Rheinleben, 2023). Fragt man Beteiligte an den Debatten zwischen den UPK (damals PUK Basel) und der Bewegung »Demokratische Psychiatrie«, in welchem Klima die Auseinandersetzungen stattgefunden haben, so wird dieses als konfrontativ und konflikthaft bezeichnet. Dies ist wohl auch als Zeichen zu verstehen, dass sich Betroffene und Angehörige, wenn es sich um Psychiatriefragen handelte, als außen vor sahen. Nun ist es ein zutiefst verständliches Anliegen von Betroffenen, dass nicht über sie, sondern mit ihnen geredet wird. Ich glaube, dass gerade Peerarbeit dazu beiträgt, diese Auseinandersetzungen weniger konflikthaft zu gestalten. Peerarbeit hat hier eine Brückenfunktion. Sie ist zum einen fest in den Basler UPK verankert, zum anderen kennt sie die Betroffenensicht. Gerade zwischen diesen zwei Perspektiven kann sie vermitteln und so Konflikte im Idealfall vermeiden. Doch sollte Partizipation von Betroffenen weit über Peerarbeit hinausgehen. So ist es wünschenswert, dass Betroffene sich zum Beispiel auch in der Forschung beim Thema Psychiatrie und bei der Frage nach der zukünftigen Psychiatrie aktiv beteiligen. Wie oben erwähnt, fördert die Partizipation dank der Anerkennung als vollwertige Teilnehmende das Empowerment der Betroffenen und dadurch wird mehr erreicht als nur die Abwesenheit von Stigmatisierung.

Offene Türen

Als Betroffener erlebte ich bei meiner zweiten Psychose einen Aufenthalt in einer geschlossenen Abteilung. Da ich selbstgefährdend war, kam ich mit einer fürsorgerischen Unterbringung in die psychiatrische Klinik. In meinem psychotischen Zustand war für mich klar, dass ich den Rest meines Lebens nur noch auf der geschlossenen Abteilung verbringen würde. Der Leidensdruck war deshalb sehr groß und in meiner Not schmiedete ich zunächst Fluchtpläne. Ich hätte mir damals sehr gewünscht, dass mir jemand aus dem Behandlungsteam schon beim Eintritt versichert hätte, dass der Aufenthalt in der Klinik nur temporär wäre und dass ich, nachdem ich nicht mehr selbstgefährdend war, offene Türen haben würde. Zum Glück wurde ich bald auf eine offene Abteilung verlegt. Heute arbeite ich als Peer auf der Akutstation für Psychose und Krisenintervention, wo das Basler Trackkonzept implementiert ist. Ein Prinzip des Konzeptes ist, die Tür, wann immer möglich, offen zu halten. Um zu verstehen, wie wichtig es für Patient*innen ist, dank offener Türen ihre Autonomie wahren zu können, muss man sich zuerst einmal bewusst machen, wie sehr ein Aufenthalt auf einer Akutstation die Autonomie beschränken kann. Der Eintritt in die Klinik in einer Krise bedeutet, dass man sein vertrautes Umfeld verlässt und in ein Setting kommt, in dem vieles vorgegeben ist, wie zum Beispiel die Essenszeiten. Es wird einem manchmal sehr bestimmt nahegelegt, Medikamente zu nehmen. Ebenso einschneidend ist, dass man mit anderen Betroffenen, die selbst in einer akuten Krise sind, zusammenlebt. Die Privatsphäre wird durch oft nicht vorhandene Einzelzimmer sehr eingeschränkt. Gleichzeitig kann man als Betroffener wegen der Krise die Autonomie über sich selbst verlieren, etwa, wenn man imperative Stimmen hört oder unter Zwangsvorstellungen leidet. Es gibt also in der Krise oft einen doppelten Autonomieverlust. Umso wichtiger ist es, dank offener Türen die Bewegungsfreiheit als ein Stück Autonomie zu behalten. Dies wird mir bei meiner Tätigkeit als Peer auch von den anderen Betroffenen versichert.

Psychose und Spiritualität

Das Thema interessiert mich einerseits, da ich am Anfang einer Psychose und auch außerhalb psychotischer Schübe spirituelle Erlebnisse hatte. Sie haben die Sicht auf mein Leben verändert, obwohl ich nicht aktiv in einer Religionsgemeinschaft involviert bin und auch in meinem Alltag keine religiösen Rituale praktiziere. Die spirituellen Erlebnisse sind für mich sinnstiftend, da sie mir das Gefühl geben, von etwas getragen zu werden, und ich daraus ein unbestimmtes Gefühl der Zuversicht und Hoffnung schöpfe.
Allerdings haftet diesen spirituellen Erlebnissen auch etwas Gefährliches an. Denn sie können bei mir Größenideen und andere psychotische Symptome auslösen. Dennoch möchte ich diese spirituellen Momente von allem Pathologischen trennen. Schließlich haben auch Menschen ohne Psychoseerfahrung spirituelle Erlebnisse. Wichtig ist für mich, dass das persönliche Erleben solcher spirituellen Momente nicht zu einer Psychose führt. Sie haben eine große Sogwirkung und man möchte an diesen Momenten festhalten. Bei mir führte gerade dieses Festhalten an den spirituellen Momenten zu Größenideen und anderen psychotischen Symptomen. Für mich stellen sich deshalb zwei Fragen: Erstens, wie entgehe ich der Sogwirkung? Und zweitens, nicht weniger wichtig: Wie gelingt es mir, diese spirituellen Momente sinnvoll und für die anderen Menschen verständlich in mein Leben zu integrieren? Der Sogwirkung des spirituellen Momentes zu entgehen, ist sehr schwierig. Es ist, als ob ich mich im Schlaf aus einem schönen Traum herausreißen will. Im inneren Dialog wiederhole ich dann immer wieder: Komm auf den Boden! Mir hilft dann zudem, mich auf eine konkrete, praktische Arbeit zu fokussieren, z. B. wenn ich zu Hause bin, Haushaltsarbeiten zu erledigen (putzen, Müll leeren, staubsaugen etc.) oder mein Sportzeug zu packen und ins Fitnesscenter zu gehen. Helfen kann auch, zum Telefon zu greifen und einen Termin mit einem Freund oder einer Freundin abzumachen. Entscheidend für mich ist, aus diesem Flow unbedingt herauszukommen, auch wenn es ein sehr schöner

Flow ist. Sinnfindung im Leben gibt es natürlich nicht nur dank spiritueller Momente, sondern auch durch Beziehung, Freundschaft, Arbeit und Hobbys, um nur die vielleicht wichtigsten zu nennen.
Manchmal bleibt Betroffenen die spirituelle Erfahrung als einzige Sinnquelle im Leben. Damit verbunden ist, da ihnen die anderen Sinnquellen oft durch Stigmatisierung verwehrt bleiben, ein Alleinsein mit dieser einzigen Sinnquelle. Man muss wohl sagen, im besten Fall ist es ein Alleinsein, meistens jedoch Einsamkeit. Die Herausforderung als Betroffener ist deshalb, Wege zu finden, die spirituellen Momente so zu schildern, dass sie auch von anderen Menschen als »normal« angesehen werden, und das ist eine äußerst schwierige Aufgabe. Wer sich einmal in solche Beschreibungen von Mystikern vertieft hat, der weiß, wie schwierig es ist, diese spirituellen Momente sprachlich zu fassen, ohne dabei unverständlich zu werden. Gleichzeitig ist das Bedürfnis, sich anderen mitzuteilen, groß, weil die Momente zutiefst sinnstiftend sind. In einer Zeit, in der der Glaube an etwas Göttliches zu einer Option und nicht mehr fester Bestandteil der zwischenmenschlichen Welt geworden ist (Taylor, 2009), ist eine verständliche Beschreibung spiritueller Momente wahrscheinlich noch schwieriger. Mir hat dabei der Hinweis auf solche Momente während einer Meditation geholfen. Denn Meditation ist eine Praxis, die zwar nicht viele Menschen ausüben, die aber von den meisten als sinnvolle Praxis anerkannt wird und die nicht notwendigerweise mit einem Gottesglauben verbunden ist. So gelingt es mir, meine spirituellen Momente den anderen Menschen verständlich zu machen, ohne dabei den Eindruck zu wecken, ich sei verrückt.

Claude Spiller ist Peer des Zentrums für psychotische Erkrankungen der Klinik für Erwachsene der Universitären Psychiatrischen Kliniken in Basel (UPK) und arbeitet bei der Stiftung Profil und in dem Projekt PsyWithUs der Berner Fachhochschule.

Literatur

Stiftung Rheinleben (2023): Meilensteine und Geschichte. https://www.rheinleben.ch/timeline/ (21.07.2025).
Stolz, C., Oster, A., Czernin, K., Baumgartner, J., Junghans, J., Mahler, L. (2024): Alles kann – nichts muss? Genesungsbegleitung (Peer-Support) auf akutpsychiatrischen Stationen. Psychiatrische Praxis, 52 (3/8), 150–157.
Taylor. C. (2009): Ein säkulares Zeitalter. Suhrkamp Verlag.

Trackkonzept Abhängigkeitserkrankungen

Eine ärztliche Perspektive: Wandel stationärer Konzepte im Bereich der Alkoholabhängigkeit

Margit Proescholdt

Die Alkoholabhängigkeit ist eine chronische Erkrankung des Gehirns. Die Erkrankung entwickelt sich über Jahre und wird von Betroffen meist spät oder gar nicht als behandlungsbedürftig erkannt. Sie geht mit komorbiden psychischen Erkrankungen, körperlichen Folgeerkrankungen und sozialen Beeinträchtigungen einher und stellt für die Betroffenen selbst, aber auch für das direkte Umfeld und die Gesellschaft eine erhebliche Belastung dar (Nutt, 2010).

Die Behandlung der Wahl ist die qualifizierte Entzugsbehandlung (Stretter et al., 1995; Schmidt et al., 2006). Diese umfasst über die Entgiftung hinaus Maßnahmen zur körperlichen, psychischen und sozialen Stabilisierung. Insbesondere beinhaltet das Konzept psychotherapeutisch fundierte Interventionen zur Entwicklung von Problembewusstsein, Änderungsbereitschaft und -kompetenz sowie Motivation für eine weiterführende Behandlung. Psychotherapeutische Hauptverfahren sind die motivierende Gesprächsführung sowie die kognitive Verhaltenstherapie, wobei auch andere Verfahren zur Anwendung kommen können.

Das Behandlungskonzept erfordert ein multiprofessionelles Team bestehend aus ärztlichen, psychologischen, sozialarbeiterischen und komplementärmedizinischen Diensten. Die Behandlung erfolgt niederschwellig und personalisiert und orientiert sich an den individuellen Bedürfnissen und Behandlungszielen der Patient*innen. Das Behandlungssetting sollte wenig restriktiv und offen sein.

Hintergründe für den Wandel des stationären Konzeptes im Bereich Alkoholabhängigkeit

In den Universitären Psychiatrischen Kliniken (UPK) Basel erfolgt die Behandlung von Menschen mit einer Alkohol-/Medikamentenabhängigkeit auf der Abteilung U3 im Zentrum für Abhängigkeitserkrankungen. Die Abteilung hat 18 Behandlungsplätze. Das Zentrum ist beteiligt an der psychiatrischen Grundversorgung (Aufnahmepflicht). Eintritte erfolgen daher unabhängig von Schweregrad der Erkrankung, Eintrittsmodus, Behandlungsstatus oder vorliegender Motivation. Bis zum Jahr 2011 wurde Abteilung U3 geschlossen geführt.

Auch damals waren das Konzept der qualifizierten Entzugsbehandlung sowie eine humanistisch geprägte Grundhaltung bereits etabliert, wobei die Behandlung unter geschlossenen Bedingungen primär mit Schutzfunktionen begründet wurde. So sollten die geschlossenen Türen als Barriere bei Intoxikation, Suizidalität, Weglauftendenz, Craving oder fremdaggressivem Verhalten dienen und einen Schutz vor Substanzimport bieten. Obwohl Schutzfunktionen im Einzelfall kurzfristig notwendig sein können, behindern sie bei dauerhafter Anwendung die Entwicklung von Eigenverantwortung und Bewältigungsstrategien (z. B. bei Craving). Darüber hinaus begünstigten die geschlossenen Türen ein hierarchisches Behandlungssetting, gingen mit vermehrten Kontrollen einher und beschränkten die persönliche Freiheit und Autonomie der Patient*innen. Außerdem konnte mangels verfügbarer Alternativen ein zentraler Aspekt der personalisierten Behandlung, nämlich die Wahl einer offen geführten Abteilung, nicht berücksichtigt werden. Somit wurden alle Patient*innen ungeachtet ihres individuellen Bedarfs in einem geschlossenen Setting behandelt. Ferner verursachten die geschlossen Türen vor allem bei Menschen, die notfallmäßig und ggf. gegen ihren Willen in die Behandlung kamen, häufig Ängste und Widerstand und beeinträchtigten die Behandlungsadhärenz sowie die Bereitschaft für weitere Behandlungen.

Auf der Grundlage dieser Überlegungen wurde die Abteilung U3 im Jahr 2011 mit dem Ziel geöffnet, die Behandlung von Menschen mit einer Alkohol- und Medikamentenabhängigkeit qualitativ zu verbessern.

Überarbeitung des Behandlungskonzepts

Während sich die Öffnung der Abteilung U3 komplikationslos gestaltete, erforderte das neue Behandlungssetting eine intensive, evidenzbasierte Überarbeitung und Weiterentwicklung des bisherigen Behandlungskonzeptes auf der Basis psychotherapeutisch fundierter Behandlungsgrundsätze.
Kernelement der konzeptuellen Weiterentwicklung waren Personenzentrierung, Individualisierung und Partizipation. Die Änderungen gingen mit einer Stärkung der psychotherapeutischen Behandlung sowie der Anpassung von Abteilungsregeln und -strukturen einher. Dieser Prozess wurde durch eine kontinuierliche evidenzbasierte Haltungsarbeit sowie Maßnahmen zur Teamentwicklung unterstützt. Beibehalten wurden der primäre Versorgungsauftrag sowie die Niederschwelligkeit des Behandlungsangebotes.

Umsetzung der personenzentrierten Therapie und Stärkung der psychotherapeutischen Behandlung

Das Wesen der Alkoholabhängigkeit wie auch die Aufgabe der Grundversorgung erfordern ein niederschwelliges Angebot mit unterschiedlichen Behandlungsoptionen. Dazu zählen Kriseninterventionen, Konsumstopp, Konsumreduktion und die qualifizierte Entzugsbehandlung. Die Niederschwelligkeit bietet nicht nur allen Betroffenen den Zugang zu einer evidenzbasierten Behandlung ohne motivationsprüfende Schwellen, sondern ermöglicht bei jedem Kontakt Beziehungsaufbau und -pflege, Vermittlung von Krankheitsverständnis sowie Interventionen zur Entwicklung von Änderungsbereitschaft. Im Rahmen der Neuausrichtung wurde das Angebot der qualifizierten Entzugsbehandlung für alle Patient*innen, unabhängig vom Eintrittsmodus, geöffnet, sodass Betroffene sich heute auch im Rahmen eines notfallmäßigen Eintrittes für eine weiterführende Behandlung entscheiden können.
Menschen mit einer Abhängigkeitserkrankung und insbesondere Menschen mit gravierenden Beeinträchtigungen bei Eintritt verfügen oft über eine reduzierte Änderungskompetenz und benötigen häufig eine intensive Betreuung hinsichtlich körperlicher, psychischer, sozialer und suchtspezifischer Anliegen. Hier ist die interdisziplinäre Zusammenarbeit besonders gefordert.
Die Stärkung der personenzentrierten Behandlung ging mit einer zeitlichen und inhaltlichen Intensivierung der Bezugspersonenarbeit sowie der psychotherapeutischen Behandlung im Einzel- und Gruppensetting einher. Insbesondere Beziehungsarbeit und psychotherapeutische Behandlung sind für die

Bewältigung einer Alkoholabhängigkeit elementar. Die intensivierte personenzentrierte Behandlung ermöglicht heute allen Patient*innen eine verstärkte Berücksichtigung der persönlichen Situation sowie ihrer spezifischen Bedürfnisse und insbesondere ihrer Ressourcen. Betroffene profitieren vor allem vom interdisziplinären Behandlungsteam, der individuellen und partizipativen Behandlungsplanung sowie der intensiven Beziehungsarbeit aller Disziplinen. Vor allem die Berücksichtigung und Priorisierung individueller Bedürfnisse und Ressourcen schafft Vertrauen, vermittelt Sicherheit und Geborgenheit und stärkt die Behandlungsadhärenz.

Besonderer Wert wird auch auf eine umfassende und transparente Aufklärung über die Erkrankung, das Behandlungssetting, mögliche Behandlungsangebote, therapeutische Empfehlungen sowie auf den Verzicht auf impliziten oder expliziten Zwang gelegt. Hiermit wird es Patient*innen ermöglicht, Entscheidungen informiert und eigenverantwortlich zu treffen. Auch wenn diese Entscheidungen nicht immer mit den Empfehlungen des Behandlungsteams übereinstimmen, werden sie respektiert, solange sie medizinisch verantwortbar sind. Dies reduziert Widerstand und ermöglicht es Patient*innen, eigene Erfahrungen im Umgang mit ihrer Erkrankung zu machen und eigene Strategien zu entwickeln.

Während die Behandlung weiterhin abstinenzorientiert ist, erfordern sich wandelnde Konsumgewohnheiten (z.B. der gleichzeitige Konsum mehrerer Substanzen) im Einzelfall auch individuellere Lösungen. Dabei wird therapeutisch zieloffen vorgegangen oder ein schadensmindernder Ansatz verfolgt.

Anpassung von Regeln und Strukturen

Bestehende Regeln und Strukturen wurden zugunsten der personenzentrierten und individualisierten Behandlung überarbeitet und insgesamt deutlich reduziert bzw. optimiert.

Konkret wurden im Sinne der Stärkung von Eigenverantwortung und Autonomie routinemäßige Personen- und Gepäckkontrollen eingestellt, Atemalkoholkontrollen auf einmal täglich und Ausgangsbeschränkungen auf medizinische Notwendigkeiten reduziert. Hervorzuheben ist hierbei, dass die Reduktion der Ausgangsbeschränkungen mit einer Abnahme von Behandlungskomplikationen (z.B. entzugsepileptische Anfälle) einherging und die Therapieabbruchrate reduzierte.

Rapportstrukturen wurden gestrafft, um den Austausch auf interdisziplinär notwendige Informationen zu begrenzen. Dies führte zu einer Reduktion

paternalistischer Elemente (»über« Patient*innen reden) und einer Intensivierung der Beziehungsarbeit (»mit« Patient*innen reden).
Das therapeutische Angebot sowie die interdisziplinäre Zusammenarbeit wurden inhaltlich überprüft und optimiert. Hierbei erfolgten zunächst eine vertiefte Auseinandersetzung über die jeweiligen Arbeitsbereiche (»wer macht was«), die Klärung von Kompetenzen und Zuständigkeiten sowie die Optimierung persönlicher Kontakte und Kommunikation. Dies ermöglicht heute ein eigenständiges und eigenverantwortliches Arbeiten der beteiligten Disziplinen und führte zu einer verbesserten Effizienz und Entlastung des Behandlungsteams. Zudem wurden zusätzliche pflegerisch geführte Behandlungsangebote etabliert. Dazu zählen u. a. Achtsamkeit, Meditation, Bodyscan, NADA-Akupunktur und ein Therapieprogramm zur integrierten qualifizierten Akutbehandlung bei Alkohol- und Medikamentenproblemen. Diese Anpassungen ermöglichen heute nicht nur ein reichhaltiges Behandlungsangebot, sondern vor allem auch eine Weiterentwicklung und Befähigung des Behandlungsteams und gehen mit einer vermehrten Zufriedenheit im unmittelbaren Arbeitsumfeld einher.

Evidenzbasierte Haltungsarbeit und Teamentwicklung

Die Haltung der personenzentrierten Behandlung basiert auf Empathie, Akzeptanz, Authentizität, Wertschätzung und Respekt. Diese Qualitäten werden im Behandlungsteam im Rahmen von Rapporten, Supervisionen und Weiterbildungen kontinuierlich gefördert und verstärkt.
Trotz vertieftem Krankheitsverständnis können schwierige Behandlungsverläufe in der Behandlungsrealität herausfordernd sein und im Behandlungsteam zu Anspannung, Frustration und Stresserleben mit Alarmreaktionen und dem Wunsch nach Regeln und umgehender Lösung führen. Insbesondere Konsumereignisse, »therapieschädigendes« Verhalten oder auch mangelnde Therapieteilnahme während der Behandlung verursachen aufseiten des Behandlungsteams häufig Hilflosigkeits- und Ohnmachtserleben.
Diese krankheitsimmanenten Herausforderungen bedürfen einer intensiven therapeutischen Bearbeitung im Rahmen der Bezugspersonenarbeit sowie der psychotherapeutischen Behandlung und sind Kernaufgabe der Therapie. Auf der praktischen Ebene war die zusätzliche Erarbeitung von Maßnahmen in schwierigen Situationen unter der Leitung klinischer Ethiker der Universität Basel besonders hilfreich. Diese beinhalten u. a. Kernteamgespräche zur erneuten Klärung von Behandlungszielen und -möglichkeiten, Ethikkonsultationen in besonders komplexen Situationen sowie Time-out-Regelungen.

Insbesondere Letztere ermöglichen bei anhaltend eingeschränkter Behandlungsadhärenz eine einvernehmliche Behandlungsunterbrechung bei gleichzeitiger Aufrechterhaltung der Beziehung. Besonders unterstützend ist auch die Möglichkeit einer 1:1-Betreuung bei schweren Intoxikationen bzw. Suizidalität. Hierdurch ließen sich Zwangsmaßnahmen (Isolation) und die damit verbundene Traumatisierung von Patient*innen deutlich reduzieren und die Patientenzufriedenheit steigern.
Die konzeptuelle Neuausrichtung wurde ferner durch Maßnahmen zur Teamentwicklung begleitet. Diese beinhalten die Entwicklung und Förderung von Behandlungskompetenzen im Rahmen klinikübergreifender und abteilungsinterner Weiterbildungen und Schulungen (u. a. Antiaggressions- und Deeskalationstraining, motivierende Gesprächsführung, Achtsamkeit etc.). Ein besonderer Fokus liegt auf der Förderung von Eigeninitiative (z. B. Einführung neuer Therapieelemente durch Mitarbeiter*innen) und eigenverantwortlichem Handeln.
Besonders hilfreich war jedoch die Einführung von Achtsamkeit nicht nur als Therapiemodul, sondern vor allem auch als therapeutische Grundhaltung im Behandlungsteam. Achtsamkeit als therapeutische Grundhaltung zielt auf die praktische Anwendung im Behandlungsalltag und wird durch regelmäßige Schulungen, Weiterbildungen sowie Fall- und Teamsupervisionen mit einem Schwerpunkt auf Selbsterfahrung und -reflexion begleitet. Dies hat dazu geführt, dass Alarmreaktionen von den Behandelnden früher und besser erkannt werden, schwierige Situationen besser bewältigt werden können und Stresserleben reduziert wird. Darüber hinaus war die Einführung von Achtsamkeit mit einer Zunahme gegenseitiger Wertschätzung sowie flacheren Hierarchien verbunden.

Ein offener Prozess

Die Öffnung der Abteilung U3 ist ein anhaltender Prozess und zielt auf eine optimierte Behandlung für Menschen mit einer Alkoholabhängigkeit ab. Die Hinwendung zu einer personenzentrierten und verstärkt psychotherapeutisch orientierten Behandlung in einem offenen und wenig restriktivem Setting hat die Behandlungsqualität deutlich verbessert, was sich auch in entsprechenden Patientenzufriedenheitsbefragungen und der Zufriedenheit der Mitarbeiter*innen abbilden lässt.
Elementar im Öffnungsprozess waren die Unterstützung durch die Klinikleitung (1:1-Betreuung, Supervisionen, Weiterbildungen), die Umsetzung

evidenzbasierter Behandlungsgrundsätze, Haltungsarbeit und Teamentwicklung, die interdisziplinäre Zusammenarbeit und insbesondere die Implementierung von Achtsamkeit in der Therapie und als therapeutische Grundhaltung.

Herausfordernd, aber auch bereichernd sind kontinuierliche Anpassungen an alte und neue therapeutische Anforderungen. Dazu zählen z. B. der Umgang mit schweren und chronifizierten Krankheitsverläufen, neu auftretenden Konsumtrends bei den Patient*innen (neue Substanzen und Mehrfachkonsum) sowie die therapeutische Herangehensweise an das Konsumverhalten von Jugendlichen und jungen Erwachsenen.

Dr. Margit Proescholdt ist leitende Ärztin des Zentrums für Abhängigkeitserkrankungen der Klinik für Erwachsene der Universitären Psychiatrischen Kliniken in Basel (UPK).

Literatur

Nutt, D. J., King, L. A., Phillips, L. D. (2010): Drug harms in the UK: a multicriteria decision analysis. Lancet, 376 (9752), 1558–1565.

Schmidt, L. G., Gastpar, M., Falkai, P., Gaebel, W. (Hrsg.) (2006): Evidenzbasierte Suchtmedizin. Deutscher Ärzte-Verlag.

Stetter, F., Zähres, S., Batra, A., Mann, K. (1995): Results of integrated inpatient detoxification and motivation treatment of alcohol dependent patients. Psychiatrische Praxis, 22 (5), 189–192.

Eine pflegerische Perspektive: Konzept der offenen Akutstation im Abhängigkeitsbereich

Katja Jermann

Die Arbeit auf einer offen geführten Akutstation für Menschen mit Substanzgebrauchsstörungen ist für Pflegefachpersonen besonders herausfordernd, bietet ihnen aber auch Chancen. Seit 2013 setzen wir im Zentrum für Abhängigkeitserkrankungen das Konzept »Open Doors« um. Die Türen bleiben geöffnet, solange keine akute Selbst- oder Fremdgefährdung besteht. Unsere Überzeugung: Beziehungen auf Augenhöhe fördern den Behandlungserfolg mehr als Kontrolle durch geschlossene Türen.
In diesem Beitrag wird unser Behandlungskonzept vorgestellt, das auf einer werteorientierten Haltung, einer engen interprofessionellen Zusammenarbeit und einer Bezugspflege basiert, die den Fokus auf Beziehung und Selbstverantwortung legt. Anhand eines Praxisbeispiels wird gezeigt, wie das Open-Doors-Konzept Pflegefachpersonen dabei unterstützt, trotz hoher Anforderungen tragfähige Beziehungen zu gestalten, Rückfälle nicht zu stigmatisieren und eine patientenzentrierte Versorgung im offenen Setting zu realisieren.

Behandlungskonzept und Alltag auf der Akutstation

Auf unserer Akutstation behandeln wir erwachsene Patient*innen im Alter von 18 bis 65 Jahren mit unterschiedlichen Substanzgebrauchsstörungen, häufig in Kombination mit komplexen Begleiterkrankungen. Je nach individuellem Behandlungsziel führen wir qualifizierte Entzugsbehandlungen durch, unterstützen die Konsumreduktion, stabilisieren die psychische und körperliche Gesundheit und begleiten unsere Patient*innen bei sozialen Herausforderungen. Dabei stehen die Individualität der Patient*innen und die Förderung ihrer Eigenverantwortung im Mittelpunkt.
Die Station bietet 18 Behandlungsplätze, verteilt auf acht Zweibettzimmer und zwei Isolationszimmer. Wir gestalten eine strukturierte und zugleich offene Umgebung, in der sich die Patient*innen orientieren und entfalten können. Eine gut sichtbare Beschilderung an der Eingangstür zeigt den jeweiligen Türstatus an. Durchschnittlich bleibt die Station an rund 60 % der Tage geöffnet.

Im Eingangsbereich informiert ein Poster über das Behandlungskonzept sowie über Regelungen zu Konsum, Ausgängen, Besuchen und therapeutischen Angeboten. Die räumliche Infrastruktur mit Innenhof, Patient*innenküche, Aufenthaltsraum, Therapiezimmer und Stationsbüro unterstützt Eigenverantwortung, Rückzugsmöglichkeiten und soziale Interaktionen.
Bei akuter Selbst- oder Fremdgefährdung schließen wir die Stationstür vorübergehend. Über die Wiederöffnung entscheidet das interprofessionelle Team gemeinsam. Die Pflegefachpersonen bringen dabei aktiv ihr Beziehungswissen und ihre Beobachtungen ein. Wir informieren die Patient*innen transparent und beziehen sie, soweit möglich, in die Entscheidungsprozesse mit ein.
Ein interprofessionelles Team aus Ärzt*innen, Pflegefachpersonen, Peer-Support-Worker*innen, Psycholog*innen, Sozialarbeitenden sowie Ergo-, Sport- und Physiotherapeut*innen gewährleistet eine umfassende, recoveryorientierte Behandlung. Die Ausbildung von Lernenden und Studierenden ist uns wichtig, erfolgt praxisnah und legt besonderen Wert auf professionelle Beziehungsgestaltung im offenen Setting.

Pflegerische Haltung im Umgang mit Substanzgebrauchsstörungen

Unsere pflegerische Haltung zeigt sich im direkten Kontakt mit Patient*innen, im Umgang mit Krisen sowie im Arbeitsalltag. Sie basiert auf humanistischen Werten. Wir betrachten jede Person als einzigartig, mit individuellen Ressourcen und Veränderungspotenzial, unabhängig von ihrer Lebenssituation oder ihrem Konsumverhalten. Auch unfreiwillig zugewiesenen Patient*innen begegnen wir mit der Grundannahme, dass sie ihre Lebensumstände verbessern möchten.
Wir verstehen Substanzgebrauchsstörungen als behandelbare, hirnorganisch begründete Erkrankungen (Volkow et al., 2016). Unsere Arbeit endet nicht mit dem körperlichen Entzug. Wir stärken die Motivation, fördern die Lebensqualität und entwickeln gemeinsam mit den Patient*innen Ziele für ihren stationären Aufenthalt. Wo eine gemeinsame Zieldefinition nicht möglich ist, übernimmt das interprofessionelle Team diese Aufgabe.
Konsumrückfälle betrachten wir nicht als Scheitern, sondern als Teil des Krankheitsverlaufs (DGPPN, 2020). Wir greifen sie offen auf, reflektieren sie gemeinsam und nutzen sie therapeutisch. Ein Konsumrückfall führt nicht automatisch zum Abbruch der Therapie. Das offene Setting schafft Raum, um Konsumereignisse frühzeitig und ohne Stigmatisierung anzusprechen.

Diese Transparenz stärkt das Vertrauen und unterstützt nachhaltige Veränderungen.
Wir legen großen Wert auf inklusive Sprache. Wir sprechen von Menschen mit Substanzgebrauchsstörung, nicht von »Süchtigen«. Durch diese bewusste Wortwahl wird den Betroffenen Würde verliehen und die Basis für eine respektvolle, tragfähige Beziehung geschaffen (Deutsche Aidshilfe, 2023).

Bezugspflege auf der Akutstation

Unsere Pflegefachpersonen gestalten die Bezugspflege aktiv und tragen damit wesentlich zur Qualität der stationären Behandlung bei. Durch unsere kontinuierliche Präsenz auf der Station schaffen wir einen sicheren, respektvollen Rahmen, in dem Patient*innen Selbstverantwortung entwickeln und übernehmen können (DFPP, 2021).
In der Regel begleiten unsere Pflegefachpersonen bis zu vier Patient*innen vom Eintritt bis zum Austritt gleichzeitig. Die durchschnittliche Aufenthaltsdauer auf der Akutstation beträgt dabei etwa 15 Tage. Wir unterstützen sie bei der Zielformulierung, bei Entscheidungsprozessen und bei der Umsetzung individueller Lösungswege. Zudem koordinieren wir pflegerische Maßnahmen im interprofessionellen Team, stimmen uns mit externen Stellen wie Langzeittherapien, Wohneinrichtungen oder ambulanten Angeboten ab, begleiten Entzugsprozesse und fördern die Zielverfolgung.
Reflexion ist fest in der pflegerischen Praxis verankert, sei es in Supervisionen, Fallbesprechungen oder Weiterbildungen wie CAS Suchtarbeit, motivierende Gesprächsführung, Aggressions- und Deeskalationsmanagement oder Notfallschulungen. Neue Erkenntnisse zu Substanzen und Behandlungsmethoden integrieren wir laufend in den Pflegealltag.
Wir arbeiten eng mit Ärzt*innen, Psycholog*innen, Sozialarbeitenden und Peer-Support-Worker*innen zusammen. Durch tägliche »Huddles«, interdisziplinäre Rapporte, Supervisionen und ethische Konsile sichern wir eine abgestimmte, qualitativ hochwertige Behandlung. Pflegefachpersonen leisten durch ihre Nähe zu den Patient*innen und ihr Beziehungswissen einen unverzichtbaren Beitrag zum Behandlungserfolg.

Auswirkungen gelebter Offenheit im Pflegealltag

Allein durch offene Stationstüren verändert sich die Behandlung noch nicht. Doch in Verbindung mit einer tragfähigen pflegerischen Haltung entfaltet das Konzept »Open Doors« seine Wirkung. Im Alltag zeigt sich, was dieses Modell konkret möglich macht:

- Stabilisierende Beziehungen: Die Pflege wird in herausfordernden Situationen als präsent, vertrauensvoll und unterstützend erlebt.
- Individuelle Förderung: Patient*innen erfahren sich als aktive Gestalter*innen ihrer Gesundheit.
- Frühzeitige Intervention: Konsumrückfälle können ohne Stigmatisierung angesprochen und therapeutisch integriert werden.
- Starke Teamarbeit: Interprofessionelle Entscheidungen entlasten Pflegefachpersonen und stärken deren Fachlichkeit.
- Lern- und Entwicklungskultur: Reflexion, Fortbildung und Weiterentwicklung prägen die pflegerische Praxis.

Beziehung statt Kontrolle

» Das Konzept ›Open Doors‹ ist für mich als Pflegefachperson mehr als nur ein Modell – es ist eine lebendige Haltung, die mich täglich dazu anregt, die Balance zwischen Offenheit und professionellen Grenzen zu finden. Besonders wertvoll ist es, in einem offenen Abteilungssetting eine vertrauensvolle Beziehung zu den Patientinnen und Patienten aufbauen zu dürfen. Es ist eine ständige Herausforderung, auf die unterschiedlichen Bedürfnisse und Lebensrealitäten der Patientinnen und Patienten einzugehen, während gleichzeitig die Qualität der Pflege und die Sicherheit gewährleistet bleiben müssen. In stressigen Situationen, wenn die Zeit knapp und die Anforderungen hoch sind, wird mir bewusst, wie wichtig es ist, trotz äußerer Hektik reflektiert zu bleiben, um das Open-Doors-Konzept auch in schwierigen Momenten aufrechtzuerhalten. « *Pflegefachperson, offene Akutstation im Zentrum für Abhängigkeitserkrankungen*

Mit dem Konzept der offenen Akutstation rücken wir Verantwortung, Selbstbestimmung und Beziehung in den Mittelpunkt unseres pflegerischen Handelns. Unsere Pflegefachpersonen erleben sich dabei nicht primär als Kontrollinstanz, sondern als präsente, zugewandte Begleitung in krisenhaften Lebenssituationen. Gerade im Umgang mit Konsumrückfällen zeigt sich, dass Vertrauen in die Entwicklung der Patient*innen nachhaltiger wirkt als Sanktionen oder

Ausschlüsse. Diese offene Haltung erfordert fachliche Kompetenz, aber auch den Mut zur Beziehung und zur eigenen Reflexion. So leistet die Pflege einen wesentlichen Beitrag zu einer Psychiatrie, die sich an Recovery, Empowerment und gemeinsamer Weiterentwicklung orientiert.

Katja Jermann ist Pflegeleitung des Zentrums für Abhängigkeitserkrankungen der Klinik für Erwachsene der Universitären Psychiatrischen Kliniken in Basel (UPK).

Literatur

Deutsche Aidshilfe (2023): Drogensprache. Eine Einladung zum Gespräch. 2. Auflage.
Deutsche Fachgesellschaft Psychiatrische Pflege (DFPP) (2021): Primary Nursing/Bezugspflege. Positionspapier der DFPP.
Volkow, N. D., Koob, G. F., McLellan, A. T. (2016): Neurobiologic advances from the brain disease model of addiction. The New England Journal of Medicine, 374 (4), 363–371.
Deutsche Gesellschaft für Psychiatrie und Psychotherapie, Psychosomatik und Nervenheilkunde (DGPPN) (2020): S3-Leitlinie: Screening, Diagnose und Behandlung alkoholbezogener Störungen. Kurzfassung, Version 2020.

Eine psychologische Perspektive: Vom Harm-Reduction-Konzept zur patientenorientierten Suchttherapie

Kenneth M. Dürsteler

Der folgende Beitrag soll einen Denkanstoß zur patientenorientierten Suchttherapie aus psychologischer Sicht geben. Ausgehend von der Abstinenz als Königsweg in der Behandlung von Substanzkonsumstörungen soll der Einfluss des Harm-Reduction-Ansatzes auf die therapeutische Haltung und

Beziehungsgestaltung nachgezeichnet werden. Zudem werden patientenorientierte Strategien und Interventionen für im Suchtbereich tätige Personen dargelegt.

Abstinenzparadigma

Jahrzehntelang dominierte das Abstinenzparadigma die Behandlung von Substanzkonsumstörungen, verbunden mit der Vorstellung, dass Abstinenz das einzig erstrebenswerte Ziel in der Suchttherapie sei. Menschen, die nicht in der Lage oder nicht willens waren, ihren Substanzkonsum einzustellen, war der Zugang zur Behandlung damit entweder verwehrt oder sie mussten sich der Abstinenzforderung unterwerfen. Die therapeutische Hilfestellung erfolgte denn auch in vielen Fällen gegen den Willen, aber für das vermeintliche Wohl der betroffenen Person. Dies war gleichbedeutend mit einer Subjekt-Objekt-Asymmetrie in der therapeutischen Haltung und Beziehungsgestaltung. Es wurde von oben herab bestimmt, was für Personen mit Substanzkonsumstörungen gut sein sollte, ohne Rücksicht auf deren Selbstbestimmungsrecht, deren Bedürfnisse und Präferenzen.
Die Forderung nach Abstinenzbereitschaft oder gar Abstinenz als Bedingung für eine Behandlung ist für viele Menschen mit Substanzkonsumstörungen ein situativ unrealistisches und viel zu hoch gestecktes Therapieprinzip. So bestand zu Beginn der 2000er-Jahre in Europa bei Alkoholkonsumstörungen eine Behandlungslücke von über 92 % (Kohn et al., 2004). Zum begrenzten Stellenwert bei der Erreichung der Zielgruppen gesellten sich hohe Abbruchs- und Rückfallquoten vor und nach Therapieende. Die Behandlung erfolgte zudem oftmals viel zu spät, erst wenn sich die Störung bereits chronifiziert hatte und schwerwiegende negative Folgen aufgetreten waren (Kwiatkowski et al., 2000), und erst viel später als bei anderen Erkrankungen wie z. B. Depressionen (Kohn et al., 2004). Vor diesem Hintergrund kamen die Autor*innen der international stark beachteten Therapierichtlinie des National Institute for Health and Care Excellence (NICE, 2011) zu dem Schluss, auch die Reduktion der Trinkmengen als zumindest intermediäres Therapieziel für Menschen mit Alkoholkonsumstörungen anzuerkennen, ein Standpunkt, den auch die European Medicines Agency vertritt. Nach intensiver Diskussion schloss sich die Konsensusgruppe der S3-Leitlinie »Alkohol« einstimmig diesem Vorschlag an.
Dennoch halten viele Institutionen weiterhin am alleinigen Therapieziel der Abstinenz fest und noch immer führt eine Fortführung oder Wiederaufnahme des Substanzkonsums bei gewissen Therapieangeboten zum Ausschluss.

Dies widerspricht der Charakterisierung der Internationalen Klassifikation psychischer Störungen (Weltgesundheitsorganisation, 1991), wonach es sich bei Abhängigkeiten um eine Gruppe von Phänomenen handelt, bei denen der Konsum einer Substanz Vorrang gegenüber anderen, früher höher bewerteten Verhaltensweisen habe, verbunden mit einem zeitweise übermächtigen Konsumverlangen und verminderter Kontrollfähigkeit bezüglich des Substanzkonsums: »Doch dann wird im Handumdrehen von den Kranken verlangt, dass sie auf ihre krankhaften Handlungen und Haltungen willentlich verzichten, um allein so den Vorteilen der angebotenen Behandlung teilhaftig zu werden.« (Wurmser, 1990, S. 765)

Behandelt man eine psychische Störung mittels Psychotherapie, gelten deren allgemeinen Ziele. Die Formulierung solcher Ziele mag je nach Therapieschule unterschiedlich ausfallen, Abstinenz zählt aber nicht per se dazu. Ziele könnten u. a. die Verbesserung des subjektiven Befindens, eine Reduktion der psychischen Symptomlast oder die Verbesserung der Selbstkontrollfähigkeit im Umgang mit dem Substanzkonsum sein. Die Forderung von Abstinenz als Voraussetzung für eine Behandlung ist also kein Ziel, sondern vielmehr ein Mittel der Therapie mit eigener Zielsetzung. Diese Art des therapeutischen Vorgehens gibt es bei keiner anderen Störung und es lässt sich kaum nach dem Phasenmodell psychotherapeutischer Veränderungen zur Therapieerfolgsbewertung einordnen (Howard et al., 1993). Hier wird der Behandlungsprozess in drei Phasen unterteilt: Verbesserung subjektiven Wohlbefindens durch eine positiv besetzte therapeutische Beziehung (Legitimation), Rückgang der Symptomatik durch therapeutische Interventionen (Remediation) und Verbesserung bzw. Wiederherstellung der allgemeinen Funktionsfähigkeit (Rehabilitation). Abstinenz als Vorgabe für eine Therapie kann kaum zielführend sein, wenn die biopsychosozialen Voraussetzungen dafür aufgrund der bestehenden Störung gar nicht gegeben sind.

Dies offenbarte sich auch zu Zeiten der Heroinkrise in den 1980er- und 90er-Jahren, als nur eine Minderheit der Menschen mit einer Heroinabhängigkeit vom abstinenzorientierten Behandlungssystem erreicht wurde. Die offenen Drogenszenen in europäischen Städten führten zu einer überdeutlichen Sichtbarkeit der gesundheitlichen und sozialen Folgen einer verelendenden Szene. Exemplarisch dafür stand der Platzspitz in Zürich, der international als »Needle Park« für Schlagzeilen sorgte. Die HIV-Epidemie unter den intravenös konsumierenden Menschen erzeugte dabei zusätzlich enormen Handlungsdruck. Es waren pragmatische und wirksame Lösungsansätze gefragt, wofür sich Maßnahmen der Schadensminderung anboten.

Harm Reduction (Schadensminderung)

Ausgehend von der Release-Bewegung in den 1960er- und 70er-Jahren beschränkte sich die Schadensminderung in den frühen Jahren auf lokale Initiativen, die von Konsumierenden psychotroper Substanzen und Streetworker*innen ausgingen. Ziel war es, die negativen Folgen und Schäden durch den Substanzkonsum zu reduzieren. Man betrachtete diese Maßnahmen als demokratische Pflichten, insbesondere in Bezug auf das Recht auf Leben und das Recht auf Gesundheit. So entstand das Konzept der Harm Reduction, ein pragmatischer, humanistischer Ansatz, der auf Freiwilligkeit, individueller Lebensrealität und Akzeptanz aufbaut. Laut der Harm Reduction International Association (2010, S. 1) bezieht sich Schadensminderung »auf Methoden, Programme und Praktiken, die darauf abzielen, die individuellen und gesellschaftlichen Schäden des Gebrauchs von psychoaktiven Drogen von Menschen zu reduzieren, die nicht in der Lage oder nicht willens sind, deren Gebrauch einzustellen. Die Hauptmerkmale des Harm-Reduction-Ansatzes sind auf die Vermeidung gesundheitlicher Schäden der Drogeneinnahme gerichtet – im Gegensatz zu einer Verhinderung des Drogenkonsums an sich – und der Fokus liegt auf Menschen, die weiterhin Drogen nehmen.« Mit seinen Prinzipien und Methoden lässt sich der Ansatz als Gegenentwurf zum paternalistisch geprägten Konzept der abstinenzfordernden Suchthilfe verstehen. Das Konzept hat sich vor allem im Kontext vielfältiger Angebote für Konsumierende psychotroper Substanzen etabliert, z. B. in Form von Safer-Use-Maßnahmen (Spritzentausch, Ausgabe steriler Konsumutensilien, Drug Checking, Take-Home-Naloxon-Schulungen etc.), Konsumräumen zum sicheren Konsum unter Aufsicht, niedrigschwelliger Beratung und Hilfe ohne Vorbedingungen und Zwang oder sozialer Unterstützung im Rahmen von Wohnprojekten und Beschäftigungsmaßnahmen.

Obwohl die Schadensminderung als Konzept im Suchtbereich mittlerweile fest verankert ist, bestehen definitorisch viele Überschneidungen mit dem Ansatz der Prävention einerseits und dem der Behandlung andererseits. Den Ausgangspunkt bildet, wie bei der Behandlung, ein bestehendes Problem (Substanzkonsum), der Hauptfokus der Schadensminderung liegt jedoch wie bei der Prävention auf den Folgeproblemen, die das Individuum oder die Gesellschaft betreffen könnten (Hafen, 2019). Behandlung setzt ein, wenn ein Problem bereits aufgetreten ist, wenn die Substanzkonsumstörung also bereits besteht. Die Prävention hat dagegen mit noch nicht vorhandenen Problemen zu tun, bei denen das Risiko besteht, dass sie zukünftig auftreten könnten

(Hafen, 2019). Aus fachlich-theoretischer Perspektive bringt das Konzept der Schadensminderung kaum einen Mehrwert, es trägt eher zur Begriffsverwirrung bei. Allerdings lohnt es sich aus ethisch-praxisbezogener Perspektive, das Konzept als Grundhaltung zu verstehen, die sowohl in der Prävention als auch in der Behandlung von Substanzkonsumstörungen von großer Bedeutung ist (Uhl, 2013). Geht man von den Vorstellungen einer auf humanistischen Werten basierenden Gesellschaft aus, so entspricht die akzeptierende Haltung der Schadensminderung diesen Werten in hohem Maße. Sie stellt die Eigenverantwortung des Individuums und seine Entscheidung für oder gegen den potenziell schädlichen Substanzkonsum nicht infrage, auch wenn dieser gesellschaftlich als Problem gilt. Vielmehr versucht sie, die negativen Auswirkungen des Substanzkonsums mit ihren Interventionen im Sinne der Prävention so weit als möglich zu reduzieren. Gleichzeitig bezweifelt sie nicht, dass es Behandlungsangebote geben muss, die Personen dabei unterstützen, ihren Substanzkonsum zu verändern, wenn sie dies möchten. Es ist aber nicht Aufgabe der Schadensminderung selbst, diese Angebote bereitzustellen, dies obliegt den Therapieeinrichtungen mit ihren therapeutischen Angeboten.

Patientenorientierte Suchttherapie

Nach dem Prinzip der Harm Reduction, Gesundheit, Würde und Lebensqualität zu fördern, ohne Verhaltensänderungen vorauszusetzen, bietet sich eine patientenorientierte Suchttherapie am besten in einem Zentrum mit einer integrativen Gesundheitsversorgung durch ein multiprofessionelles, interdisziplinär zusammenarbeitendes Behandlungsteam an. Sie sollte, wenn keine schwerwiegenden Gründe dagegensprechen (z. B. akute Suizidalität, Fremdgefährdung), freiwillig, niederschwellig und im am wenigsten einschränkenden Setting erfolgen. Voraussetzung für eine Erfolg versprechende therapeutische Herangehensweise bei Patient*innen mit Substanzstörungen ist eine partnerschaftliche, respektvolle, wohlwollende, nicht wertende, aber wertschätzende und empathische Haltung, die den Leidensdruck der Patient*innen versteht und akzeptiert und ihnen echtes Interesse für die Lösung ihrer Anliegen und Probleme vermittelt. Zu Beginn der Behandlung ist es für die therapeutische Beziehungsgestaltung wichtig, sich therapeutisch komplementär zu den interaktionellen Bedürfnissen der Patient*innen zu verhalten und sich genug Zeit zu nehmen, um ihre Bedürfnisse und Probleme zu verstehen. Es geht darum, die Sichtweise und das Erleben der Patient*innen in den Mittelpunkt zu stellen – also patientennah und -orientiert hinsichtlich der Ziele und ihrer

Erreichbarkeit zu sein. Eine Atmosphäre beidseitigen Vertrauens ist für den Erfolg jeder therapeutischen Intervention unabdingbar (Norcross & Wampold, 2011).

Dabei sollte sich die Therapie von Beginn an an den aktuellen Bedürfnissen und Präferenzen der Patient*innen orientieren und der Behandlungsfokus sollte zumindest bei Personen ohne Abstinenzwunsch zunächst auf die Schadensminderung gelegt werden (McCarty et al., 2009). Therapeutische Interventionen, die mit dem Substanzkonsum assoziierte Risiken reduzieren, sollten also prioritär erfolgen. Für viele Personen mit einer Substanzkonsumstörung ist eine dauerhafte Abstinenz als Therapieziel unrealistisch und manchen von ihnen werden erst nach jahrelanger Behandlung und der damit einhergehenden gefestigten therapeutischen Beziehung für weiterführende therapeutische Maßnahmen zugänglich.

Das therapeutische Setting soll Patient*innen ein offenes, ungezwungenes Sprechen über ihr Konsumverhalten ermöglichen, u. a. auch um ihre Konsumkompetenz und einen positiven Umgang mit Risiken zu fördern. Daher gilt es, jede Intervention hinsichtlich möglicher Auswirkungen auf die Beziehungsallianz und das Arbeitsbündnis mit den Patient*innen zu hinterfragen. Die therapeutische Beziehung sollte so gestaltet werden, dass sich die Patient*innen als gleichberechtigtes Gegenüber mit Mitbestimmungsrecht und Wahlfreiheit wahrnehmen können. Auf Restriktionen ist zu verzichten. Eine restriktionsfreie Therapie ist sinnvoll und fördert in besonderem Maße die positive Beziehungsgestaltung und den Therapieprozess, indem Patient*innen sich schnell öffnen können, an der Therapie partizipieren und selbstwirksam werden.

»Wirksam« Therapierende zeigen im Vergleich zu weniger »wirksamen« insgesamt mehr positive und weniger negative Verhaltensweisen (Asay & Lambert, 2001, S. 55). Zu den positiven zählen beispielsweise Wärme, Anteilnahme, Verständnis, Zuspruch und Bestätigung. Die Therapierenden sollen den Patient*innen vermitteln, dass sie ihr Bestes zu geben suchen, ohne die Patient*innen zu etwas zu drängen. Selbst in heiklen Momenten gilt es, ihnen gegenüber akzeptierend, zugewandt und empathisch zu bleiben, ohne dass sie die Verantwortung für das Handeln der Patient*innen übernehmen. Therapierende sollen sich in ihrem Handeln ihrer Vorbildfunktion jederzeit bewusst sein und sich dementsprechend verhalten. Hierbei gilt es, die eigene Haltung immer wieder zu reflektieren und eine entstigmatisierende Sprache zu verwenden.

Stets an der Lebenswelt der Patient*innen orientiert, soll in der Behandlung gemeinsam nach Wegen und Lösungen gesucht werden. Dabei ist es wichtig, die individuellen Möglichkeiten, Präferenzen und Ressourcen der Patient*innen zu berücksichtigen und gemeinsam Maßnahmen auszuwählen, die realistische Zielsetzungen verfolgen. Hierbei stehen die selbst benannten Ziele der Patient*innen im Mittelpunkt der Interventionen. Laut einer Untersuchung des National Peer Council (2021) schätzen Betroffene selbst die folgenden Ziele als am wichtigsten ein: am Leben bleiben, Lebensqualität verbessern, Substanzkonsum reduzieren, psychische Gesundheit verbessern, Grundbedürfnisse befriedigen, Selbstwirksamkeit steigern, Zugang zu Unterstützungsdiensten verbessern. Aus therapeutischer Sicht besteht ein übergeordnetes Ziel darin, die Patient*innen in ihrer Selbstwirksamkeit zu stärken, damit sie eigenständig Probleme lösen und Krisen bewältigen können.

Es obliegt den Therapierenden, den Patient*innen das nötige Wissen über die Behandlungsoptionen zu den vorgebrachten Problemlagen verständlich zu vermitteln, Angebote zu unterbreiten und mögliche Alternativen aufzuzeigen. Eine umfassende Aufklärung der Patient*innen über die verschiedenen Therapieangebote, deren Wirkweise und über die Zugangswege zu den speziellen Angeboten ist elementar. Die Entscheidung für oder gegen ein Angebot liegt jedoch immer bei den Patient*innen, am besten nach gemeinsamem Abwägen des Für und Widers. Wie bei allen anderen Patient*innen gilt es bei der Therapie von Personen mit Substanzkonsumstörungen, deren subjektive Theorie über ihre Erkrankung und ihre Lebensbezüge zu erfragen und in die Behandlung bzw. Therapieoptionen einzubeziehen (Norcross & Wampold, 2011).

Konfrontative und belehrende Interventionen sind in jedem Fall zu vermeiden. Sie erzeugen ein hohes Maß an Widerstand, gefährden dadurch die therapeutische Beziehung und wirken sich negativ auf den Behandlungsverlauf aus (Miller et al., 2003; Norcross & Wampold, 2011). Die bestgeeignete Grundlage für die Gesprächsführung und Förderung intrinsischer Motivation bieten die Grundsätze und Techniken der motivierenden Gesprächsführung (Miller & Rollnick, 2015). Die Verbesserung der Motivationslage kann neben der Recoveryorientierung als wichtiges Teilziel der Therapie angesehen werden, wobei die momentanen Beweggründe der jeweiligen Patientin bzw. des jeweiligen Patienten als Ausgangspunkt für die Behandlung dienen. So individuell jeder Gesundungsweg ist, so unterschiedlich sind auch die Anforderungen an die Therapierenden. Es geht darum, die Patient*innen zu ermutigen, ihre eigenen Fähigkeiten und Ressourcen zu entdecken und aktiv an ihrem Weg zur Genesung mitzuwirken. Mittels supportiver Interventionen können die Therapierenden ihren Patient*innen das Gefühl vermitteln, verstanden, akzeptiert und wertgeschätzt zu werden; darüber hinaus demonstrieren sie so, dass sie die Patient*innen beim Erreichen ihrer eigenen Therapieziele unterstützen wollen und werden (Luborsky, 1984). Es lohnt sich, den Patient*innen Rückmeldung über erzielte Fortschritte zu geben. Indem die Therapierenden das gemeinsame Arbeiten an den Zielsetzungen unterstreichen, fördern sie das »Wirbündnis« (Luborsky, 1984). Dieses Vorgehen basiert auf einer recoveryorientierten Ressourcenaktivierung und umfasst Strategien und Maßnahmen, mittels derer Patient*innen in die Lage versetzt werden sollen, ihre Belange zu erkennen, zu vertreten und zu gestalten. Ihre Ressourcen sollen ihnen dabei helfen, wieder ein selbstbestimmtes und unabhängiges Leben zu führen.

Ressourcenförderung auch bei Rückfällen

Die Behandlung von Menschen mit Substanzkonsumstörungen hat sich in den letzten Jahren, mitunter auch dank der Harm-Reduction-Bewegung, deutlich zum Besseren gewendet. Viele aktuelle Entwicklungen in der Therapie gehen in die Richtung von Wertschätzung und »Empowerment« im Sinne von Ressourcenförderung, Motivation und Partizipation. Dazu gehören beispielsweise eine individualisierte Therapieplanung, ein therapeutischer Umgang mit den Patient*innen auf der Grundlage motivierender Gesprächsführung und eine informierte und partizipative Gestaltung des Ziel- und Behandlungsprozesses. Diese schließt selbstverständlich die therapeutische Arbeit nach einer Wiederaufnahme früherer Substanzkonsummuster während der Behandlung ein. Denn nach dem Krankheitskonzept für Substanzkonsumstörungen gehören »Rückfälle« dazu.

Dr. phil. Kenneth Dürsteler ist leitender Psychologe des Zentrums für Abhängigkeitserkrankungen der Klinik für Erwachsene der Universitären Psychiatrischen Kliniken in Basel (UPK).

Literatur

Asay, T. P., Lambert, M. J. (2001): Empirische Argumente für die allen Therapien gemeinsamen Faktoren: Quantitative Ergebnisse. In Hubble, M. A. Duncan, B. L.; Miller, S. D. (Hrsg.): So wirkt Psychotherapie. Empirische Ergebnisse und praktische Folgerungen. Modernes Lernen.

Hafen, M. (2019). Schadensminderung zwischen Prävention und Behandlung. SuchtMagazin, 45 (6), 4–9.

Howard, K. I., Lueger, R. J., Maling, M. S., Martinovich, Z. (1993): A phase model of psychotherapy outcome: causal mediation of change. In: Journal of Consulting and Clinical Psychology, 61 (4), 678–685. https://doi.org/10.1037//0022-006x.61.4.678

International Harm Reduction Association (2010): Was ist Harm Reduction. https://www.hri.global/files/2010/06/01/Briefing_What_is_HR_German.pdf (11.12.2025.).

Kwiatkowski C. F., Booth R. E., Lloyd L. V. (2000): The effects of offering free treatment to street-recruited opioid injectors. Addiction, 95:697-704.

Kohn, R., Saxena, S., Levav, I., Saraceno, B. (2004): The treatment gap in mental health care. Bulletin of the World Health Organization, 82 (11), 858–866.

Luborsky, L. (1984): Principles of Psychoanalytic Psychotherapy: A Manual for Supportive-Expressive Treatment. Basic Books.

McCarty, D., Gustafson, D., Capoccia, V. A., Cotter, F. (2009): Improving care for the treatment of alcohol and drug disorders. Journal of Behavioral Health Services and Research, 36 (1), 52–60.

Miller, W. R., Rollnick, S. (2017): Motivierende Gesprächsführung. 3. überarb. Aufl. Lambertus.

Miller, W. R.; Wilbourne, P. L.; Hettema, J. E. (2003): What works? A summary of alcohol treatment outcome research. In: Hester, R. K.; Miller, W. R. (Hrsg.), In: Handbook of alcoholism treatment approaches: Effective alternatives (3 Ed., S. 13–63). Boston, MA: Allyn & Bacon.

National Institute for Health and Clinical Excellence (NICE) (2011): Alcohol-use disorders: diagnosis, assessment and management of harmful drinking and alcohol dependence. CG 115. https://www.nice.org.uk/guidance/ (04.08.2025).

National Peer Council (2021): Peers speak out: Priority Outcomes for Substance Use Treatment and Services. https://communitycatalyst.org/wp-content/uploads/2023/02/ (05.08.2025).

Norcross, J. C., Wampold, B. E. (2011): Evidence-based therapy relationships: research conclusions and clinical practices. Psychotherapy (Chicago, III), 48 (1), 98–102.

Uhl, A. (2013): Österreich: Der Weg zum »erweiterten Suchtwürfel«. Sucht-Magazin, 39 (5), 11–14.

Weltgesundheitsorganisation (Hrsg.) (1991): Internationale Klassifikation psychischer Störungen: ICD-10, Kapitel V (F), klinisch-diagnostische Leitlinien. Verlag Hans Huber.

Wurmser, L. (1990): Buchbesprechung von Fingarette, H.: Heavy drinking. The myth of alcoholism as a disease. University of California Press: 1988. Psyche, 44, 765–770.

Eine Betroffenenperspektive: Schadensminimierung in der ambulanten Heroinabgabe

Uli Muehlan

Als jemand, der Jahrzehnte lang selbst illegalisierte Substanzen konsumiert hat, als Patient der ambulanten Diamorphinbehandlung und heutiger Peermitarbeiter erlebe ich Schadensminimierung, auch Harm Reduction genannt, aus ganz besonderer Perspektive. Ich kenne die Unsicherheit und Scham zu Beginn der Behandlung, aber auch die Erleichterung, wenn man merkt: Hier wird man nicht verurteilt, sondern ernst genommen. Für mich war entscheidend, einen sicheren Rahmen zu haben. Das Diamorphin (medizinisches Heroin) wurde kontrolliert abgegeben, sauber zubereitet – keine Sorge mehr um Beschaffung, verunreinigtes Material oder gefährliche Situationen auf der Straße. Allein diese Sicherheit nahm Druck und schenkte mir Stabilität.

Heute sehe ich dieselbe Wirkung bei den Menschen, die zu uns in die Behandlung kommen. Harm Reduction bedeutet nicht nur, Risiken zu verringern, sondern Beziehungen aufzubauen. Kleine Gesten wie ein ehrlicher Blick oder die Frage »Wie geht's dir heute?« machen oft den entscheidenden Unterschied – besonders für Menschen, die sonst viel Ablehnung erfahren. Nicht alle wollen oder können sofort aufhören. Und das muss niemand. Oft zählen die kleinen Schritte: regelmäßig erscheinen, einen geregelten Tagesablauf entwickeln, wieder Kontakt zum Gesundheitssystem aufnehmen. Entscheidend ist, dass Fortschritte akzeptiert werden – ohne Druck, ohne Urteil. Ich habe selbst erlebt, wie gefährlich Abstinenzdruck sein kann. Nach oft unmenschlichen Entzügen landete ich mehrfach mit Überdosen in der Notaufnahme. Mein Körper war entwöhnt, mein Kopf aber noch auf »früher« eingestellt. Fast hätte mich das

das Leben gekostet – nur weil Abstinenz lange Zeit als einziger »richtiger« Weg galt. Ich bekomme heute noch ein Engegefühl auf der Brust, wenn ich daran denke, wie unzählige Menschen in meinem Freundeskreis starben, weil man ihnen sichere Alternativen verweigerte. Harm Reduction und eine konsumakzeptierende Haltung der Mitarbeitenden retten Leben; Abstinenzdruck aber kann Menschen in lebensgefährliche Situationen treiben. Diamorphinbehandlung rettet Leben, gerade wenn Morphin, Methadon oder Buprenorphin nicht ausreichen. Entscheidend ist, dass die Zugänge niedrigschwellig bleiben und niemand unter Druck gesetzt wird. Es geht nicht um Moral oder Strafe, sondern darum, das Überleben zu sichern und Perspektiven zu eröffnen. Besonders hervorheben möchte ich die große Bandbreite an Behandlungsmöglichkeiten, die es heute gibt – Möglichkeiten, die ich mir für mich selbst früher sehr gewünscht hätte. So können inzwischen auch Patient*innen mit Benzodiazepinabhängigkeit und in Einzelfällen sogar mit Abhängigkeit von Stimulanzien oder Crack medikamentös behandelt werden. Auch in der Diamorphinbehandlung gibt es verschiedene Applikationsformen: intravenös oder intramuskulär, nasal als Spray oder oral als Tabletten – und in bestimmten Fällen sogar mit bis zu zwei Wochen »Take-Home« (Mitgabe der Medikation nach Hause). Für Patient*innen mit schlechten Venen, oft als Folge jahrzehntelangen intravenösen Konsums, biete ich als »Safer Injection Facilitator« Unterstützung mit dem Venenscanner an (siehe Abb. 1 u. 2).

ABBILDUNG 1 Gelungene intravenöse Injektion mit Venenscan

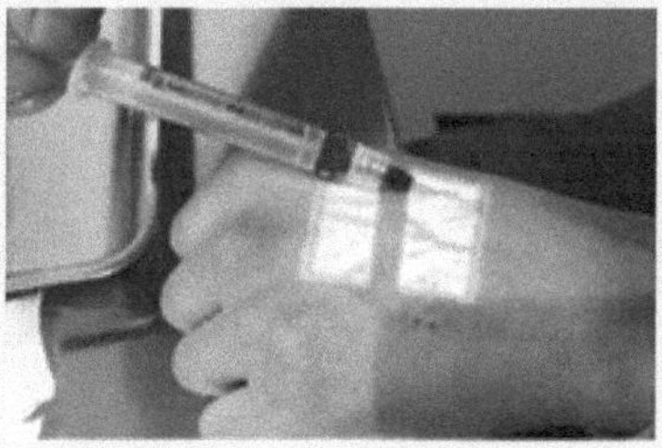

ABBILDUNG 2 Periphere Venen im Venenscan

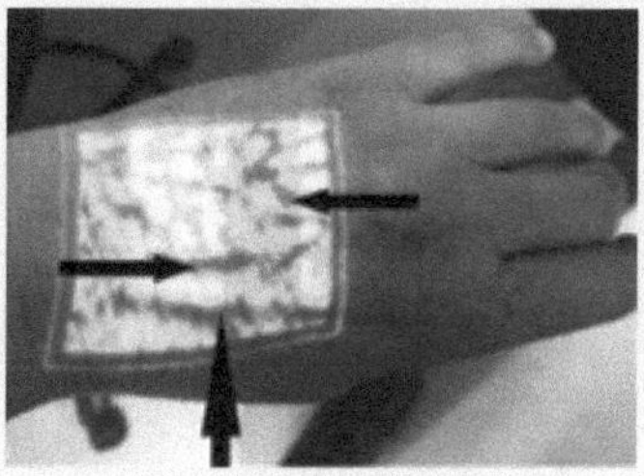

Doch Diamorphinbehandlung als praktische Harm Reduction ist mehr als Substanzabgabe. Es geht um Beziehung, Beratung, praktische Unterstützung oder einfach einen Ort, an dem man durchatmen kann. Als Peermitarbeiter bin ich oft Brücke – zwischen Klient*innen und Team, zwischen Vergangenheit und Zukunft. Wenn ich sage »Ich war da, wo du jetzt bist«, entstehen Vertrauen und Hoffnung. Für mich ist Harm Reduction kein Aufgeben, sondern ein Anfang. Es geht darum, Möglichkeiten, Sicherheit und Würde zu bieten. Ich habe durch die Diamorphinbehandlung Stabilität gefunden, später Abstinenz – und heute darf ich andere auf ihrem Weg begleiten. Das ist die größte Veränderung und das Wertvollste, was mir passieren konnte.

Uli Muehlan ist EX-IN-Genesungsbegleiter des Zentrums für Abhängigkeitserkrankungen der Klinik für Erwachsene der Universitären Psychiatrischen Kliniken in Basel (UPK).

Trackkonzept Alterspsychiatrie

Eine ärztliche Perspektive: Wie sieht ein Trackmodell in der Alterspsychiatrie aus?

Christoph Linnemann

In diesem Kapitel wird die praktische Umsetzung des Trackkonzepts in der Alterspsychiatrie thematisiert. Es wird dargestellt, wie es gelingen kann, ein niedrigschwelliges Setting zu implementieren, damit

- bei älteren Menschen eine richtige Diagnose gestellt wird,
- diese bei jeweiligen Expert*innen diagnosespezifisch behandelt werden,
- Zuständigkeiten geklärt sind und belastende Verlegungen vermieden werden,
- Akutpatient*innen nicht konzentriert, sondern individualisiert behandelt werden,
- eine gesicherte Behandlungskontinuität hergestellt wird, indem tagesklinische und ambulante Strukturen den stationären Einheiten zugeordnet werden sowie
- eine angenehme Atmosphäre für Patient*innen und Mitarbeitende geschaffen wird, in der man sich wohlfühlen und entfalten kann.

Zunächst kommt der richtigen Diagnosestellung in der Alterspsychiatrie eine besondere Bedeutung zu. Die sichere ätiologische Zuordnung und kausale Differenzierung von Symptomen sind bei Menschen im höheren Lebensalter häufig herausfordernd. Dies sei am Symptomkomplex »Antriebslosigkeit, Ängstlichkeit, fehlende körperliche Belastbarkeit, Tagesmüdigkeit und in der Folge Suizidabsichten« erläutert. Diese Symptome können unterschiedlich gedeutet werden: Der ältere Mensch könnte an einer primär psychiatrischen Erkrankung, das heißt einer affektiven Störung im Sinne einer Altersdepression und/oder einer Abhängigkeitserkrankung leiden. Die Symptomatik ist aber grundsätzlich auch mit einer primär somatischen Störung zum Beispiel aus dem kardialen, pulmologischen, endokrinologischen oder hämatologischen Fachgebiet vereinbar. Auch primär neurodegenerative Erkrankungen mit einem kognitiven Abbau im Sinne einer Demenz erklären den Symptomenkomplex. Darüber hinaus können ein altersbedingter physiologischer Abbau von Körperfunktionen, Erfahrungen wie Vereinsamung durch Verlust von Partner*in oder Bekannten oder Wegzug der Kinder sowie fehlende Tagesstrukturen durch Wegfall der Arbeit zum genannten klinischen Bild beitragen. Eine Verschränkung dieser Erklärungsansätze in unterschiedlicher Ausprägung ist nicht selten. Um dem älteren Menschen in dieser Situation diagnostisch gerecht zu werden, ist die Zusammenarbeit zwischen Alterspsychiatrie, Neurologie, innerer Medizin sowie weiteren somatischen Fachgebieten, (Neuro-) Psychologie, Angehörigen und Zuweisern besonders wichtig. Das in der Abbildung im Schlusskapitel dargestellte Klinikkooperationsmodell des Basler Trackkonzepts berücksichtigt diese Aspekte. Die universitäre Alterspsychiatrie in Basel basiert auf der Kooperation zweier selbstständiger Kliniken, um ein innovatives und breit gefächertes Angebot vorzuhalten. Die alterspsychiatrische Versorgung erfolgt an zwei Standorten, dem Zentrum für Alterspsychiatrie der Universitären Psychiatrischen Kliniken (mit den Schwerpunkten affektive Störungen, Abhängigkeitserkrankungen, Psychose und Persönlichkeitsstörungen) und der Alterspsychiatrie der Universitären Altersmedizin Felix-Platter (mit dem Schwerpunkt Demenz und Delir). Der erstgenannte Standort, an dem der Autor angestellt ist, ist in eine auch psychotherapeutisch sehr gut aufgestellte Klinik und Ambulanz eingebettet, der zweitgenannte Standort zeichnet sich durch eine besonders enge Verzahnung mit der Somatik sowie eine große Memory-Klinik aus.

Diagnosespezifische Behandlung durch gute Triage

Die diagnosespezifische Behandlung kann durch eine gute Triage gelingen. Dazu ist ein guter Austausch zwischen den Expert*innen wichtig. Einen wesentlichen Beitrag dazu leistet das gegenseitige Verständnis der Expert*innen für die einzelnen Behandlungsbereiche. Mitarbeitende alterspsychotherapeutisch orientierter Stationen sollten die Möglichkeiten und Grenzen einer auf delirante und verhaltensauffällige demente Patient*innen spezialisierten Abteilung kennen und vice versa, um die Triage bestmöglich umsetzen und mittragen zu können. Auch die somatische Notaufnahme sollte mit den Abläufen (und Limitationen im Hinblick auf somatische Versorgung) alterspsychiatrischer und alterspsychotherapeutischer Abteilungen vertraut

sein. Eine doppelfachärztliche alterspsychiatrische/-psychotherapeutische und neurologische Qualifikation ist in diesem Kontext sicher nicht abträglich. In Basel erfolgt dieser Austausch in regelmäßigen alterspsychiatrischen Triage-Lunch-Veranstaltungen, bei denen Vertreter*innen des Zentrums für Alterspsychiatrie der Universitären Psychiatrischen Kliniken, der Universitären Altersmedizin Felix-Platter-Spital sowie des Universitätsspitals (Notfallstation) interdisziplinär zusammenkommen. Das Veranstaltungsformat ist bewusst ein Lunchtermin mit Catering, was die Attraktivität des Termins und die Möglichkeit der Teilnahme trotz vollem Terminkalender verbessert.
Um die bestmögliche Triage jederzeit (also auch außerhalb regulärer Dienstzeiten nachts und an Wochenenden und Feiertagen) und zeitnah (bei notfallmäßigen Zuweisungen auch innerhalb von Minuten) sicherstellen zu können, besteht ein alterspsychiatrischer Triagetelefondienst, bereitgestellt durch die alterspsychiatrischen Kaderärzte der Universitären Altersmedizin Felix-Platter-Spital und des Zentrums für Alterspsychiatrie der Universitären Psychiatrischen Kliniken. Natürlich gibt es immer wieder einzelne ältere Patient*innen, deren Triage herausfordernd ist, weil sie aufwändig und anspruchsvoll im Hinblick auf die personellen und finanziellen Ressourcen oder auch eine Umgebungsbelastung für die Mitpatient*innen sind, für die man gleichermaßen Verantwortung trägt. In solchen Situationen macht es sich bezahlt, wenn die Vertreter*innen der beiden Standorte kooperativ Situationen lösen.

Verlegungen vermeiden, Behandlungskontinuität gewährleisten

Die genannten Maßnahmen helfen, belastende Verlegungen zu vermeiden. Im höheren Lebensalter begünstigen häufige Umgebungswechsel die Entwicklung eines Delirs. Es wird aber nicht von »Fehltriagen« gesprochen, denn »hinterher ist man häufig schlauer« (will heißen nach mehr Beobachtungszeit und Vorliegen weiterer diagnostischer Ergebnisse), und in bestimmten begründeten Ausnahmefällen sind Wechsel der Abteilung bzw. des Standorts für eine diagnosespezifische Behandlung natürlich sinnvoll. Hier zahlt sich die im vorausgegangenen Absatz dargestellte Zusammenarbeit in der Triage erneut aus.
Darüber hinaus kommt der gesicherten Behandlungskontinuität in der Alterspsychiatrie allgemein eine besondere Bedeutung zu. Die Tatsache, dass das psychologische und medizinische Team sowohl stationär, teilstationär als auch ambulant behandelt, trägt zu dieser Kontinuität bei. Dabei geht es in

der alterspsychiatrischen Ambulanz vor allem auch darum, Patient*innen zu betreuen, die nur schwer niedergelassene Weiterbehandler*innen finden. Das ermöglicht eine gute Entlassplanung und den unkomplizierten Übergang zwischen den Behandlungssettings. Das Zentrum für Alterspsychiatrie profitiert zudem vom Zugang zu Hometreatment-Pilotprojekten (Rother et al., 2025).

Offene Türen

Die Abteilungen im Zentrum für Alterspsychiatrie der Universitären Psychiatrischen Kliniken in Basel sind offen geführt (Mühleck et al., 2018). Akutpatient*innen konzentrieren sich nicht auf einer Abteilung. Die Vorzüge dieses Konzepts wurden bereits in anderen Kapiteln dieses Buches sehr ausführlich dargestellt und lassen sich vollständig auf die Behandlungssituation bei älteren Menschen mit seelischen Störungen übertragen. Man könnte annehmen, dass eine »Open Door Policy« bei kognitiv eingeschränkten Menschen an ihre Grenzen stößt. Das Konzept der offenen Tür ist aber auch bei dieser Patientenklientel erfolgreich umsetzbar, indem auf intensive Betreuung, erforderlichenfalls kurzfristig auch im 1:1-Setting, gesetzt wird. Das Zentrum für Alterspsychiatrie kommt – wie alle Zentren der Universitären Psychiatrischen Kliniken Basel – ohne jedwede Fixierung aus. Eine verdeckte Abgabe von Psychopharmaka (ohne Zustimmung der betroffenen Person) erfolgt hier selbstverständlich ebenfalls nicht. In Situationen, die eine Reizabschirmung unumgänglich machen, besteht die Möglichkeit einer Isolation unter sehr strengen Auflagen. Bei älteren Menschen mit psychotischen Erkrankungen wird das Weddinger Modell (Mahler et al., 2019) erfolgreich gelebt. Die Kernelemente bestehen aus der offenen Tür, der wechselseitigen Beeinflussung von Strukturen und therapeutischer Haltung, dem Zulassen individueller Konzepte von Krankheit und Genesung und der multiprofessionellen Therapie- und Austrittsplanung unter aktivem Einbezug von Patient*innen und Angehörigen. Dadurch wird deren Eigenverantwortung gestärkt. Es wird mit den Betroffenen und nicht über sie gesprochen. Eine überschaubare Größe mit zwölf stationären Behandlungsplätzen begünstigt die Umsetzung dieses Konzepts, bei denen keine klassischen Oberarztvisiten im engen Zeitrahmen durchgezogen werden, sondern in einer interdisziplinären Behandlungskonferenz genügend zeitliche Ressourcen für die Umsetzung der oben genannten Kernelemente vorhanden sind. Dabei wird auch individuell auf jene älteren Patient*innen eingegangen, die von wohlmeinendem Rat profitieren und von zu viel Mitbestimmung überfordert oder verunsichert sind.

Erfolgsfaktoren

Das Konzept zieht letztlich Personal an, das diese therapeutische Haltung lebt und sich in diesem Arbeitsumfeld wohlfühlt. Das ist gerade bei der psychiatrischen Akutbehandlung älterer Menschen mit teils hohem grundpflegerischem Bedarf und Aufwand sowie somatischen Komorbiditäten kein Selbstläufer. Warum das Trackkonzept in Basel so erfolgreich ist, ist vor allem der ärztlichen Direktorin und ihrer Pionierarbeit zu verdanken, die die ihr unterstellten Mitarbeitenden für das von ihr entwickelte Trackkonzept begeistern kann. Sie lebt dieses Konzept überzeugend und schafft eine Arbeitsatmosphäre, in der sich die Mitarbeitenden wertgeschätzt fühlen. Die Haltung ist nicht von Absicherung und Kontrolle geprägt, sondern ermöglicht es den Patient*innen wie auch den Mitarbeitenden, Eigenverantwortung zu übernehmen. In diesem Klima geht es nicht darum, dogmatisch Regeln und Vorschriften zu beachten, sondern individuelle Lösungen für den einzelnen älteren Menschen zu finden und umzusetzen.

Das alterspsychiatrische Trackkonzept kann ärztlich gut umgesetzt werden, wenn die Entscheidungen in Triage, Diagnostik und Therapie von folgenden Fragen geleitet werden:

- »Würde ich genauso handeln, wenn der ältere Mensch meine Angehörige oder mein Angehöriger wäre?« bzw. »Was würde ich mir als Patient*in in dieser Situation von meiner Behandlerin oder meinem Behandler wünschen?«
- »Gibt es etwas, mit dem ich dem älteren Menschen Mut machen kann?« bzw. »Wie kann ich – bei allen Schwierigkeiten – dem Patienten ein motivierendes Lob aussprechen?«

Lob motiviert alle, sowohl Patient*innen als auch Mitarbeitende, und setzt Ressourcen frei. Das mag vielleicht banal klingen, ist aber keine Selbstverständlichkeit. Das erfahre ich aus Rückmeldungen älterer Patient*innen, wenn sie auf die Behandlung im Zentrum für Alterspsychiatrie zurückblicken und feststellen: »Ich habe mich während des Aufenthalts sehr wertgeschätzt gefühlt.«

Dr. Christoph Linnemann ist leitender Arzt des Zentrums für Alterspsychiatrie der Klinik für Erwachsene der Universitären Psychiatrischen Kliniken in Basel (UPK).

Literatur

Mahler, L., Heinz, A., Jarchov-Jàdi, I., Bermpohl, F., Montag, C., Wullschleger, A. (2019): Therapeutische Haltung und Strukturen in der (offenen) Akutpsychiatrie: das Weddinger Modell. Nervenarzt, 90 (7), 700–704.

Mühleck, M., Meyer, A., Elmiger, A., Leyhe, T., Reiter-Theil, S. (2018): Opening Doors in Psychiatry: Experiences from ethics support. Nervenheilkunde, 37 (12), 911–915.

Rother, K., Möller, J., Rabenschlag, F., Jaffé, M., Althaus Aebersold, C., Eysell, J., Bruttel, C., Imfeld, L., Nienaber, A., Lang, U. E., Huber, C. (2025): Aufsuchende Behandlung an den Universitären Psychiatrischen Kliniken Basel: Vorstellung der Pilotprojekte Re-ACT und ACTTIV und Ergebnisse einer qualitativen Zuweisendenbefragung. Fortschritte in der Neurologie Psychiatrie. https://doi.org/10.1055/a-2587-7093

Eine psychologische Perspektive: Orientierungspunkte einer Depressionsabteilung für ältere Menschen

Tobias Melcher

Epidemiologische und klinische Merkmale der Altersdepression

Die Alterspsychiatrie und -psychotherapie sind junge Disziplinen, die aufgrund des demografischen Wandels zunehmend an Bedeutung gewinnen. Mit der steigenden Lebenserwartung wird die Zahl altersassoziierter Erkrankungen – nicht nur der neurodegenerativen – erheblich steigen. Insbesondere Depressionen nehmen auch unabhängig vom demografischen Wandel deutlich zu (Forlani, 2014). Epidemiologische Untersuchungen zeigen mittlere Prävalenzen von bis zu 30 % (Horackova et al., 2019). Dabei ist der Begriff »Altersdepression« insofern gerechtfertigt, als dass die Wahrscheinlichkeit und der

Schweregrad des Auftretens eng mit altersbedingten Beeinträchtigungen wie Multimorbidität, Einschränkungen alltäglicher Aktivitäten, Schmerzen und kognitiven Defiziten verbunden sind. Depressionen im höheren Lebensalter zeigen ein anderes klinisches Bild als bei Jüngeren, da körperliche und kognitive Einschränkungen oft die typischen depressiven Symptome überlagern. Diese Maskierung, zusammen mit psychosozialen Faktoren wie Vorurteilen und Stigmatisierung, erklärt wesentlich, warum die Erkennungs- und Behandlungsquoten im höheren Lebensalter reduziert sind (Goldberg, 2010). Außerdem zeigen Depressionen im höheren Lebensalter vermehrt chronische und intermittierende Verläufe (Alexopoulos, 2005), die einen erheblichen negativen Einfluss auf die gesamte Lebensperspektive haben können. So verschlechtern depressive Erkrankungen im höheren Lebensalter etwa den Verlauf chronischer und speziell kardiovaskulärer Erkrankungen (Riedel-Heller & Luppa, 2012; Blazer, 2003) und sind zudem mit einem deutlich erhöhten Risiko für die Entwicklung einer Demenz verbunden (Leyhe et al., 2017; Leyhe & Lang, 2013). Schließlich stellt Depression den wichtigsten Bedingungsfaktor für die erhöhten Suizidraten bei älteren Menschen dar (Linnemann & Leyhe, 2015). Die dargestellten Befunde betonen die hohe gesundheits- und gesellschaftspolitische Relevanz einer angemessenen Versorgung älterer Menschen mit depressiven Erkrankungen. Dabei erfordern die speziellen klinischen Merkmale, Risikofaktoren, Begleit- und Entstehungsbedingungen depressiver Erkrankungen älterer Menschen Anpassungen im therapeutischen Vorgehen, um deren spezifischen Anforderungen und Bedürfnissen gerecht zu werden und eine ganzheitliche Behandlung von psychischer und körperlicher Gesundheit zu gewährleisten. Gelingen diese Anpassungen, sind gute Behandlungsergebnisse zu erwarten. Eine breite Evidenzbasis belegt inzwischen die Wirksamkeit der Psychotherapie bei älteren Menschen mit Depression (Huang et al., 2015).

Schwerpunkte und Anpassungen in der therapeutischen Haltung und im Vorgehen

Multiprofessionelle Zusammenarbeit und lebenspraktische Orientierung

Die Entwicklung der Alterspsychiatrie geht auf die 1930er-Jahre in England zurück, wo Marjory Warren als Pionierin der Gerontologie die medizinische Versorgung von Heimbewohnern vorantrieb (Evans, 1997). Sie legte wichtige

Grundlagen für die moderne Altersmedizin und betonte insbesondere die ganzheitliche Betrachtung von Erkrankungen im Alter, die medizinische, soziale und ethische Aspekte umfasst. Entsprechend stellen heutige Behandlungsleitlinien für ältere Menschen mit Depressionen neben der psychopharmakologischen Behandlung die Psychotherapie und psychosoziale Interventionen in den Mittelpunkt der Versorgung (Hatzinger, 2018). Dieser umfassende Ansatz erfordert im stationären Setting eine enge multi- bzw. interprofessionelle Zusammenarbeit, bei der die Psychotherapie eine zentrale Rolle spielt, indem sie die ärztliche, pflegerische und sozialarbeiterische Betreuung miteinander verbindet und ein koordiniertes Vorgehen fördert. Die multiprofessionelle Zusammenarbeit und Koordination betrifft insbesondere die konkreten lebenspraktischen Bereiche. Zentrale übergeordnete Ziele der psychotherapeutischen Behandlung älterer Menschen mit affektiven Erkrankungen sind die Förderung von körperlicher und sozialer Aktivität und Teilhabe, die Verbesserung des körperlichen Wohlbefindens bzw. der somatisch-medizinischen Versorgung sowie ggf. die Anpassung der Wohnsituation. Fortschritte in diesen Bereichen können die Lebensqualität deutlich steigern und depressive Symptome nachhaltig lindern. Dabei müssen Bewältigungs- und Veränderungspotenziale realistisch eingeschätzt und die Therapieinhalte und -ziele darauf aufbauend ausgewählt und priorisiert werden. Diese Aspekte finden in modernen Konzepten der Alterspsychotherapie Berücksichtigung, in denen eine erhöhte Fokussierung sowie eine reduzierte Veränderungsorientierung in der therapeutischen Haltung und Technik gefordert werden (Dykierek, 2023; Klerman & Weissman, 1993). In diesem Sinn beschreibt Maercker (2002) in seinem alters- und störungsspezifischen Rahmenmodell (ASR-Modell) das aus der Gerontologie abgeleitete Konzept »selektiv optimierter Therapieziele«. Danach sollen Therapieziele so gewählt werden, dass sie sich auf besonders relevante (mit bedeutsamem Leidensdruck verbundene) und zugleich veränderbare (interventionell erreichbare) Problembereiche konzentrieren. Dieser Effizienzgedanke ist insbesondere in der stationären Alterspsychiatrie bedeutsam, wo Behandlungen unter zeitlich stark limitierten Bedingungen stattfinden und sich in ihrer Zielsetzung begrenzen müssen. Die Wirksamkeit eines solchen veränderungs- bzw. bewältigungsorientierten Ansatzes ist durch zahlreiche Studien belegt (Hautzinger, 2017).

Zwischen Fokussierung und biografischer Tiefendimension

Allerdings erfordert die Anwendung solcher Leitlinien im Einzelfall grundsätzlich eine kritische, dialektische Reflexion. Denn sowohl eine erhöhte Fokussierung als auch eine reduzierte Veränderungsorientierung können im konkreten Therapieverlauf mit erheblichen Nachteilen verbunden sein. So besteht etwa bei einer einseitig auf Bewältigung aktueller Belastungen orientierten Fokussierung des Therapieprozesses die Gefahr, für die Behandlung hoch relevante biografische Bezüge wie Verlustereignisse oder Traumatisierungen außer Acht zu lassen. Zahlreiche depressive Erscheinungen im höheren Lebensalter lassen sich nur im Kontext lebensgeschichtlicher Entwicklungen angemessen verstehen und behandeln (Radebold, 2004). Entsprechend verweist Kruse (1989) nachdrücklich darauf, dass die Analyse des Erlebens und Verhaltens im Alter immer auch ein intensives biografisches Studium der Person und ihrer prägenden Entwicklungsbedingungen voraussetzt. Die Einordnung aktueller Probleme vor dem Hintergrund der Biografie stellt somit ein zentrales Prinzip der Alterspsychotherapie dar, speziell wenn es um den Umgang mit existenziellen Grenzerfahrungen geht. Diese Form der therapeutischen Arbeit wird unter den Begriff Biografiearbeit gefasst und ist ein klinisch sehr bewährter und auch evidenzbasierter Zugang, um ältere Menschen in ihrer Identitätsfindung, Sinnsuche und emotionalen Integration zu unterstützen (Maercker, 2009). Die therapeutischen Funktionen der Biografiearbeit sind nicht genuin (bzw. unmittelbar) »bewältigungsorientiert« oder »veränderungsbezogen« und lassen sich auf folgende Wirkbereiche aufteilen:

Stärkung des Erlebens von Identität und Selbstkontinuität: Die therapeutisch angeleitete Rückschau auf das eigene Leben kann helfen, ein Gefühl und Erleben herzustellen, trotz aller Umbrüche und Verluste des Alters »derselbe Mensch geblieben« zu sein.

Verarbeitung unverarbeiteter belastender Erfahrungen: Dazu gehören Verluste, Traumata oder andere einschneidende biografische Ereignisse, die in einem haltgebenden therapeutischen Rahmen erneut betrachtet und dabei emotional eingeordnet und so psychisch integriert werden können.

Ressourcenaktivierung und Selbstwertstärkung: Durch das bewusste Erinnern an bewältigte Herausforderungen, erreichte Ziele oder wertvolle Beziehungen wird der Blick auf die eigenen Kompetenzen und Stärken gelenkt. Dies kann den Selbstwert stärken und zu einem versöhnlicheren Blick auf das eigene Leben beitragen.

Sinnfindung und Versöhnung mit dem eigenen Leben: Im höheren Alter rücken häufig Fragen nach dem Sinn und der Wertigkeit des gelebten Lebens in den Vordergrund, was oft als »Lebensbilanzierung« bezeichnet wird. Biografiearbeit kann hier helfen, die eigene Lebensgeschichte als sinnvoll, zusammenhängend und wertvoll zu erleben, auch wenn sie schwere Brüche oder Verluste beinhaltet.

Methoden der Biografiearbeit umfassen ein breites Spektrum von Verfahren und Techniken, die einen flexiblen Einsatz speziell auch im stationären Behandlungskontext sowohl im Einzel- wie auch im Gruppensetting erlauben. Dazu gehören insbesondere die Lebensrückblicktherapie, narrative Verfahren der Erzähltherapie, schreibtherapeutische Methoden, Arbeit mit Erinnerungsstücken sowie Imaginationsübungen (z. B. Forstmeier & Maercker, 2024; Peters, 2019; Reddemann et al., 2013). Dieses Prinzip der Biografiearbeit steht nicht im Widerspruch, wohl aber in einem dialektischen Verhältnis einer fokalen thematischen Begrenzung des Therapieprozesses. Auch die allgemeine Forderung nach verringerter Veränderungsorientierung in der Alterspsychotherapie bedarf einer dialektischen Relativierung, um sie angemessen in die klinische Praxis umzusetzen. Diese Forderung beruht allgemein auf der Annahme, dass viele Belastungen bzw. Symptome älterer Menschen im Kontext deren irreversiblen strukturellen Abbaus und reduzierter Plastizität auftreten und so nur begrenzt therapierbar sind. Die Akzeptanz solcher Grenzen therapeutischer Einflussmöglichkeiten soll Frustration und Überforderung bei Patient*innen und Therapeut*innen vermeiden (Klerman & Weissman, 1993). Wird jedoch eine reduzierte Veränderungsorientierung zur allgemeinen Maxime erhoben, droht die Gefahr, zentrale Veränderungspotenziale zu übersehen. Dies gilt besonders für die stationäre Alterspsychiatrie, wo depressive Entwicklungen häufig mit ausgeprägten, jedoch passageren kognitiven und funktionalen Einschränkungen einhergehen. In einigen Fällen entsprechen diese Defizite klinisch einer Demenz, ohne dass eine neurodegenerative Erkrankung vorliegt; man spricht von »Pseudodemenz« (Leyhe & Lang, 2013). Begleitend zu den kognitiven Defiziten zeigen sich häufig eingeschränkte interpersonelle und selbstbezogene Regulationsfähigkeiten sowie ein ausgeprägter sozialer Rückzug. Solche funktional dominierten depressiven Syndrome können grundsätzlich als Regressionen verstanden werden. Radebold (1973, 1992) beschreibt Regression im Alter als allgemeines, nicht zwangsläufig pathologisches, sondern potenziell adaptives Phänomen (»adaptive Regression«), wenn altersbedingte Verluste nicht mehr mit den vorhandenen Bewältigungskapazitäten integriert werden können. Durch einen funktionalen Rückschritt sollen ich-fremd erlebte altersbezogene

Veränderungen ich-synton gemacht werden. Gerät dieser Übergangsprozess ins Stocken, so kann er jedoch in eine pathologische oder maligne Regression (Radebold, 1992) umschlagen, die sich in der klinischen Praxis in teils schweren depressiven Syndromen zeigt. Die eigentliche Anpassungsleistung der Regression geht in diesen Zuständen vollständig verloren. Die Überwindung regressiver Zustände ist daher eine Kernaufgabe der Alterspsychotherapie und beinhaltet die gezielte Förderung einer ganzheitlichen progressiven Anpassung an den altersbezogenen Abbau und die mit ihm verbundenen Belastungen und Verluste. Dieser Prozess wird in der Gerontologie im Konzept des »erfolgreichen Alterns« (engl. successful aging) beschrieben.

Successful Aging

Das theoretische Konzept des Successful Aging (Rowe & Kahn, 1997) beschreibt die Fähigkeit, trotz altersbedingter Verluste Handlungsfähigkeit zu bewahren, soziale Beziehungen zu pflegen und ein erfülltes Leben zu führen. Das wohl bekannteste Modell erfolgreichen Alterns ist das SOK-Modell (Baltes & Baltes, 1990), das diese Anpassungsleistung durch drei komplementäre Prozesse beschreibt:

Selektion: die realistische Auswahl (noch) erreichbarer Ziele

Optimierung: der gezielte Einsatz (noch) vorhandener Ressourcen

Kompensation: der Aufbau neuer Mittel zur Bewältigung von Verlusten

Das dynamische Zusammenspiel dieser assimilativen und akkomodativen Anpassungsleistungen ermöglicht eine altersgerechte Spezialisierung von Aktivitäten und eröffnet individuelle Entwicklungsspielräume im höheren Lebensalter, eine »Kultur des Alter(n)s«. In Abhängigkeit von Beeinträchtigungen und individuellen Ressourcen bedarf dieser Prozess oft therapeutischer Begleitung, was als eine Grundfunktion der Alterspsychotherapie verstanden werden kann. Die SOK-Faktoren bieten dabei eine hilfreiche Grundlage zur zielgerichteten Fokussierung psychotherapeutischer Interventionen, bei denen es auf Verhaltensebene primär darum geht, die Aktivität und sozialen Bezüge der älteren Menschen aufrechtzuerhalten bzw. diese nach Verlust wieder oder neu aufzubauen. Für diesen Prozess sind oft tiefgreifende Veränderungen in den praktischen Lebensstrukturen und -bezügen notwendig, die zusätzlich auch eine mehrdimensionale innerpsychische Anpassung erfordern. Der Erfolg konstruktiver Verhaltensänderungen hängt wesentlich davon ab, wie gut Letztere gelingt.

Achtsamkeitsbasierte Interventionen

Zentrale Bereiche der innerpsychischen Anpassung sind dabei Selbstwert und Identität, deren Erhalt bzw. Wiederherstellung entscheidend dafür ist, wie Menschen mit altersbedingten Veränderungen umgehen. Sie entwickeln sich vorrangig in bzw. aus Beziehungserfahrungen und sozialen Rollen, die das persönliche Selbstverständnis entscheidend prägen. Im höheren Lebensalter werden diese grundlegenden Strukturen des Selbsterlebens durch den Wegfall von Rollen und den Verlust (enger) sozialer Beziehungen (z. B. durch Berentung, Tod des Partners oder Auszug der Kinder) erheblich beeinträchtigt. Auch körperliche Veränderungen und gesundheitliche Einschränkungen – etwa in der Mobilität oder Sexualfunktion – stellen ältere Menschen vor die Herausforderung, sich mit einem teils grundlegend veränderten Selbst- und Körperbild auseinanderzusetzen. Zudem rücken sie die eigene Endlichkeit und Sterblichkeit auf teils drastische Weise ins Bewusstsein.

Vor diesem Hintergrund gewinnen therapeutische Ansätze an Bedeutung, die ihren Fokus weniger auf zukunftsorientierte Zielsetzungen, sondern auf den gegenwärtigen Moment (»das Hier und Jetzt«) oder auf die Auseinandersetzung mit der Vergangenheit (d.h. mit biografischen Erfahrungen) richten. Achtsamkeitsbasierte Verfahren (engl. mindfulness-based interventions) können hierbei eine zentrale Rolle spielen, da sie älteren Menschen helfen, mit existenziellen Themen wie Verlust, Tod und Endlichkeit in einer akzeptierenden und mitfühlenden Haltung in Kontakt zu treten (Forstmeier et al., 2009). Erste Nachweise für die Wirksamkeit achtsamkeitsbasierter Verfahren zur Verbesserung der depressiven Emotionalität älterer Menschen liegen vor (Smith et al., 2007).

In der modernen Acceptance-and-Commitment-Therapy (ACT) werden achtsamkeitsbezogene therapeutische Prozesse unter dem Konzept des »Selbst-als-Kontext« beschrieben. Dabei geht es um eine veränderte Perspektive auf die eigene Person, die nicht primär im Licht von Zielen, Idealen oder Rollen (d. h. im Kontext von Identität und Selbstwert) erlebt wird, sondern als kontinuierlich erfahrendes Subjekt, verortet im gegenwärtigen Moment und offen für die gesamte Bandbreite des Erlebens. Therapeutisches Ziel ist die Förderung einer Haltung der akzeptierenden Beobachtung, die es ermöglicht, auch schwierige innere Erfahrungen von existenzieller Begrenzung und Kontrollverlust anzunehmen, ohne sich mit diesen zu identifizieren. Achtsamkeitsbasierte Verfahren und die oben beschriebene Biografiearbeit stehen in einem komplementären Verhältnis zueinander und eignen sich gerade in der stationären

Alterspsychotherapie sehr gut für eine kombinierte Anwendung. Beide Verfahren verfolgen das Ziel der Förderung von innerer Stabilität, Selbstakzeptanz und Sinn, allerdings auf unterschiedlichen Zeitebenen. Während Achtsamkeitsansätze helfen, gegenwärtigen emotionalen Zuständen mit Akzeptanz zu begegnen (»Ich bin hier und es ist in Ordnung«), zielt Biografiearbeit auf eine annehmende, wertschätzende Integration der erlebten Vergangenheit (»Ich war dort, ich habe gelebt, und es hat eine Bedeutung«).

Gruppenpsychotherapeutische Angebote

Trotz häufiger Vorbehalte älterer Menschen gegenüber psychotherapeutischen Gruppen, die etwa mit Scham, Angst vor Selbstoffenbarung oder der Überzeugung, mit persönlichen Themen allein fertig werden zu müssen, in Verbindung stehen (Bechtler, 2000; Kipp & Peters, 2005), bietet die Gruppenpsychotherapie gerade auch in der stationären Alterspsychiatrie ein großes therapeutisches Potenzial. Viele dieser Bedenken lassen sich im Verlauf der Behandlung abbauen, wenn Gefühle von Vertrauen und Zugehörigkeit entstehen. Für ein Verständnis der Wirkweise psychotherapeutischer Gruppen speziell im Altersbereich bietet das Modell der gruppentherapeutischen Wirkfaktoren nach Irvin D. Yalom (2024) einen hilfreichen theoretischen Bezugspunkt. Insbesondere drei der dort beschrieben Faktoren zeigen hier eine besondere Relevanz und bieten einen wertvollen Orientierungspunkt für die Konzeptualisierung und Durchführung von psychotherapeutischen Gruppen in der stationären Alterspsychiatrie:

Universalität des Leids (»Ich bin nicht allein damit.«): Im Gruppendialog erleben ältere Menschen, dass auch andere mit verlustbezogenen existenziellen Grenzerfahrungen und dem damit verbundenen Leid konfrontiert sind. Dies wirkt entlastend und fördert Mitgefühl, sowohl mit anderen als auch mit sich selbst, und reduziert so das Gefühl der Isolation.

Kohäsion (»Ich gehöre dazu und werde akzeptiert.«): Gerade im Alter, wenn soziale Rollen und Beziehungen wegfallen, wächst das Bedürfnis nach Verbindung und Zugehörigkeit. Die therapeutische Gruppe kann hier ein neuer, tragfähiger sozialer Raum werden. Das Erleben von Zusammengehörigkeit, emotionaler Verbundenheit und Vertrauen stärkt das Selbstwertgefühl der Einzelnen und vermittelt Sicherheit.

Existenzielle Erfahrung (»So ist das Leben und so ist auch meines.«): Gruppen bieten einen wertvollen Raum, in dem die existenziellen Themen des Alters mit therapeutischer Unterstützung offen und wertschätzend besprochen werden können. Dadurch kann die Gruppe zur Bühne für tiefgehende existenzielle Erfahrungen werden, in denen sich Akzeptanz, Mitgefühl und Sinnerleben entwickeln können.

Die positiven Effekte einer gut geleiteten Psychotherapiegruppe wirken oft über die Sitzungen hinaus und beeinflussen das gesamte Milieu einer stationären Abteilung. Offenheit, Verständnis und emotionale Resonanz übertragen sich auf den Abteilungsalltag und fördern besonders in alterspsychiatrischen Settings ein respektvolles, unterstützendes Miteinander unter den Patient*innen.

Exergaming: Motivation zu mehr Bewegung

Sportliche und körperliche Aktivität zählen traditionell neben der Psychopharmakotherapie und Psychotherapie zu den wirksamsten Interventionen in der Behandlung von Depressionen, auch und speziell im höheren Lebensalter (Bridle et al., 2012). Trotz des großen therapeutischen Potenzials können körperliche, kognitive und motivationale Einschränkungen der Patient*innen die Umsetzung körperlicher Aktivität im klinischen Alltag einer alterspsychiatrischen Abteilung erheblich erschweren. Kognitiv-motorisches Training, auch als Exergaming bezeichnet, verbindet sportliche Bewegung mit spielerischen Elementen aus der Welt der Videospiele und macht diese dadurch interessanter, interaktiver und unterhaltsamer. Inzwischen liegen erste vielversprechende Hinweise für die Wirksamkeit von Exergaming in der Behandlung von Depressionen im höheren Lebensalter vor (Lie et al., 2016). Dabei sprechen Studien für eine gute Machbarkeit und hohe Akzeptanz für den stationären Behandlungsbereich (Ahnert et al., 2014). Am Zentrum für Alterspsychiatrie der UPK Basel wird in Kooperation mit der Abteilung Gerontopsychiatrie des LVR-Klinikums Köln sowie der Arbeitsgruppe »Motor Control and Learning« an der ETH Zürich ein Forschungsprojekt zur Untersuchung der Anwendbarkeit und Wirksamkeit von Exergaming in der stationären Behandlung älterer Menschen mit affektiven Erkrankungen durchgeführt. Im Zentrum des Projekts steht der Dividat Senso, ein interaktives Trainingsgerät, das es durch eine sensorgesteuerte Plattform ermöglicht, über Schrittbewegungen und Schwerpunktverlagerungen verschiedene spielerische kognitive Aufgaben auf sportliche Weise zu bearbeiten. Unsere vorläufigen Ergebnisse zeigen eine gute Anwendbarkeit mit hoher Akzeptanz und Zufriedenheit bei Patient*innen. Durch die Kombination von körperlicher und geistiger Aktivierung unterstützt das Exergaming die allgemeine Aktivierung und Verbesserung depressiver Symptome auf eine angenehme und spielerische Weise.

Dr. phil. Tobias Melcher ist leitender Psychologe des Zentrums für Psychosomatik und Psychotherapie und leitender Psychologe des Zentrums für Alterspsychiatrie der Klinik für Erwachsene der Universitären Psychiatrischen Kliniken in Basel (UPK).

Literatur

Ahnert, J., Vogel, H., Lütgemüller, A., Schubmann, R. (2014): Exergames in der Rehabilitation bei depressiven Patienten – Machbarkeit und Akzeptanz. Praxis Klinische Verhaltensmedizin und Rehabilitation, 94, 174–185.

Alexopoulos, G. S. (2005): Depression in the elderly. Lancet, 365 (9475), 1961–1970.

Baltes, P. B., Baltes, M. M. (1990): Psychological perspectives on successful aging: The model of selective optimization with compensation. In Baltes, P. B., Baltes, M. M. (Hrsg.), Successful aging: Perspectives from the behavioral sciences, S. 1–34. Cambridge University Press. https://doi.org/10.1055/a-2587-709310.1017/CBO9780511665684.003

Bechtler, H. (2000): Gruppenpsychotherapie mit älteren Menschen. Reinhardt Verlag.

Blazer, D. G. (2003): Depression in late life: Review and commentary. The Journals of Gerontology. Series A, Biological Sciences and Medical Sciences, 58 (3), 249–265.

Bridle, C., Spanjers, K., Patel, S., Atherton, N. M., Lamb, S. E. (2012): Effect of exercise on depression severity in older people: Systematic review and meta-analysis of randomised controlled trials. British Journal of Psychiatry, 201 (3), 180–185.

Dykierek, P. (2023): Interpersonelle Psychotherapie für Depressionen im höheren Lebensalter. Psychotherapie im Alter, 20 (4): 379–391.

Evans, J. G. (1997): Geriatric medicine: a brief history. BMJ, 315 (7115), 1075–1077.

Forlani, C., Morri, M., Ferrari, B., Dalmonte, E., Menchetti, M., De Ronchi, D., Atti, A. R. (2014): Prevalence and gender differences in late-life depression: a population-based study. American Journal of Geriatric Psychiatry, 22 (4), 370-80. https://doi.org/10.1016/j.jagp.2012.08.015

Forstmeier, S., Mortby, M., Maercker, A. (2009): Kognitive, behaviorale und achtsamkeitsbasierte Interventionen in der Alterspsychotherapie. Psychotherapie, 14 (2), 277–285.

Forstmeier, S., Maercker, A. (Hrsg.) (2024): Der Lebensrückblick in Therapie und Beratung. Springer.

Fuchs, T. (2012): Das ungelebte Leben. In Anderheiden, M., Eckart, W. (Hrsg.), Handbuch Sterben und Menschenwürde, S. 495–510. De Gruyter.
Goldberg, D. (2010): The detection and treatment of depression in the physically ill. World Psychiatry, 9 (1), 16–20.
Hatzinger, M., Hemmeter, U., Hirsbrunner, T., Holsboer-Trachsler, E., Leyhe, T., Mall, J.-F., Mosimann, U., Rach, N., Trächsel, N., Savaskan, E. (2018): Empfehlungen für Diagnostik und Therapie der Depression im Alter. Praxis, 107 (3), 127–144. https://doi.org/10.1024/1661-8157/a002883
Hautzinger, M. (2017): Psychotherapie bei Depressionen im Alter (Psychotherapy of late life depression. Zeitschrift für Psychiatrie, Psychologie und Psychotherapie, 66 (1), 31–40. https://doi.org/10.1024/1661-4747/a000337
Horackova, K., Kopecek, M., Machů, V., Kagstrom, A., Aarsland, D., Motlova, L. B., Cermakova, P. (2019): Prevalence of late-life depression and gap in mental health service use across European regions. European Psychiatry, 57, 19–25. https://doi.org/10.1016/j.eurpsy.2018.12.002
Huang, A. X., Delucchi, K., Dunn, L. B., Nelson, J. C. (2015): A systematic review and meta-analysis of psychotherapy for late-life depression. American Journal of Geriatric Psychiatry, 23 (3), 261–273. https://doi.org/10.1016/j.jagp.2014.04.003
Jaspers, K. (1932/1973): Philosophie II. Existenzerhellung. Springer.
Kipp, J., Peters, M. (2005): Praxis der Gruppentherapie mit älteren Menschen – eine Übersicht. Psychotherapie im Alter, 2 (1), 11–29.
Klerman, G. L., Weissman, M. M. (Hrsg.): (1993). New applications of interpersonal psychotherapy. American Psychiatric Association.
Kruse, A. (1989): Psychologie des Alters. In Kisker, K. P., Lauter, H., Meyer, J. E., Müller, C., Strömgren, E. (Hrsg.), Alterspsychiatrie. Psychiatrie der Gegenwart, Band 8, S. 1–58. Springer.
Levin, S. (1963): Bibido equilibrium. In Zinberg, N. E., Kaufman, J. (Hrsg.): Normal psychology of the aging process. Int. Univ. Press.
Leyhe, T., Lang, U. (2013): Demenz und Depression – eine schwierige, aber wichtige Differentialdiagnose. Schweizer Zeitschrift für Psychiatrie und Neurologie, 3, 4–8.
Leyhe, T., Reynolds, C. F., Melcher, T., Linnemann, C., Klöppel, S., Blennow, K., Zetterberg, H., Dubois, B., Lista, S., Hampel, H. (2017): A common challenge in older adults: Classification, overlap, and therapy of depression and dementia. Alzheimers & Dementia, 13 (1), 59–71.
Linnemann, C., Leyhe, T. (2015): Suizid bei älteren Menschen – Risikofaktoren und Prävention. Therapeutische Umschau, 72 (10), 633–636.

Luppa, M., Luck, T., König, H. H., Angermeyer, M. C., Riedel-Heller, S. G. (2012): Natural course of depressive symptoms in late life. An 8-year population-based prospective study. Journal of Affective Disorders, 142 (1–3), 166–171. https://doi.org/10.1016/j.jad.2012.05.009
Maercker, A. (2009): Lebensrückblicksinterventionen als wirksame Alterspsychotherapietechniken. Ärztliche Psychotherapie, 4 (1), 10–16.
Peters, M. (2019): Ist die Alterspsychotherapie eine narrative Psychotherapie? Psychotherapeut, 64 (1), 401–407.
Radebold, H. (1973): Regressive Phänomene im Alter und ihre Bedeutung in der Genese depressiver Erscheinungen. Zeitschrift für Gerontologie und Geriatrie, 6, 409–419.
Radebold, H. (1992): Psychodynamische Sicht und psychoanalytische Psychotherapie 50- bis 75jähriger. Springer.
Radebold, H. (2004): »Meine Geschichte ist immer dabei!« Die historische Perspektive im Erstgespräch. Psychotherapie im Alter, 1, 9–14.
Reddemann, L., Kindermann, L.-S., Leve, V. (2013) Imagination als heilsame Kraft im Alter. Leben Lernen, Bd. 262. Klett-Cotta Verlag.
Riedel-Heller, S. G., Luppa, M. (2013): Depression in late life – what does epidemiology add? Psychiatrische Praxis, 40 (4), 173–175.
Rosenberg, D., Depp, C. A., Vahia, I. V., Reichstadt, J., Palmer, B. W., Kerr, J., Norman, G., Jeste, D. V. (2010): Exergames for subsyndromal depression in older adults: a pilot study of a novel intervention American Journal of Geriatric Psychiatry, 18 (3), 221–226. https://doi.org/10.1097/JGP.0b013e3181c534b5
Rowe, J. W., Kahn, R. L. (1987): Human aging: usual and successful. Science, 237 (4811), 143–149.
Smith, A., Graham, L., Senthinathan, S. (2007): Mindfulness-based cognitive therapy for recurring depression in older people: a qualitative study. Aging & Mental Health, 11 (3), 346–357. https://doi.org/10.1080/13607860601086256
Yalom, I. D. (2024): Theorie und Praxis der Gruppenpsychotherapie. 15. Aufl. Klett-Cotta.
Zimmermann, J. (2022): Alter und Grenzsituation. Existenz und Logos, 30, 47–67.

Eine pflegerische Perspektive: Öffnung der Alterspsychiatrie

Tamara Binggeli

» Mein Aufenthalt in den UPK und der Abteilung APA.
Der Empfang auf der Abteilung war gut, mir wurde alles erklärt, das Zimmer, der Wäscheraum etc., der Garten, wo ich sehr begeistert war. Das Pflegepersonal war mehr als freundlich und kompetent. Mit den Ärzten (Abteilungsarzt Dr. Kraus und Oberarzt Dr. Vettermann) konnte ich gute Gespräche führen. Sie hatten immer ein offenes Ohr für mich. Die Therapien waren optimal für mich. Meine ›Ämtli‹ habe ich gerne und mit Freude gemacht. Mein Austrittsgespräch mit meinen zwei Töchtern war herzlich kompetent.
Ganz einfach, in der APA habe ich mich wohlgefühlt. Ein großer Dank an das Pflegepersonal, an Dr. Kraus und Dr. Vettermann.
Herzlich
M. Ritzmann «

Diese Ausführungen stammen von einer Patientin, die auf der alterspsychiatrischen Abteilung »Akute Psychose im Alter« (APA) des Zentrums für Alterspsychiatrie an den Universitären Psychiatrischen Kliniken Basel behandelt wurde.

Bis 2018 war die APA eine geschlossen geführte Abteilung: Die Türöffnung erfolgte im Rahmen einer Konzeptänderung der Station, nachdem 2013 bereits die Partnerabteilung des Zentrums für Alterspsychiatrie geöffnet worden war.

Fragen und Unsicherheiten in Bezug auf die Öffnung

Eine Tür- oder Abteilungsöffnung vermag im ersten Moment einfach erscheinen, ist jedoch bei genauerer Betrachtung eine Herkulesaufgabe. Viele Aspekte müssen im Vorfeld bedacht werden, von strukturellen Fragen bis hin zu ethischen Annahmen und damit verbundenen Haltungsfragen. Als 2013 der Auftrag erfolgte, die erste der beiden alterspsychiatrischen Abteilungen zu öffnen, wurde dieser Entscheidung vom damaligen Team kritisch und mit einem gewissen Maß von Widerstand entgegengeblickt. Es ist hier zu erwähnen, dass dieser Türöffnungsprozess in eine Neukonzipierung der Abteilung eingebettet wurde, wobei sich das Krankheitsbild neu auf die Behandlung von Depressionen im Alter fokussierte. So stellten sich bei der Konzeptumsetzung und der Türöffnung beider Abteilungen Fragen wie die, was etwa zu tun sei, wenn die Patient*innen von ihren Ausgängen nicht zurückkehren sollten. Oder was passieren wird, sollten die Pflegenden nicht bemerken, dass Patient*innen die Station verlassen haben. Wer trägt die Verantwortung, sollte den Patient*innen etwas passieren, und hat die Pflege in dem Fall ihre Sorgfaltspflicht verletzt? In diesem Rahmen wurde oft diskutiert, ob und wann die Polizei im Rahmen einer Fahndung einbezogen werden darf. Trotz festgelegter Fahndungskarenzen und Regelungen erschien eine Fahndung vielen als extreme Maßnahme. Schließlich jedoch gelang der Abbau von Sorge und Übervorsicht, dass etwas passieren und die Sorgfaltspflicht dadurch verletzt werden könnte. Es entstand die Befähigung aller Pflegenden, die Fahndung, wenn nötig, als Maßnahme zu nutzen.

Eine weitere Frage, die beide Teams während des Türöffnungsprozesses beschäftigt hat, war, wie eine Abteilung offen geführt werden kann und soll, wenn Patient*innen gegen ihren Willen im Rahmen einer fürsorgerischen Unterbringung (FU) behandelt werden müssen. Hierzu halten Cibis et al. (2017) fest, dass Unterbringungen mit Freiheitsentziehungen nicht zwingend auf geschlossenen Stationen behandelt werden müssen. Im Gegenteil, denn sowohl Cibis et al. (2017) wie auch Lang et al. (2016) weisen darauf hin, dass eine offene Türpolitik Zwangsmaßnahmen und auch Gewaltereignisse sogar reduziert.

Damit einhergehend kam die Frage nach einem möglichen »Machtverlust« auf, aber auch die nach möglichen Vorteilen einer offenen Abteilung. Bedeutet eine offene Abteilung automatisch mehr Vertrauen und Partizipation und nicht nur ein Verlust von Kontrolle?

Der Prozess der Türöffnung wurde auf der ersten der zwei alterspsychiatrischen Abteilungen mit einer ethischen Begleitung vollzogen. Hierzu wurde die klinische Ethik hinzugezogen, die das Team während der rund drei Monate in dieser Hinsicht begleitete (Mühleck et al., 2018). Diese Begleitung erleichterte es dem Team, einen Perspektivenwechsel vorzunehmen und die bis anhin hohen Sicherheitsmaßnahmen zu reduzieren, sodass sich ein Sicherheitsgefühl bei den Mitarbeitenden einstellen konnte. So wurden neue Methoden entwickelt, wie mit akuten Situationen umzugehen sei. Namentlich wurde auf dieser Abteilung mit vermehrten Einsätzen von Intensivbetreuungen im Rahmen der akuten Suizidalität gearbeitet sowie die psychotherapeutische Behandlung etabliert.

Türöffnung und Neukonzeption

2018 erfolgte der Türöffnungsprozess auf der zweiten alterspsychiatrischen Abteilung »Akute Psychose im Alter« (APA), der ohne ethische Begleitung, aber ebenso im Rahmen der Neukonzipierung der Abteilung durchgeführt wurde.

Die Station wurde von ursprünglich 23 Betten auf zwölf reduziert, wobei es ein zusätzliches Isolationszimmer als Notbett zu deklarieren gilt. Mit den einhergehenden Umbauarbeiten im Rahmen der Verkleinerung wurde der Türöffnungsprozess durch die damaligen Abteilungsleitenden und die Pflegeexpertin vollzogen. Auch hier stellten sich ähnliche, wenn nicht identische, Fragen wie auf der Partnerabteilung fünf Jahre zuvor. Während sich das Krankheitsbild auf den beiden Abteilungen grundlegend unterscheidet – Depressionen im Alter vs. Psychosen im Alter – waren die Sorgen und Ängste der Mitarbeitenden inhaltlich die gleichen. Durch die Türöffnung war dieses Team ebenfalls mit einem Perspektivenwechsel wie auch einem Abbau von Vorurteilen konfrontiert. So entstand durch den Türöffnungsprozess eine Haltung der Begegnung auf Augenhöhe, wodurch eine Beziehungsaufnahme ermöglicht wurde, die auf gegenseitigem Respekt aufbaut und durch Partizipation und Empowerment gestärkt wird.

Mit dem Türöffnungsprozess und dem neuen Behandlungsschwerpunkt entschieden sich die Abteilungsleitenden der APA-Station, das Behandlungskonzept in das Weddinger Modell mit seinen Schlüsselprinzipien der Personenorientierung, Betroffeneneinbeziehung, Selbstbestimmung und des Wachstumspotenzials einzubetten, wodurch das ganzheitliche Arbeiten sowie die Partizipation, Selbstwirksamkeit und die Eigenverantwortung der Patient*innen und Patienten gesteigert wurden (Mahler et al., 2014).

Dies führte auch zu strukturellen Veränderungen. Die neu gestalteten Strukturen stützen sich auf die fünf Grundpfeiler einer patientenzentrierten Behandlung:

- ein multiprofessionelles Bezugstherapeutenteam,
- eine veränderte Visitenstruktur,
- die Therapieplanung,
- den Abbau tradierter Stationshierarchien sowie
- die aktive trialogische Bezugspersonenarbeit.

Das multiprofessionelle Bezugstherapeutenteam setzt sich aus allen in den UPK vorhandenen interprofessionellen Dienste wie Ärzteschaft, Psycholog*innen, Pflegenden, Ergo-, Physio- und Musiktherapie sowie Sozialdienst zusammen.

Alle Disziplinen sind somit gleichermaßen enger in den Behandlungsprozess integriert. Zudem konnte durch das Weddinger Modell ein Normalitätsprinzip etabliert werden. Darin fand nicht nur die Tür- und Abteilungsöffnung ihren Platz, sondern auch die Ausstattung der Abteilung konnte sich in den letzten Jahren verändern, weg von einem hohen Sicherheitsstandard mit stringent geschlossenen Büroräumlichkeiten oder anderen Räumen wie die Abteilungsküche, hin zu offenen Räumen mit einem vertrauenerweckenden Ambiente. Hierzu wurden neue Sitzmöglichkeiten sowie dekorative Elemente angeschafft.
Mit der Etablierung der neuen Behandlungskonferenz wie sie von Aderhold et al. (2010) beschrieben wird, wurde die Visitenstruktur auf ein Minimum reduziert. So finden außerhalb der Behandlungskonferenz keine weiteren Übergaben statt, in denen anstatt mit den Patient*innen über die Patient*innen gesprochen würde. Zusätzlich wurde eine Wochenvorbesprechung etabliert, um eine bessere Informationsweitergabe zu erreichen. Diese findet ohne Beisein der Patient*innen statt und dient dem multiprofessionellen Bezugstherapeutenteam zur Planung der Gespräche der kommenden Woche. Gleichzeitig wurde eine Pflegevisite – oder »Teambesuch« – etabliert, durch die maximale Transparenz und Partizipation erzielt wird. Neben den Pflegenden, die den Teambesuch täglich durchführen, sind alle Disziplinen des gesamten multiprofessionellen Bezugstherapeutenteams eingeladen, daran teilzunehmen. Der Fokus liegt auf den Bedürfnissen, Wünschen, aktuellen Problemen und Anliegen der Patient*innen. Es ist auch eine Gelegenheit, herausfordernde Situationen, die sich vielleicht ergeben haben, offen und transparent im Team und gemeinsam mit den Patient*innen zu besprechen. Der Teambesuch konzentriert sich dabei auf folgende Fragen:

- Was war bis jetzt? Was hat mich beschäftigt?
- Was ist für den weiteren Tag geplant?
- Gibt es weitere Fragen oder Anliegen?

Das Konzept des Teambesuchs wurde anhand einer Patientenbefragung evaluiert. Die Auswertung zeigte, dass die Patient*innen den Teambesuch schätzen und positiv bewerten. Rückmeldungen wie »Es ist eine höfliche Art und gibt mir Orientierung« oder »Jetzt ist es schöner, wenn man weiß, was geredet wird« beweisen, wie wertschätzend und wohlwollend den Patient*innen in ihren Anliegen entgegengetreten wird.

Therapeutische und pflegerische Strukturen und Angebote

Einhergehend mit der Türöffnung und der Implementierung des Weddinger Modells wurde die Psychotherapie nach dem Konzept des IPT (integriertes psychologische Therapieprogramm bei schizophren Erkrankten) nach Roder et al. (2019) eingeführt. Dabei stützt sich das IPT auf fünf Ziele:

- kognitive Differenzen
- soziale Wahrnehmung
- verbale Kommunikation
- soziale Fertigkeiten
- interpersonelles Problemlösen

Die psychotherapeutische Behandlung besteht aus einer Gruppentherapie von einmal wöchentlich neunzig Minuten und einem zusätzlichem Einzelsetting von sechzigminütigen Gesprächen. Die beiden Abteilungspsycholog*innen werden zudem wöchentlich vom leitenden Psychologen des Zentrums für Alterspsychiatrie supervidiert.

Ein weiteres wichtiges Element der Behandlung auf der Abteilung APA und wichtiger Bestandteil des multiprofessionellen Bezugstherapeut*innnteams ist die Bezugspflege an sich. Die Bezugspflege wurde 2017 in den gesamten UPK eingeführt. Dabei orientiert sich der Bezugspflegestandard in Teilen an den Inhalten des Primary Nursing nach Manthey (2005), vorwiegend jedoch an den von Abderhalden und Needham (2000) beschriebenen Empfehlungen. Die darin formulierten Struktur-, Prozess- und Ergebniskriterien wurden übernommen und ausgeführt, sodass dieser Standard als Manual der Bezugspersonentätigkeit übernommen werden kann. Regelmäßige Bezugspersonengespräche sind ebenso fixer Bestandteil wie die Erstellung, Durchführung und Evaluation des Pflegeprozesses. Das multiprofessionelle Bezugstherapeut*innenteam wird gestärkt, indem regelmäßig sogenannte Kernteamgespräche geplant und durchgeführt werden, an denen Patient*innen, die Ärzteschaft und die jeweilige pflegerische Bezugsperson teilnehmen. In einem erweiterten Rahmen werden und können der Sozialdienst und/oder eine*r der beiden Psycholog*innen hinzugezogen werden.

Der Pflegeprozess, der durch die jeweilige pflegerische Bezugsperson geplant, durchgeführt und evaluiert wird, orientiert sich an den Schritten eines ausführlichen pflegerischen Basisassessment und einer Vielzahl verschiedener Pflegeinterventionen. Neben der Planung des Pflegeprozesses stehen der Pflege verschiedene weitere Assessments zur Verfügung, die sie im Rahmen ihrer Professionalisierung eigenständig erhebt.

Zu Beginn jeder Behandlung wird außerdem die Teilnahme an Therapien des medizinisch-therapeutischen Dienstes (MTD) besprochen. Durch unseren MTD stehen den Patient*innen eine Vielzahl verschiedenster Therapiemöglichkeiten in den Bereichen Ergo-, Musik-, Physio- und tiergestützter/naturnaher Therapie zur Verfügung. Konkret können die Patient*innen aus Angeboten wie etwa kognitivem oder medizinisch-therapeutischem Training, Kochkursen oder Tierheimbesuchen wählen. Eine tägliche Morgenrunde, eine abteilungseigene Gartengruppe sowie Aromapflege runden das Angebot milieu- und soziotherapeutischer Gruppen ab. Die Indikation für die Teilnahme richtet sich nach den Ressourcen und Interessen der Patient*innen sowie der gezielten Förderung zum Wiedererlangen der eigenen Resilienz. Den Patient*innen wird dabei auf Augenhöhe begegnet und auf ihre Erfahrung, Ressourcen und Vorlieben wird Rücksicht genommen. Die Wahrung der Autonomie ist dem multiprofessionellen Bezugstherapeut*innenteam genauso wichtig wie das Mitspracherecht an der Therapie an sich. Dabei soll auch die Teilhabe an Aktivitäten außerhalb der Klinik sichergestellt werden, weshalb Belastungserprobungen zu Hause empfohlen und gefördert werden. Der Türöffnungsprozess hat dabei die Haltung des Teams positiv geprägt, sodass bei Eintritt die Option rascher Belastungserprobungen besprochen, angeboten und empfohlen wird, sofern es die Situation erlaubt. Ausgänge sind die Regel und nicht die Ausnahme, auch bei Patient*innen, die mit einer FU zu uns kommen, denn eine geschlossene Abteilung ist, wie Cibis et al. (2017) schreiben, keine zwangsläufige Voraussetzung für die Aufnahme von Patient*innen, die gegen ihren Willen in die Klinik eingewiesen werden.

Auswirkungen der Öffnung

Der Effekt der offenen Abteilung ist in vielerlei Punkten direkt wie indirekt spür- und messbar. In der Pflege spürt man beispielweise insbesondere eine Zeitersparnis dadurch, dass unsere Ressourcen nicht mehr durch das Auf- und Abschließen der Tür gebunden sind. War die Abteilung vorher konsequent geschlossen, steht die Tür heute beinahe ganzjährig – sofern es die Temperaturen zulassen – weit offen. Nicht nur die Patient*innen fühlen sich dadurch weniger in ihrer Freiheit eingeschränkt, sondern auch Angehörige und Bezugspersonen bewerten dies positiv.

Das Streben nach einer konsequent offen geführten Station ist den Abteilungsleitenden ein großes Anliegen. Nicht immer ist dies jedoch möglich und eine temporäre Türschließung kann bei akuten Krisen wie erhöhter Fremd- oder

Eigengefährdung im Rahmen einer Weglaufgefahr weiterhin nötig werden. Durch externe Intensivbetreuungen kann eine Türschließung in diesen Situationen in der Regel vermieden werden. Die baulichen Gegebenheiten der APA-Station ermöglichen es, auch bei einer Schließung ggf. die Möglichkeit der teilweisen Öffnung zu erhalten. Hierzu kann durch eine Sektorenbildung die Bewegungsfreiheit einer einzelnen Person so eingeschränkt werden, dass die weiteren Patient*innen die Abteilung über andere Wege weiterhin frei verlassen können. Der Nachteil dieser Lösung ist jedoch, dass der Bewegungsradius der betroffenen Person dermaßen eingeschränkt wird, dass die Gefahr einer möglichen Eskalation sehr groß ist. Die Pflegenden der Abteilung sind stets bemüht, diese Maßnahme nur in letzter Instanz zu wählen.

Ein weiterer Effekt, der direkt mit der Abteilungsöffnung in Verbindung steht, ist die Reduktion der Aggressions- und Gewaltvorkommnisse auf der Abteilung. Diverse Publikationen bestätigen den Zusammenhang zwischen der Schließung einer Station und vermehrten Aggressions- und Gewaltvorkommnissen (Lang et al., 2016; Sollberger & Lang, 2013; Cibis et al., 2017; Lang, 2013). Doch nicht nur die Türöffnung per se hat zu einer Reduktion von Aggressions- und Gewaltvorkommnissen auf der Abteilung geführt, sondern auch der Umgang mit diesem Thema. Die Schulung des Pflegeteams im Umgang mit Aggression und Gewalt ist ein wichtiger Pfeiler und eine große Herausforderung in der therapeutischen Arbeit. Das frühzeitige Erkennen von möglichem gewalttätigen und eskalativem Verhalten sowie die Auswahl geeigneter Deeskalationsmaßnahmen sind dabei wichtige Kompetenzen. In den UPK ist daher ein entsprechendes Aggressions- und Deeskalationsmanagement etabliert worden. Sollberger und Lang (2014) plädieren dafür, eine Einschätzung von Gewaltrisiken zum Beispiel mithilfe der Bröset-Skala vorzunehmen. Diese kommt auf der Abteilung APA regelmäßig zum Einsatz und hilft bei der Sensibilisierung gegenüber Aggressions- und Gewaltvorkommnissen.

Kommt es doch zu Aggressions- und Gewaltereignissen, werden diese in den UPK und somit auch auf der Abteilung APA systematisch erhoben und dokumentiert. Konnten eine Isolation und Zwangsmaßnahmen nicht verhindert werden, so ist die Nachbesprechung insbesondere dieser Ereignisse standardisiert implementiert. Bei schwerwiegenden Ereignissen werden dazu Mitarbeitende aus dem Aggressions- und Deeskalationsmanagement als Moderator*innen der Nachbesprechung hinzugezogen. Im Zentrum stehen hierbei das Wohl und die Gesundheit der Mitarbeitenden, insbesondere um der Entwicklung eines Burn-out-Syndroms im Pflegeteam vorzubeugen (Lang, 2013).

Wenn die Tür geschlossen sein muss, wird subjektiv eine Zunahme von Aggressions- und Gewaltvorkommnisse auf der Abteilung APA wahrgenommen. Daher ist diese Option immer als letzte Maßnahme zu wählen und sollte so kurz wie möglich gehalten werden.

Die Schließung kann prinzipiell von allen Personen – Ärzteschaft, Pflegepersonen, Sozialdienst, Psycholog*innen oder anderen – durchgeführt werden. Die Öffnung der Abteilung erfolgt dann in der Regel in gemeinsamer Absprache zwischen der Ärzteschaft und den Pflegefachpersonen. Dabei werden Risikoaspekte und Verhältnismäßigkeit stets gegeneinander abgewogen, da eine solche Maßnahme nicht nur eine einzelne Person betrifft, sondern die gesamte Station. Mitpatient*innen sowie das multiprofessionelle Bezugstherapeut*innenteam oder Besuchende und andere UPK-Mitarbeitende wie etwa der Reinigungsdienst sind unweigerlich von der Schließung mitbetroffen. Es ist für Außenstehende schwer vorstellbar, aber eine geschlossene Abteilung birgt ein trügerisches Bild von Sicherheit. Unruhe und Anspannung steigen unter den Patient*innen genau wie im Pflegeteam. Denn wer ist schon gerne in geschlossenen Räumlichkeiten? Das Gefühl des Eingeschlossenseins löst Unbehagen, Stress und – im schlimmsten Fall – Aggressionen aus. Um dem entgegenwirken zu können, wird die Schließung der Abteilung nur im äußersten Fall vorgenommen.

Während die Öffnung der Abteilung APA erst eine Herausforderung darstellte, hat sie sich nun als Chance herausgestellt und kann mit positiven Erfahrungen bilanziert werden. Die Türöffnung brachte zu Beginn Sorge, Ängste und Bedenken mit sich, die einen Veränderungsprozess im Team und in ihrer Haltung auslösten. Durch die Integration des Konzeptes in das Weddinger Modell und die Etablierung des multiprofessionellen Bezugstherapeutenteams konnte ein partizipatives Milieu geschaffen werden, in dem die Patient*innen gegenseitiges Vertrauen und Wertschätzung erfahren. Auch werden sie eingeladen, freiwillig wieder in die Klinik und auf die APA-Station zu kommen. So gelang es, Patient*innen ambulant anzubinden und so sowohl die psychiatrische Therapie fortzusetzen als auch die medikamentöse Behandlung in Form von Depotgaben sicherzustellen. Die Möglichkeit dieser ambulanten Anbindung wird von vielen Patient*innen geschätzt und genutzt.

Zukunftsweisend wird die Abteilung APA zudem einige tagesstationäre Plätze anbieten, um bei Bedarf die Rückkehr ins häusliche Setting schrittweise vornehmen zu können. Aktuell werden Vorbereitungen getroffen, um ein entsprechendes Rahmenprogramm unter anderem mit dem medizinisch-therapeutischen Dienst zu koordinieren.

Rückblickend wird ein positives Resümee über die Türöffnung gezogen, doch erscheint es gerade in diesem Zusammenhang erstaunlich, dass eine der größten Herausforderung für die Abteilung APA nun die Außenwahrnehmung ist. Die Wahrnehmung anderer Institutionen ist, dass eine Einweisung gegen den Willen der Patient*innen ausschließlich auf eine geschlossene Station zu erfolgen hat. An dieser Stelle sei nochmals auf Cibis et al. (2017) und Lang et al. (2016) verwiesen, die dafür plädieren, dass gerichtliche Unterbringungen keine geschlossenen Abteilungen benötigen. Die APA-Station und ebenso andere Abteilungen der UPK beweisen dies mit ihrer Arbeit. Eine gerichtliche Unterbringung benötigt keine geschlossene Abteilung und eine offene Abteilung ist nicht nur für freiwillig hilfesuchende Patient*innen vorgesehen. Es ist eine Herausforderung und eine Chance – für die Patient*innen ebenso wie für die Abteilung: eine Herausforderung, je nach Situation die passende Unterstützung zu finden, eine Chance, Partizipation durch offene Türen und die Begegnung auf Augenhöhe zu stärken und ein sicheres Umfeld zu schaffen.

Tamara Binggeli ist pflegerische Abteilungsleitung des Zentrums für Alterspsychiatrie der Klinik für Erwachsene der Universitären Psychiatrischen Kliniken in Basel (UPK).

Literatur

Abderhalden, C., Needham, I. (2000): Bezugspflege in der stationären psychiatrischen Pflege der deutschsprachigen Schweiz: Empfehlungen zur Terminologie und Qualitätsnormen. Eigenverlag.

Aderhold, V., Gottwalz-Itten, E., Haßlöwer, H. (2010): Die Behandlungskonferenz – Dialog, Reflexion und Transparenz; Psychiatrische Pflege, 16 (3), 142–152.

Cibis, M.-L., Wackerhagen, C., Müller, S., Lang, U. E., Schmidt, Y., Heinz, A. (2017): Vergleichende Betrachtung von Aggressivität, Zwangsmedikation und Entweichungsraten zwischen offener und geschlossener Türpolitik auf einer Akutstation; Psychiatrische Praxis, 44 (3), 141–147.

Lang, U. E. (2013): Innovative Psychiatrie mit offenen Türen – Deeskalation und Partizipation in der Akutpsychiatrie. Springer.

Lang, U. E., Walter, M., Borgwardt, S., Heinz, A. (2016): Über die Reduktion von Zwangsmaßnahmen durch eine »offene Türpolitik«. Psychiatrische Praxis, 43 (6), 299–301. https://doi.org/10.1055/s-0042-111032

Mahler, L., Jarchov-Jadi, I., Montag, C., Gallinat, J. (2014): Das Weddinger Modell – Resilienz- und Ressourcenorientierung im klinischen Kontext. Psychiatrie Verlag.
Manthey, M. (2005): Primary Nursing, ein personenbezogenes Pflegesystem, 2. Aufl. Huber.
Mühleck, M., Meyer, D., Elmiger, A., Leyhe, T., Reiter-Theil, S. (2018): Psychiatrische Türöffnung – Erfahrungen aus der ethischen Begleitung. Nervenheilkunde, 37 (12), 911–915.
Roder, V., Brenner, H. D., Müller, D. (2019): Integriertes psychologisches Therapieprogramm bei schizophren Erkrankten IPT. Beltz.
Sollberger, D., Lang, U. E. (2014): Psychiatrie mit offenen Türen – Teil 1: Rational für Türöffnungen in der Akutpsychiatrie. Nervenarzt, 85, 312–318.
Sollberger, D., Lang, U. E. (2014): Psychiatrie mit offenen Türen – Teil 2: Therapeutische Herausforderungen, Nervenarzt, 85, 319–325.

Eine Betroffenenperspektive: geschlossene Alterspsychiatrie versus diagnosespezifische Konzepte in der Behandlung

Eine Angehörige, anonym

Ich habe durch meinen Angehörigen die »geschlossene« Alterspsychiatrie im Vergleich zu der »offenen« Alterspsychiatrie mitbekommen, da er einmal davor und einmal danach eingewiesen wurde. Für mich hat die Öffnung viel gebracht. Davor war er eher punktuell in der geschlossenen Behandlung, hat dann nach dem Austritt keine Weiterbehandlung erhalten und die Medikamente schnell wieder abgesetzt. Seit der Öffnung ist der Einbezug der Angehörigen enger geworden, die ambulante Behandlung wurde nachhaltiger aufgegleist, mit dem Recoverykonzept konnten Spitzen eher abgefangen werden und für Krisen konnte er niedrigschwelliger für einige Tage in Behandlung kommen. Nach der Öffnung wurde ich als Angehörige auch mehr in die Visiten einbezogen, auch er selbst in die Behandlung, die Absprachen haben besser funktioniert und es erfolgte eine bessere Planung auch der therapeutischen Angebote. Für mich ist es in einer erfolgreichen Behandlung zentral, dass eine geglückte Beziehung aufrechterhalten wird, es muss nicht alles vollkommen sein, und diese Beziehung war in der geöffneten Periode besser, es hat sich sehr viel gebessert. Was für die Zukunft ein Anliegen sein könnte, ist eine bessere Vernetzung von somatischer und psychiatrischer Behandlung.

Trackkonzept Depression, Persönlichkeitsstörungen und Psychosomatik

Eine pflegerische Perspektive: Konzept der offenen Krisenintervention bei suizidalen Patient*innen mit Borderline-Persönlichkeitsstörung

Christian Thimm

Mach dir bewusst, dass gute Beziehungen von deinem Handeln abhängen.
Marsha Linehan

Mit diesem Kapitel möchte ich einen Einblick in die therapeutische Beziehungsarbeit geben, die durch Pflegende der Kriseninterventionsstation (KIS) an den UPK Basel geleistet wird. Der Fokus auf die Beziehungsgestaltung ist entscheidend, um den Anforderungen einer offenen Krisenintervention bei suizidalen Patient*innen mit Borderline-Persönlichkeitsstörung gerecht zu werden.

Die KIS ist eine offene Abteilung des Zentrums für Diagnostik und Krisenintervention der UPK Basel. Sie bietet für die Behandlungsdauer von max. sieben Tagen einen geschützten, sicheren Rahmen, um gemeinsam Probleme und Ziele zu definieren und Bewältigungsstrategien bzw. Perspektiven zu entwickeln. Entscheidend sind dabei der Beziehungsaufbau, ein wohlwollendes Stationsklima und größtmögliche Transparenz in Bezug auf den Behandlungsprozess. Das interdisziplinäre Behandlungsteam besteht aus Pflegenden, Sozialarbeiter*innen und Ärzt*innen.

Im Rahmen des Basler Trackkonzepts und der neuen Schwerpunktlegung hat die Kriseninterventionsstation seit 2015 den Auftrag angenommen, vermehrt Menschen mit einer Borderline-Persönlichkeitsstörung in Krisensituationen zu behandeln. Dazu gehört auch die Begleitung in suizidalen Krisen. Mit diesem

Auftrag hat sich das Behandlungsteam schnell identifizieren können, da diese Gruppe von Patient*innen auch damals schon Teil des breiten, diagnoseübergreifenden Spektrums der Kriseninterventionsstation war.
Das Behandlungsteam der KIS ist berufsgruppenübergreifend nach dem DBT-Behandlungskonzept (Dialektisch-Behaviorale Therapie) der amerikanischen Psychologin Marsha Linehan geschult. Auch für neue Mitarbeitende besteht die Möglichkeit, interne DBT-Schulungen wahrzunehmen. Die Grundannahmen der DBT eignen sich sehr gut als Haltung für das Behandlungsteam in der therapeutischen Begegnung mit den Betroffenen.
Da sich das Behandlungsangebot der KIS auf die Stabilisierung und Förderung von Selbstverantwortung der Patient*innen konzentriert, werden die Elemente der DBT individuell und modular genutzt, um situationsgerecht arbeiten zu können. Achtsamkeit als Basis des Skillstrainings und die Anwendung bereits erlernter Strategien sind wichtige Elemente, um dysfunktionales Verhalten zu reduzieren und Anspannungszustände zu regulieren. Betroffene ohne DBT-Erfahrung haben die Möglichkeit, Skills zur Krisenbewältigung kennenzulernen und diese im weiteren Verlauf ihres ambulanten Behandlungssettings zu etablieren. Soweit die Patient*innen zustimmen, kann es auch sinnvoll sein, Personen aus ihrem sozialen Umfeld und ambulante Therapeut*innen einzubeziehen.

Suizidalität bei Borderline-Persönlichkeitsstörung

Suizidalität ist bei Menschen mit Borderline-Persönlichkeitsstörung ein häufiges Symptom und steht während der stationären Krisenintervention oft im Vordergrund. Es wird unterschieden zwischen der chronischen und der akuten Suizidalität. Herausfordernd für die Beurteilung und Diagnostik ist die Tatsache, dass der Begriff der Suizidalität die ganze Bandbreite und Variation von Suizidgedanken und suizidalem Erleben umfasst (Forkmann et al., 2016). Schnelle Intensitätswechsel der Sterbewünsche sind ebenfalls zu berücksichtigen (Simon et al., 2001).
Verbindlichkeit, ein Beziehungsangebot ohne moralische Bewertung der Suizidalität und Kommunikation auf Augenhöhe sind wichtige Signale für Menschen mit BPS. Suizidale Äußerungen müssen immer ernst genommen werden und sollten nicht mit Adjektiven wie z. B. »appellativ« oder »demonstrativ« bagatellisiert werden. Das ist der Stand der aktuellen Behandlungsempfehlung zu Borderline-Persönlichkeitsstörungen (Euler et al., 2018) und darüber hinaus meine ganz persönliche Erfahrung. Die Äußerung der Suizidalität hat immer eine Funktion auf verschiedenen Ebenen und ist Ausdruck des individuellen Leidensdrucks. Im Umgang mit BPS Patient*innen sind Übertragungs- und Gegenübertragungsphänome besonders zu beachten. Gerade bei chronisch suizidalen Patient*innen,

die als grundsätzlich urteilsfähig betrachtet werden, ist es zum Beispiel wichtig, eine schwere Selbstverletzung von einem Suizidversuch zu unterscheiden und die Situation bzw. die Konsequenzen zu akzeptieren. Ungerechtfertigte Zwangsmaßnahmen gilt es zu vermeiden (Euler et al., 2018).

Ich habe in meinem Berufsleben verschiedene Umgangsformen mit BPS in verschiedenen psychiatrischen Einrichtungen erlebt. Traumatisierende Zwangsmaßnahmen wie Fixierungen und Isolationen waren aus meiner Perspektive nicht zielführend. Sie waren und sind schädlich für die therapeutische Beziehung zwischen Patient*innen und Behandlungsteam. Im Rahmen der offenen Krisenintervention ist eine 1:1-Betreuung die am stärksten einschränkende Maßnahme für Patient*innen. Sie wird auf der KIS selten verordnet und kommt als entlastendes Element dazu, wenn sich Patient*innen nicht mehr von akuter Suizidalität distanzieren können und konkrete unmittelbare suizidale Handlungsabsichten verfolgen. Die Freiwilligkeit der Behandlung steht im Vordergrund und ist die Basis für ein konstruktives Miteinander im Rahmen der offenen Krisenintervention. Ziel ist es, einen sicheren Ort anbieten zu können. Verbindlichkeit auszustrahlen, Kontakt zu den Betroffenen herzustellen und deren Bedürfnisse zu erkennen, sind die großen Herausforderungen in der Beziehungsgestaltung und der Ausgestaltung dieses sicheren Ortes. Stabilität, Verlässlichkeit und Vertrauen sind Elemente, die vielen Hilfesuchenden bisher in ihrem Leben gefehlt haben. Diese Tatsache erschwert ihnen im Alltag dauerhaft die Gestaltung von tragfähigen Beziehungen. Zudem sind ihre Krisen oft von Ohnmacht und Selbsthass geprägt. Ich habe die Erfahrung gemacht, dass das offene Behandlungssetting den Einstieg in die therapeutische Beziehung erleichtert. Die Patient*innen kommen in einer akuten, psychischen Ausnahmesituation auf die Abteilung und empfinden den Abstand zur gewohnten, belastenden Umgebung oder Situation als entlastend. Ihr Verhalten wird nicht bewertet oder beurteilt. Die stationäre Kurzzeitbehandlung kann Teil eines Notfallplans darstellen, der beispielweise mit ambulanten Therapeut*innen aufgestellt wurde. Wir treffen Vereinbarungen mit den Betroffenen und sehen die Absprachefähigkeit als zentrales Element der Behandlung. Dazu gehört, dass sie sich auch in schwierigen Situationen mitteilen und auf das Behandlungsteam zugehen können, sollte sich ihr Zustand verschlechtern.

Die Pflegenden sind ebenfalls dazu angehalten, die Situation immer wieder neu einzuschätzen und entsprechende Maßnahmen abzuleiten. Konkrete Regelungen wie zum Beispiel klare Ausgangszeiten oder Kontaktaufnahmen in kurzen Intervallen können situativ zusätzliche Sicherheit vermitteln. Das

Treffen dieser oder ähnlicher Maßnahmen passiert in enger Abstimmung innerhalb des gesamten Behandlungsteams. Die Auseinandersetzung mit den betroffenen Personen und den Versuch, diverse Erlebniswelten zu verstehen, empfinde ich als unglaublich lehrreich für meine berufliche Praxis. Ich spreche bewusst über den Versuch, da Erlebniswelten existieren, die sich nicht einfach erschließen lassen. Schwere Selbstverletzungen oder Suizidversuche sind im stationären Rahmen der KIS die Ausnahme, dennoch besteht ein Teil der Arbeit mit BPS-Patient*innen im offenen Behandlungsrahmen auch darin, zu akzeptieren, dass das individuelle Leid der Menschen im Lauf ihres Lebens einen erfolgreichen Suizid zur Folge haben kann, während eines Klinikaufenthaltes, kurz oder viele Jahre danach.

Für die Besprechung einzelner Behandlungssituationen stehen dem Behandlungsteam verschiedene Sitzungsformate zur Verfügung. Es finden regelmäßig Supervisionen statt und bei Bedarf können Intervisionen und Fallbesprechungen durchgeführt werden. In besonders komplexen Situationen, bei denen ethische Aspekte eine Rolle spielen, kann es sinnvoll sein, ein ethisches Konsil anzufordern. Die zentrumsübergreifende »Borderline Supervision« ist Ergebnis einer UPK-Arbeitsgruppe zum Thema Borderline-Persönlichkeitsstörung. Sie bietet die Möglichkeit, abteilungs- und zentrumsübergreifend Situationen bekannter Patient*innen gemeinsam zu besprechen. Auch bei unbekannten Fällen dient sie als zusätzliche Inspirationsquelle für die Praxis.

Die kurze Krisenintervention für suizidale BPS-Patient*innen wird als Behandlungskonzept von den Betroffenen gut angenommen. Verlegungen in spezifische stationäre Bereiche finden selten und nur nach sorgfältiger Indikationsstellung statt. In der Regel erfolgen stationäre Aufnahmen auf die psychotherapeutische Schwerpunktstation für Borderlinestörungen der UPK elektiv nach Voranmeldung. Wir machen jedoch die Erfahrung, dass es kaum zu internen oder externen Verlegungen kommt und der Großteil der Patient*innen nach der Krisenintervention wieder entlassen werden kann. Die Entlassung erfolgt entweder in das bereits bestehende ambulante Behandlungssetting oder in eine neue ambulante therapeutische Beziehung.

Abschließend kehre ich zurück zum einleitenden Zitat Marsha Linehans. Das eigene Handeln und die Beziehung werden in den Vordergrund gestellt und es spricht sowohl die Betroffenen als auch alle behandelnden Personen an. Die Bemühung um eine therapeutische Beziehung lässt für mich persönlich viele lehrreiche Momente entstehen und ist eine sehr große Motivation in der täglichen Begegnung mit suizidalen BPS-Patient*innen.

Christian Thimm ist pflegerischer Abteilungsleiter der Abteilung für Krisenintervention des Zentrums für Diagnostik und Krisenintervention der Klinik für Erwachsene der Universitären Psychiatrischen Kliniken in Basel (UPK).

Literatur

Linehan, M. (2008): Dialektisch-Behaviorale Therapie (DBT) der Borderline-Persönlichkeitsstörung. Psychosozial Verlag.

Euler, S., Damann, G., Endtner, K., Leihener, F., Perroud, N. A., Reisch, T., Schmeck, K., Sollberger, D., Walter, M., Kramer, U., SGPP – Schweizerische Gesellschaft für Psychiatrie und Psychotherapie (2018): Behandlungsempfehlungen Borderline-Persönlichkeitsstörung. https://www.esspd.eu/wp-content/uploads/2020/10/euler_et_al_sgpp_behandlungsempfehlungen_borderline_03_2018.pdf (23.11.2025).

Forkmann, T.; Teismann, T.; Glaesmer, H. (2016): Diagnostik von Suizidalität. Reihe: Kompendien Psychologische Diagnostik – Band 14. Hogrefe.

Simon, T. R., Swann, A. C., Powell, K. E., Potter, L. B., Kresnow, M. J., O'Carroll, P. W. (2001): Characteristics of impulsive suicide attempts and attempters. Suicide and LifeThreatening Behavior, 32 (1 Suppl), 49–59.

Eine ärztliche Perspektive: Konzept einer psychotherapeutischen Station für Menschen mit Borderline-Persönlichkeitsstörungen

Felix Mosandl

Die Borderline-Persönlichkeitsstörung (BPS) ist gekennzeichnet durch ein früh beginnendes, überdauerndes Muster von Instabilität in Beziehungen, Selbstbild und Affektregulation. Sie geht mit ausgeprägter Impulsivität einher und wird typischerweise von starker Trennungsangst, Identitätsstörung, affektiver Labilität, chronischer Leere, unangemessener Wut, nicht suizidalem selbstverletzendem Verhalten (NSSV), suizidalen Handlungen sowie vorübergehendem, stressinduziertem psychotischem Erleben oder Dissoziation begleitet (Leichsenring et al., 2024). Die BPS hat für Betroffene und deren Umfeld erhebliche negative Auswirkungen. Sie ist mit deutlichen Einschränkungen der Arbeitsfähigkeit verbunden und stellt das Gesundheitssystem vor große Herausforderungen (Bohus et al., 2021). Bevorzugte Behandlungsmethode ist eine spezifische Form der Psychotherapie. Pharmakotherapie kann in Krisensituationen erwogen, sollte jedoch auf diese begrenzt werden. Bei klar umrissenen komorbiden Erkrankungen, etwa einer depressiven Episode, kann ein zeitlich befristeter Einsatz von Psychopharmaka sinnvoll sein (Storebø et al., 2020). Heute stehen wirksame störungsspezifische Therapien zur Verfügung, darunter die Dialektisch-Behaviorale Therapie (DBT) (Linehan, 1993), die Mentalisierungsbasierte Therapie (MBT) (Bateman et al., 2023), die Übertragungsfokussierte Therapie (TFP) (Yeomans et al., 2015) und die Schematherapie (Young, 1999). Dennoch sind diese Angebote, insbesondere im ambulanten Bereich, unzureichend verfügbar (Sharp, 2022). Trotz erwiesener Wirksamkeit sprechen etwa 50 % der Patient*innen nicht auf eine Therapie an, was die Schwere des Störungsbildes unterstreicht (Woodbridge et al., 2022). Die Arbeit mit Menschen mit BPS ist anspruchsvoll und erfordert die Fähigkeit, sich rasch auf unterschiedliche Situationen einzustellen. Sie konfrontiert Behandelnde immer wieder mit Widersprüchen, sowohl im Team als auch in der eigenen Haltung. Gleichzeitig kann es sehr bereichernd sein, Patient*innen besser zu verstehen und mitzuerleben, wie sie neue Handlungsspielräume in ihrer Lebensgestaltung gewinnen. Das folgende Kapitel beleuchtet die Chancen und Risiken aus ärztlicher Sicht und beschreibt, wie die Arbeit auf unserer Psychotherapiestation mit 16 Behandlungsplätzen, die überwiegend von Patient*innen mit BPS belegt sind, gestaltet ist. Für detaillierte Informationen zur Diagnostik wird auf die einschlägigen Leitlinien verwiesen (DGPPN, 2022).

Beginn der Behandlung

Patient*innen mit Indikation für eine Psychotherapie auf unserer Station zeigen häufig eine hohe Symptombelastung. Typische Aufnahmeanlässe sind wiederholte suizidale Krisen, nicht suizidales selbstverletzendes Verhalten (NSSV), eskalierender Substanzkonsum oder ausgeprägte depressive Symptomatik in Verbindung mit schweren psychosozialen Krisen. In solchen Situationen stößt eine störungsspezifische ambulante Therapie oft an ihre Grenzen oder ist, wie leider häufig, gar nicht etabliert.

Sonderfall: Komorbide Substanzgebrauchsstörung

Besteht eine führende Substanzgebrauchsstörung, erschwert dies die Behandlung erheblich. Wird Substanzkonsum als zentrale Copingstrategie eingesetzt, ist eine intensive Psychotherapie zur Veränderung der BPS-Kernsymptome kaum wirksam. Das Angebot, mit Spannungsprotokollen zu arbeiten oder grundlegende emotionsregulierende Skills einzuüben, wird von Patient*innen dann oft als wenig hilfreich erachtet, wenn etwa Alkohol, Cannabis oder Benzodiazepine eine sehr schnelle Spannungsreduktion ermöglichen. Vorrangiges Ziel ist daher, Motivation zur Abstinenz aufzubauen, zumindest für die Dauer des stationären Aufenthalts. Hier sind die Kolleg*innen unseres Zentrums für Suchterkrankungen unverzichtbare Partner*innen, mit denen wir eng zusammenarbeiten. Gelingt dort eine stationäre Abstinenz, kann diese in Belastungserprobungen getestet werden. Nach einer teilstationären oder ambulanten Phase ist der Eintritt auf unsere Station möglich. In seltenen Fällen erfolgt der Übertritt direkt aus einer stationären Entwöhnungsbehandlung. Hier zeigt sich jedoch, dass die zusätzliche emotionale Belastung und die Anforderungen der Psychotherapie häufig zu überdurchschnittlich vielen Therapieabbrüchen führen.

Die Eintrittssituation erfordert von der fallführenden Person ein hohes Maß an Perspektivübernahme. Manche Patient*innen haben lange zurückgezogen gelebt, leiden unter starken Ängsten und haben Schwierigkeiten, die Informationsfülle des Aufnahmeprozesses zu verarbeiten. Die asymmetrische Ausgangslage kann bei Patient*innen mit der störungstypischen psychischen Konstitution das Gefühl auslösen, unterlegen oder ausgeliefert zu sein. Empfinden sich Patient*innen mit BPS als unterlegen, kann dies das eigenständige Denken erschweren. Aussagen der Therapeut*innen werden dann unreflektiert übernommen oder pauschal abgelehnt (Bateman et al., 2023). In dieser Phase können zudem vermehrt impulsive Handlungen auftreten, etwa Substanzkonsum, NSSV oder Therapieabbrüche. Dem lässt sich entgegenwirken, indem Ängste gezielt reduziert und anstehende Handlungsschritte nach Eintritt klar erklärt werden. Vorteilig wirkt sich hier auch aus, wenn die Therapie möglichst partizipativ gestaltet wird. Auch der Kontakt zu Mitpatient*innen stellt häufig eine Herausforderung dar. Für manche ist zu große räumliche Nähe schwer erträglich. Dies kann zu paranoiden Zuständen führen, die psychotisch anmuten, sich jedoch meist mit einem Realitätsabgleich in der Therapie bewältigen lassen. Im weiteren Therapieverlauf kann es, bedingt durch das Störungsbild, zu Idealisierung und Entwertung kommen. Häufiger ist jedoch ein ausgeprägtes Misstrauen gegenüber der behandelnden Person, das zu einem Fallstrick werden kann, insbesondere wenn es unbemerkt bleibt (Fonagy et al., 2015).

Therapeutischer Beziehungs- und Behandlungsrahmen

»Wenn ich das Gefühl habe, verstanden zu werden, bin ich bereit, von der Person zu lernen, die mich verstanden hat.« (Fonagy et al., 2022) Dieses Zitat bringt auf den Punkt, dass der Aufbau einer tragfähigen therapeutischen Beziehung zentral ist. Im Kern geht es darum, Vertrauen zu entwickeln. Das Konzept des epistemischen Vertrauens beschreibt, wie frühe Erfahrungen mit primären Bezugspersonen beeinflussen, ob wir unsere soziale Umgebung, eben auch Therapeut*innen, als hilfreich erleben (Fonagy et al., 2015). Bei Patient*innen mit BPS ist diese Fähigkeit oft beeinträchtigt. Man spricht dann von epistemischem Misstrauen, das die Bereitschaft, von anderen zu lernen, deutlich einschränkt. Grundlage jeder therapeutischen Beziehung ist dabei Empathie. Die Schwere der Schicksale von Patient*innen kann Hilflosigkeit oder Distanzierungswünsche auslösen. Ebenso kann übermäßiges Mitleid dazu führen, vorhandene Ressourcen zu übersehen. Zwischen den Polen viktimisierenden Mitleids und distanzaufbauender Angst liegt die Möglichkeit, das innere Erleben der Patient*innen zumindest ansatzweise zu verstehen. Dies empathisch zu benennen und Patient*innen spürbar zu vermitteln, verstanden zu werden, bildet die Basis einer tragfähigen Beziehung.

Ein klarer Behandlungsrahmen ist eine weitere wesentliche Grundlage für den Aufbau von Vertrauen. Er definiert sowohl die Anforderungen an Patient*innen als auch die Leistungen des Behandlungsteams. Diese müssen nach Eintritt schlüssig und verständlich erklärt werden. Die Struktur umfasst einen festen zeitlichen Ablauf und konkrete, gemeinsam erarbeitete Therapieziele. Dabei orientieren wir uns an einer Hierarchie der individuellen Risikofaktoren (siehe Kasten).

Hierarchie der individuellen Risikofaktoren

1. Suizidales und Hochrisikoverhalten, Aggressivität (auch verbal)
2. Selbstverletzendes Verhalten
3. Nichterscheinen zu Therapien, mangelnde Mitarbeit in der Therapie
4. Verlust sozialer Kontakte/Beziehungslosigkeit
5. Gefährdung des Anstellungsverhältnisses/der Wohnung

Nach der Aufnahme kommt es häufig zu Rahmenbrüchen, etwa dem Verlassen der Station ohne Absprache, dem Versäumen von Therapieeinheiten, Substanzkonsum oder NSSV ohne proaktive Mitteilung. Der Rahmen bleibt für alle Patient*innen gleich und bietet Orientierung, seine Durchsetzung sollte jedoch nicht starr erfolgen. Bei besonderen interpersonellen Ereignissen wie Krisen nahestehender Personen oder Jahrestagen kann eine flexible Handhabung angezeigt sein. Im Rahmen der Psychoedukation bereiten wir Patient*innen auf solche erwartbaren Belastungssituationen vor und thematisieren ihre erhöhte Vulnerabilität für dysfunktionale Copingstrategien. Ziel ist, dass Patient*innen im Verlauf immer besser in der Lage sind, den Rahmen einzuhalten. Eine aktive Auseinandersetzung mit eigenen Copingstrategien und Therapiezielen sollte dabei erkennbar sein. Hilfreich ist die Arbeit mit Verhaltensanalysen, um Auslöser und Folgen von Rahmenbrüchen zu verstehen.

Interprofessionalität

Akute Krisen werden meist vom Pflegepersonal aufgefangen, wodurch sich die fallführende ärztliche Person auf geplante therapeutische Gespräche konzentrieren kann. Pflegefachpersonen arbeiten auf unserer Station nach DBT-Prinzipien mit Diary Cards und Spannungsprotokollen. Im Alltag, auch spät am Abend, werden Achtsamkeit sowie der Einsatz und die Anpassung von Skills kontinuierlich geübt und begleitet. Gemeinsam mit der fallführenden Person werden Krisenpläne erstellt und Belastungserprobungen vorbereitet. Bei Krisen in der Belastungserprobung steht ein Telefoncoaching zur Verfügung.
Der Sozialdienst hat besonders zu Beginn häufig eine zentrale Rolle. Ein Beispiel: Wiederkehrende Suizidalität kann durch die Hoffnungslosigkeit entstehen, bald die Wohnung zu verlieren. Gelingt es, über den Sozialdienst höhere Sozialleistungen zu beantragen und einen tragfähigen Schuldenplan zu erstellen, kann dies den Wohnungserhalt sichern. In solchen Fällen ist oft ein rascher Rückgang der Symptomatik zu beobachten.
Nonverbale Angebote wie Gestaltungs-, Musik- und Bewegungstherapie eröffnen Patient*innen die Möglichkeit, über Imagination in einen reflektiven Prozess zu gelangen. Häufig entstehen im kreativen Arbeiten Metaphern, die Patient*innen und Therapeut*innen gemeinsam explorieren. In wöchentlichen Gruppenrapporten werden die Beobachtungen aller Berufsgruppen gebündelt, um ein umfassendes Bild zu erhalten.

Psychotherapie

Zentrales Element der psychotherapeutischen Arbeit ist die Fokusformulierung. Patient*innen, fallführende Person und pflegerische Bezugsperson erarbeiten gemeinsam ein Dokument, das zentrale Probleme, biografische Zusammenhänge und Therapieziele festhält (Grove & Smith, 2022). Es dient dazu, Muster wie Beziehungskonflikte, Impulsivität oder Gefühlschaos zu verstehen und gibt während des gesamten Verlaufs Orientierung. In der Einzeltherapie hat zudem die Psychoedukation einen hohen Stellenwert. Sie dient nicht nur der Wissensvermittlung, sondern auch der Destigmatisierung. Viele Patient*innen haben in ihrem Leben wiederholt Botschaften erhalten, die ihnen ein persönliches Versagen nahelegen. Aufklärung über genetische Anteile der Störung (Belsky et al., 2012) und entwicklungspsychologische Erklärungsmodelle (Gunderson et al., 2018) kann entlastend wirken. Standardisiert findet diese Aufklärung in unserer MBT-Einführungsgruppe statt. Diese dient auch als Vorbereitung auf die themenoffene Gruppentherapie, die dreimal pro Woche stattfindet und ein zentrales psychotherapeutisches Element darstellt. Sie lebt vom Interesse an eigenen mentalen Zuständen und den Perspektiven anderer. Dieses Interesse wird durch kontinuierliches Aufzeigen und Modellverhalten, zum Beispiel durch Co-Therapeut*innen in der Gruppentherapie und konsequentes Vorleben, gefördert.

Halten Patient*innen sich wiederholt nicht an Regeln, kann dies im Team Ärger, Unverständnis oder Besorgnis auslösen. Solche Reaktionen sind häufig Ausdruck von Hilflosigkeit in der therapeutischen Selbstwirksamkeit. In der MBT wird dies als relevanter Prozess verstanden, der im Team reflektiert werden sollte.

Pseudomentalisieren und prämentalistische Modi

Ein nicht zu unterschätzender Fallstrick ist das Pseudomentalisieren. Dabei wirken Patient*innen reflektiert, verwenden psychologische Begriffe und scheinen die Therapieinhalte zu beherrschen, ohne jedoch eine affektive Anbindung an das eigene Erleben herzustellen. Bateman et al. (2023) beschreiben dies als Mentalisieren ohne Bezug zur Realität. Bleibt dies unerkannt, droht die Therapie ins Leere zu laufen oder abgebrochen zu werden.

Die MBT geht davon aus, dass prämentalistische Modi in verunsichernden Situationen aktiviert werden können:

Psychischer Äquivalenzmodus: Innen und außen werden als identisch erlebt, alternative Sichtweisen erscheinen unmöglich.

Teleologischer Modus: Nur sichtbare Handlungen scheinen wirksam, etwa das Verlassen des Raums oder NSSV.

Als-ob-Modus: Inhalte wirken reflektiert, bleiben jedoch ohne affektiven Bezug.

Die fragende Haltung der Therapeut*innen soll helfen, die Neugier der Patient*innen auf eigene und fremde mentale Zustände zu fördern und so ihre Alltagsfunktion zu verbessern.

Suizidalität

Suizidalität ist ein Kernsymptom der BPS und besteht meist chronisch. Sie geht mit einem deutlich erhöhten Suizidrisiko einher, auch im Vergleich zu anderen Persönlichkeitsstörungen (Temes et al., 2019). Forschungsergebnisse zeigen, dass es nicht zielführend ist, auf suizidale Äußerungen mit Sicherungsmaßnahmen zu reagieren (Goodman et al., 2012). Suizidalität muss immer ernst genommen werden und darf auch bei BPS nicht übersehen werden. Wichtig ist jedoch, die Reduktion der Suizidalität als Therapieziel gemeinsam mit den Patient*innen zu erarbeiten und die oft zugrunde liegenden interpersonellen Auslöser zu identifizieren. Auf unserer Station unterschreiben Patient*innen bei Eintritt einen Non-Suizid-Vertrag. Dieser bildet eine elementare Grundlage der Behandlung. Ist eine Absprachefähigkeit nicht mehr gegeben und sind die Patient*innen nicht mehr bereit, sich auf psychotherapeutische Interventionen einzulassen, endet die Behandlung auf unserer Station. Liegt aufgrund schwerer Depression, Intoxikation oder fehlendem sozialen Netz ein akutes Suizidrisiko vor, übernimmt die diagnostisch assoziierte Station das Management der Selbstgefährdung. Besteht kein akutes Risiko, erfolgt die Entlassung, da eine urteilsfähige Person ein Recht auf Selbstschädigung hat (Bielinski et al., 2018). Solche Situationen sind jedoch sehr selten. Entscheidungen sollten stets von mindestens zwei Fachpersonen unter Abwägung von Nutzen und Risiko getroffen werden. In manchen Fällen kann sich nach einem solchen Therapieabbruch eine Intervallbehandlung ergeben, die im zweiten Anlauf einen deutlichen Nutzen für die Patient*innen bringt.

Nach einer dreimonatigen stationären Behandlung zeigt sich nicht selten eine gewisse Therapiemüdigkeit. Patient*innen ziehen sich schrittweise aus den Therapieangeboten zurück, berichten, dass sie mit neuen Mitpatient*innen weniger in Kontakt kommen, und freuen sich oft auf die Entlassung. In diesem Zusammenhang treten häufig wieder verstärkt dysfunktionale Verhaltensweisen auf, die bereits vor der Behandlung bestanden. Diese Entwicklung sollte angesprochen werden, erfordert jedoch nicht zwingend eine Korrektur. Sie kann vielmehr als natürliche Reaktion unter steigender psychischer Anspannung verstanden werden. Wesentlich ist eine sorgfältige Übergabe an die weiterbehandelnden Fachpersonen. Dazu gehört, bei der Planung weiterer medizinischer Anschlussbehandlungen zu unterstützen und sicherzustellen, dass eine bestehende Pharmakotherapie nicht ohne erneute Indikationsprüfung fortgeführt wird. Am Ende lohnt sich zudem ein gemeinsamer Rückblick: Was wurde erlebt, was ist gut gelungen, was weniger? Gelingt es Patient*innen, an dieser Stelle offen und reflektiert Kritik zu äußern, kann dies als therapeutischer Fortschritt gewertet werden.

Wichtige Faktoren

Die stationäre psychotherapeutische Behandlung von Patient*innen mit BPS erfordert eine klare Struktur, verbindliche Rahmenbedingungen und interdisziplinäre Zusammenarbeit. Entscheidend für den Therapieerfolg ist eine gute Zusammenarbeit des gesamten Teams, eine verlässliche Beziehungsgestaltung und die Berücksichtigung störungsspezifischer Dynamiken wie Idealisierung, Entwertung und prämentalistischer Modi. Für die ärztlich fallführende Person umfasst die Aufgabe sowohl die Koordination des interprofessionellen Teams als auch die inhaltliche Steuerung des therapeutischen Prozesses. Dazu gehören die kontinuierliche Risikoeinschätzung, die Anpassung von Therapiezielen und die Sicherstellung der Weiterbehandlung nach Entlassung. Unter diesen Voraussetzungen kann die stationäre Therapie bei Patient*innen mit BPS zu einer Verbesserung der Symptomatik und der psychosozialen Funktionsfähigkeit beitragen.

Dr. Felix Mosandl ist Oberarzt der Abteilung für Persönlichkeitsstörungen des Zentrums für Psychosomatik und Psychotherapie der Klinik für Erwachsene der Universitären Psychiatrischen Kliniken in Basel (UPK).

Literatur

Bateman, A., Fonagy, P., Campbell, C., Luyten, P., & Debbané, M. (2023): Cambridge guide to mentalization-based treatment (MBT). Cambridge University Press.

Belsky, D. W., Caspi, A., Arseneault, L., Bleidorn, W., Fonagy, P., Goodman, M., Houts, R., Moffitt, T. E. (2012): Etiological features of borderline personality related characteristics in a birth cohort of 12-year-old children. Development and Psychopathology, 24 (1), 251–265.

Bielinski, D., Hoff, P., Kurmann, J., Rota, F., Fahima, T., Fluder, M., Stöckli, B., Amstad, N., Bayer, J., Reuter, A., Schubiger, G., BaumannHölzle, R. (2018): Die SGPPBehandlungsempfehlungen für den Umgang mit chronisch suizidalen Patient*innen – Version März 2018. PSY Bulletin, 1–10.

Bohus, M., StoffersWinterling, J., Sharp, C., KrauseUtz, A., Schmahl, C., Lieb, K. (2021): Borderline personality disorder. The Lancet, 398 (10310), 1528–1540.

DGPPN (2022): S3-Leitlinie zur Diagnostik und Behandlung der Borderline-Persönlichkeitsstörung. AWMF-Register Nr. 038-117.

Fonagy, P., Campbell, C., Constantinou, M., Higgitt, A., Allison, E., Luyten, P. (2022): Culture and psychopathology: An attempt at reconsidering the role of social learning. Development and Psychopathology, 34 (4), 1205–1220.

Fonagy, P., Luyten, P., Allison, E. (2015): Epistemic petrification and the restoration of epistemic trust: A new conceptualization of borderline personality disorder and its psychosocial treatment. Journal of Personality Disorders, 29 (5), 575–609.

Goodman, M., Roiff, T., Oakes, A. H., Paris, J. (2012): Suicidal risk and management in borderline personality disorder. Current Psychiatry Reports, 14 (1), 79–85.

Gunderson, J. G., Herpertz, S. C., Skodol, A. E., Torgersen, S., Zanarini, M. C. (2018): Borderline personality disorder. Nature Reviews Disease Primers, 4 (1), 1–20. https://doi.org/10.1038/nrdp.2018.29

Grove, P., Smith, E. (2022): A framework for MBT formulations: The narrative formulation and MBT passport. Journal of Contemporary Psychotherapy, 52 (3), 199–206.

Leichsenring, F., Fonagy, P., Heim, N., Kernberg, O. F., Leweke, F., Luyten, P., Salzer, S., Spitzer, C., Steinert, C. (2024): Borderline personality disorder: A comprehensive review of diagnosis and clinical presentation, etiology, treatment, and current controversies. World Psychiatry, 23 (1), 4–25.

Linehan, M. M. (1987): Dialectical behavior therapy for borderline personality disorder. Theory and method. Bulletin of the Menninger Clinic, 51 (3), 261–276.

Sharp, C. (2022): Personality disorders. New England Journal of Medicine, 387 (10), 916–923.

Storebø, O. J., Stoffers-Winterling, J. M., Völlm, B. A., Kongerslev, M. T., Mattivi, J. T., Jørgensen, M. S., Faltinsen, E., Todorovac, A., Sales, C. P., Callesen, H. E., Lieb, K., Simonsen, E. (2020): Psychological therapies for people with borderline personality disorder. The Cochrane Database of Systematic Reviews, 5 (5), CD012955.

Temes, C. M., Frankenburg, F. R., Fitzmaurice, G. M., & Zanarini, M. C. (2019): Deaths by suicide and other causes among patients with borderline personality disorder and personality-disordered comparison subjects over 24 years of prospective follow-up. The Journal of Clinical Psychiatry, 80 (1), 18m12403. https://doi.org/10.4088/JCP.18m12403

Woodbridge, J., Townsend, M., Reis, S., Singh, S., Grenyer, B. F. (2022): Non-response to psychotherapy for borderline personality disorder: a systematic review. Australian & New Zealand Journal of Psychiatry, 56 (7), 771–787.

Yeomans, F. E., Clarkin, J. F., Kernberg, O. F. (2015): Transference-focused psychotherapy for borderline personality disorder: A clinical guide. American Psychiatric Publishing.

Young, J. E. (1999): Cognitive therapy for personality disorders: A schema-focused approach. Professional Resource Press.

Eine psychologische Perspektive: das recoveryorientierte ACT-Konzept in der Behandlung akuter Depressionen

Victoria Joy Block

Eine der häufigsten Diagnosen, mit denen Behandlungsteams konfrontiert sind, ist die depressive Episode, oft im Rahmen einer rezidivierenden depressiven Störung. Betroffene erleben über Wochen bis Monate anhaltende Traurigkeit, Hoffnungslosigkeit und innere Leere. Typisch ist ein deutlicher Verlust von Interesse und Freude an Arbeit oder Hobbys, die zuvor bedeutsam waren. Hinzu kommen häufig große Schwierigkeiten, morgens in den Tag zu starten, oder allgemein ein Mangel an Motivation und Antrieb. Begleitend treten Energielosigkeit sowie kognitive Beeinträchtigungen wie Konzentrations- und Gedächtnisprobleme auf. Viele Betroffene berichten über übermäßige Schuldgefühle und Entscheidungsschwierigkeiten, die sich wie eine Blockade anfühlen können. Appetitveränderungen und Schlafstörungen sind weitere belastende Symptome, die die Erkrankung zusätzlich verstärken. Schlimmstenfalls entwickeln Betroffene suizidale Gedanken oder Impulse, wodurch die Symptomatik zu einem lebensgefährlichen Zustand wird.

Nach ICD-11 (World Health Organization, 2019) und den S3-Leitlinien zur Behandlung unipolarer Depressionen (DGPPN et al., 2022) wird die Diagnose gestellt, wenn mindestens fünf Symptome über einen Zeitraum von mindestens zwei Wochen gleichzeitig auftreten, darunter zwingend eine depressive Stimmung oder ein Verlust von Freude/Interesse, und wenn diese zu einer deutlichen Beeinträchtigung der alltäglichen Funktionsfähigkeit führen. Insgesamt handelt es sich um eine Erkrankung, die die Lebensqualität massiv mindert und die soziale sowie berufliche Teilhabe einschränkt.

Depressionen können sowohl primär auftreten als auch die Folge einer anderen psychischen Erkrankung sein und somit als Komorbidität verstanden werden. Menschen mit einer Depressionsdiagnose, insbesondere wenn diese unbehandelt bleibt, haben ein größeres Risiko, auch an einer Sucht- oder Angsterkrankung zu leiden und sind eher in Gefahr, sich zu suizidieren (Steffen et al., 2020).

In den Universitären Psychiatrischen Kliniken Basel diagnostizieren und behandeln wir depressive Patient*innen täglich auf unterschiedlichen Stationen, um eine bestmögliche Unterstützung und Behandlung zu gewährleisten. Im Sinne eines Trackmodells wird dabei bei Eintritt in Abhängigkeit einiger Merkmale möglichst die passende Abteilung gewählt. Beispielsweise wird darauf geachtet, ob Depression als primäre Störung oder als sekundäre Folge einer zugrunde liegenden anderen Störung gewertet wird. Auch spielen das Alter der Patient*innen, das Ausmaß des Funktionalitätsverlustes sowie das Versicherungsmodell eine Rolle. Dabei gehen wir mit einer recoveryorientierten Grundhaltung (Zuaboni et al., 2021) vor und begleiten Patient*innen in ihren persönlichen Genesungsprozessen, um erneut eine erfüllte, sinnhafte und selbstbestimmte Lebensgestaltung zu erreichen. Eine zum Recoveryansatz passende Depressionsbehandlung leitet sich vom transdiagnostischen Ansatz der Akzeptanz- und Commitmenttherapie ab und wird beispielsweise auf den beiden Abteilungen der Privatklinik der UPK angeboten.

Depression im klinischen Kontext

An den Ursachen depressiver Erkrankungen wird schon lange geforscht. Inzwischen gibt es zahlreiche identifizierte Faktoren, die an der Entwicklung von Depressionen mitbeteiligt sind. Vorherrschend im heutigen Verständnis von Depressionen ist das biopsychosoziale Modell. In einer Übersichtsarbeit haben Remes et al. (2021) die unterschiedlichen Risikofaktoren umfassend zusammengetragen. Zu biologischen Risikofaktoren gehören bestimmte Genvarianten, Entzündungsprozesse, ein Ungleichgewicht der Stressachse, Veränderungen im Biom des Darmes oder hormonelle Einflüsse sowie zahlreiche körperliche Erkrankungen. Neben biologischen Ursachen tragen auch psychische und biografische Ursachen sowie Umweltfaktoren zur Entstehung einer Depression bei. Dazu gehören beispielsweise akute belastende Lebensereignisse, darunter insbesondere interpersonelle Verluste oder demütigende Erfahrungen. Frühe Traumata und Missbrauchserfahrungen erhöhen nicht nur die Wahrscheinlichkeit einer depressiven Episode, sondern führen zu einer Verdopplung des Risikos, an einer rezidivierenden depressiven Störung zu erkranken (Nanni et al., 2012). Persönlichkeitszüge wie Neurotizismus, ein negatives Selbstbild oder eine ausgeprägte Grübelneigung sind als Risikofaktoren gut belegt (Remes et al., 2021). Auch anhaltender Stress bei Absenz von Erholungsmöglichkeiten oder fehlende Bewältigungsstrategien können die Entwicklung einer Depression begünstigen. Soziale Isolation und mangelnde soziale Unterstützung erhöhen das Risiko, eine depressive Symptomatik zu entwickeln. Hinzu kommen zahlreiche Umweltfaktoren:

Sozioökonomische Instabilität, Umweltkatastrophen und politische Instabilität sind durch die Einzelperson nicht kontrollierbare Einflussfaktoren. Je mehr solcher Faktoren vorhanden sind, desto höher ist das kumulative Risiko (Remes et al., 2021).

Insgesamt lässt sich zusammenfassen, dass eine Depression als ein komplexes Wechselspiel der in der betroffenen Person angelegten Prädisposition und umgebender Kontextfaktoren zu verstehen ist. Daraus lässt sich schließen, dass von Depressionen Betroffene eine sehr heterogene Gruppe darstellen, es eine Vielzahl von klinischen Zustandsbildern gibt (Zimmermann et al., 2015) und auch in der erfolgreichen Therapie eine auf den Menschen individuell zugeschnittene, holistische Behandlung von Vorteil sein wird.

Für Abteilungen in den UPK bedeutet das, dass sie mit den zur Verfügung stehenden Ressourcen so umgehen müssen, dass sie jeder Person möglichst die Therapie zukommen lassen, die sie als nützlich und hilfreich einschätzt, und gleichzeitig kein Überangebot vorhalten, denn ein voller Behandlungsplan bedeutet nicht zwangsläufig bessere Ergebnisse. Da Ressourcen begrenzt sind, ergibt es Sinn, nicht zielführende therapeutische Interventionen wegzulassen und mit der betroffenen Person gemeinsam zu überlegen, was zur Erreichung der Ziele unterstützend und wirkungsvoll ist.

Natürlich gibt es auf einer übergeordneten Ebene depressionsbegünstigende Prozesse, die sich bei vielen Patient*innen wiederfinden lassen. Beispiele dafür sind das Verwechseln der eigenen Gedanken und Gefühle mit absoluter Wahrheit, das Vermeiden negativer Gefühle, Gedanken und Empfindungen oder die rigide Anwendung interner oder gelernter Regeln, selbst wenn sich diese nicht länger als nützlich erweisen. Für eine Vielzahl dieser Prozesse gibt es Therapieansätze, die sich damit beschäftigen, wie Personen die Fähigkeit lernen können, in diese Prozesse einzugreifen und sie flexibel zu verändern. Einer dieser wissenschaftlich gut erforschten Therapieansätze ist die Akzeptanz- und Commitmenttherapie, der nachfolgend näher erläutert werden soll.

Eine kurze Einführung in die Akzeptanz- und Commitmenttherapie

Die Akzeptanz- und Commitment-Therapie (ACT) wurde in den 1990er-Jahren von Steven C. Hayes und Kollegen entwickelt und gilt als Teil der sogenannten dritten Welle der Verhaltenstherapie. Als dritte Welle werden neuere verhaltenstherapeutische Ansätze bezeichnet. Dazu gehören nicht nur ACT, sondern auch die Dialektisch-Behaviorale Therapie (DBT) oder achtsamkeitsbasierte

Verfahren. Diese Therapiemethoden, die nach der »kognitiven Wende« der 1960er-/70er-Jahre entstanden sind, erweitern die klassischen Methoden um Komponenten wie Achtsamkeit, Akzeptanz und Werteorientierung (Sonntag, 2005). Während die erste Welle der Verhaltenstherapie vor allem auf beobachtbares Verhalten und Methoden wie die Konditionierung durch die Anwendung von Verstärkern fokussierte und die zweite Welle kognitive Prozesse wie das Identifizieren und Umstrukturieren dysfunktionaler Gedanken ins Zentrum rückte, betont die dritte Welle kontextuelle und prozessorientierte Strategien (Sonntag, 2005). Die theoretische Basis von ACT bildet die Bezugsrahmentheorie (Relational Frame Theory, RFT), eine kontextuelle Verhaltensanalyse von Sprache und Kognition. Daraus lässt sich ableiten, dass menschliches Leiden wesentlich durch Sprach- und Denkprozesse mitbedingt wird. Anstatt diese sprachlichen Inhalte direkt zu verändern, versucht man anhand der Methoden der ACT, den Umgang mit ihnen zu verändern. Das bedeutet, dass unangenehme innere Erlebnisse wie Gedanken, Gefühle oder Erinnerungen nicht als Symptome bekämpft, sondern als Erfahrungen im Kontext betrachtet werden, die zwar schmerzhaft sein können, aber nicht verhindern müssen, dass ein erfülltes, wertorientiertes Leben geführt wird (Sonntag, 2005). In diesem Sinne unterscheidet sich ACT deutlich von traditionellen kognitiven Verhaltenstherapien, was Zielsetzung und Vorgehensweise betrifft.

ACT fördert psychische Flexibilität als übergeordnete Zielsetzung. Darunter versteht man die Fähigkeit, auch bei auftretenden schwierigen Gedanken und Gefühlen bewusst im gegenwärtigen Moment zu bleiben und das eigene Verhalten an persönlichen Werten auszurichten. Anders ausgedrückt: Anstelle primär die Reduktion von Symptomen anzustreben, soll der Handlungsspielraum vergrößert werden, sodass Patient*innen trotz ihrer Symptome ein sinnvolles Leben nach ihren Vorstellungen führen können. In der kognitiven Verhaltenstherapie (KVT) steht oft die Veränderung problematischer Gedanken und die Kontrolle oder das Loswerden unangenehmer Gefühle im Vordergrund. Bei ACT hingegen wird nicht versucht, depressive Gedanken oder Gefühle direkt zu eliminieren oder zu regulieren, sondern es wird darauf abgezielt, die Kontexte und inneren Prozesse zu verändern, die einem zukünftigen werteorientierten Leben im Wege stehen. So wird zum Beispiel in der klassischen Verhaltenstherapie bei Depressionen angestrebt, dass durch Verhaltensaktivierung die Stimmung verbessert wird und Symptome nachlassen. Nach dem ACT-Modell ist das primäre Ziel solcher Schritte jedoch nicht die unmittelbare Reduktion der Niedergeschlagenheit, sondern dass die Person eine werteorientierte Handlung vollzieht und dabei die auftretende Hoffnungslosigkeit oder Antriebslosigkeit akzeptierend und wohlwollend beobachtet. Diese veränderte Haltung zeigt sich auch im Umgang mit Gedanken: Statt negative Kognitionen unbedingt inhaltlich umzustrukturieren, lernen Patienten bei ACT, ihre Gedanken als vorüberziehende Ereignisse in der inneren Wahrnehmung zu verstehen, die nicht wörtlich genommen werden müssen. ACT verspricht keine sofortige Symptomlinderung. Jedoch führt paradoxerweise gerade das Loslassen des Kampfes gegen die Symptome oft mittel- und langfristig zu einer Verringerung des Leidensdrucks (Sonntag, 2005). Therapeutische Interventionen in ACT dienen vor allem der Förderung persönlich bedeutsamer Lebensziele und Werte, anstatt direkt auf Symptomverminderung abzuzielen, hat dies aber doch oftmals zur Folge (Gloster et al., 2017).

ABBILDUNG 1 Prozesse der psychischen Flexibilität (adaptiert nach Lotz, 2022, S.17)

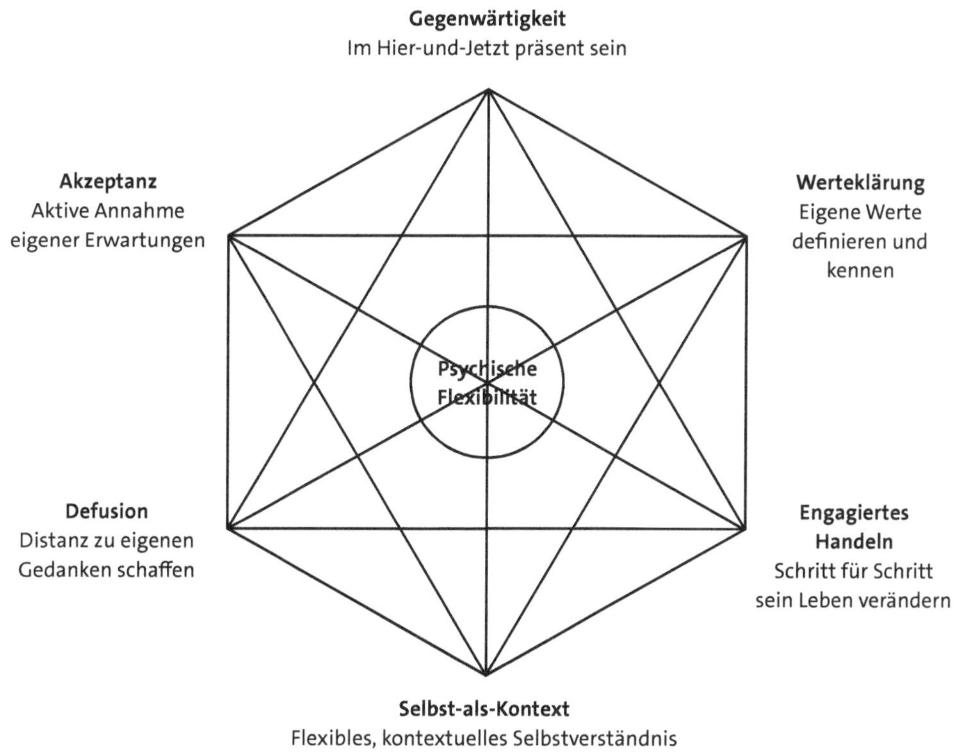

Psychische Flexibilität gliedert sich in sechs zentrale Prozesse oder Fertigkeiten, die in der Behandlung mit den Patient*innen erarbeitet und geübt werden. Diese sechs Komponenten werden oft auch im sogenannten Hexaflex-Modell dargestellt und sind eng miteinander verknüpft. In der praktischen Therapie werden sie nicht strikt nacheinander abgearbeitet, sondern fortlaufend ineinandergreifend gefördert. Im Folgenden werden die sechs Prozesse kurz erläutert (Hayes et al., 2012).

Akzeptanz

Akzeptanz meint die aktive Annahme eigener momentaner Erfahrungen, insbesondere unangenehmer Gefühle, Empfindungen und Erinnerungen. Anstatt gegen Schmerz, Angst oder Traurigkeit anzukämpfen, übt man in ACT eine offene, nicht bewertende Haltung gegenüber diesen inneren Erlebnissen ein. Wichtig ist, dass Akzeptanz nicht mit Resignation oder Passivität verwechselt wird. Akzeptanz bedeutet nicht, dass man eine unerwünschte Situation gutheißen oder für immer aushalten muss. Vielmehr geht es darum, für schwierige Gefühle Raum zu schaffen und sie bewusst zuzulassen, ohne in reflexhafte Bewältigungsstrategien (z. B. Ablenkung, Grübeln, Rückzug) zu verfallen. Durch diese Haltung verringert sich das zusätzliche Leid, das durch den Kampf gegen das Gefühl entsteht. Akzeptanz in ACT heißt, Ja zu sagen zu dem, was man gerade empfindet, nicht weil man es gut findet, sondern weil es ohnehin schon da ist. Dieses »aktive Annehmen« schafft erst die Grundlage, um im nächsten Schritt frei entscheiden zu können, wie man handeln will. Paradoxerweise führt Akzeptanz häufig zu einer Abnahme von Symptomintensität (Zettle, 2007). Allerdings ist dies nicht das primäre Ziel, sondern eher ein Nebenprodukt der veränderten Haltung.

Kognitive Defusion

Kognitive Defusion zielt darauf ab, sich von der wörtlichen Bedeutung seiner Gedanken zu distanzieren. In Depressionen sind Menschen oft mit ihren negativen Gedanken fusioniert, d. h., sie behandeln Gedanken wie »Ich bin wertlos« wie absolute Wahrheiten. Bei ACT helfen Defusionsinterventionen, Gedanken als das zu erkennen, was sie sind, nämlich vorübergehende mentale Ereignisse und nicht etwa Tatsachen. Durch Defusion verliert der Gedanke an Macht. Anstatt automatisch auf einen belastenden Gedanken zu reagieren oder in ihm »gefangen« zu sein, gewinnen die Betroffenen Handlungsspielraum.

Als Beispiel sei der hoffnungslose Gedanke »Alles ist sinnlos« genannt. Nutzt der Patient Defusion, so kann er – anstatt sofort in Verzweiflung zu versinken – den Gedanken bemerken und benennen (»Ich habe den Gedanken, dass alles sinnlos ist«). Diese kleine sprachliche Änderung schafft bereits Distanz zwischen Person und Inhalt des Gedankens. Defusion bedeutet also, Beobachter*in der eigenen Gedanken zu werden, statt sich voll mit ihnen zu identifizieren. In der Folge können auch quälende Kognitionen an Einfluss verlieren, weil sie weniger persönlich und absolut genommen werden. Oft setzt dadurch ein flexiblerer Umgang mit den Gedanken ein, was neue Verhaltensmöglichkeiten eröffnet.

Gegenwärtigkeit

Gegenwärtigkeit meint die Fähigkeit, die Aufmerksamkeit immer wieder bewusst auf den aktuellen Moment zu lenken. Depressive Menschen sind häufig in Grübeln über Vergangenes oder Sorgen um Zukünftiges verstrickt. Mit ACT wird geübt, sich immer wieder im gegenwärtigen Augenblick zu verankern und das zu registrieren, was hier und jetzt tatsächlich geschieht, statt auf Autopilot im Gedankenkarussell zu laufen. Praktisch werden dazu oft Achtsamkeitsübungen eingesetzt, z. B. kurze Atemmeditationen, bewusstes Wahrnehmen von Körperempfindungen oder der Umgebung. Dabei soll eine offene, neugierige Haltung kultiviert werden. Das bedeutet, man nimmt wahr, was gerade auftaucht, ohne es sofort zu beurteilen oder wegzuschieben. Diese Präsenz im Moment schafft die Voraussetzung dafür, bewusst und wertgeleitet handeln zu können. Zudem kann das Verweilen im Hier und Jetzt helfen, besser aus destruktiven Gedankenschleifen auszusteigen. In der ACT dient Achtsamkeit jedoch nicht primär der Entspannung, sondern dem Sich- bewusst-Machen der aktuellen Erfahrung, egal ob diese angenehm oder unangenehm ist. Dazu gehört auch das Kultivieren der gleichzeitigen Bereitschaft, sich dem zuzuwenden, was einem wichtig ist.

Selbst-als-Kontext

Hiermit ist die Entwicklung eines flexiblen, kontextuellen Selbstverständnisses gemeint. Menschen neigen dazu, ein starres Bild von sich selbst zu entwickeln (das »konzeptualisierte Selbst«, z. B. »Ich bin ein Versager«). ACT fördert die Erfahrung eines Beobachterselbsts, das hinter all den wechselnden Gedanken und Gefühlen steht. Man könnte es auch als den Kontext, in dem Erleben stattfindet, bezeichnen. Durch wiederholte Übungen (z. B. Beobachterposition einnehmen oder Imaginationsübungen, bei denen man Gedanken und Gefühle aus der Distanz betrachtet) lernen Patient*innen, dass sie mehr sind als die Summe ihrer Inhalte. Im Vordergrund stehende Gedanken, Gefühle, Rollen und Eigenschaften ändern sich, aber der Teil von uns, der all dies wahrnimmt, bleibt als konstanter Hintergrund erhalten. Dieses Selbst-als-Kontext ermöglicht eine entidentifizierte Perspektive: »Ich habe dieses Gefühl, aber ich bin nicht dieses Gefühl.« Besonders bei lang andauernden Depressionen, in denen die Krankheit oft die Identität bestimmt (»Ich bin depressiv«), ist dieser Prozess wichtig. Er hilft, einen gewissen Abstand zum Krankheitsbild zu gewinnen, und eröffnet die Möglichkeit, sich nicht nur über die Störung zu definieren. Dadurch können Betroffene neue Aspekte ihrer Identität entdecken (z. B. »Ich bin auch Mutter, Musikerin, Naturliebhaberin ...«) und sich als handlungsfähiges Subjekt erfahren, das Erfahrungen macht, aber nicht mit ihnen verschmolzen ist. Selbst-als-Kontext ist ein eher abstrakter Prozess, der jedoch in enger Verbindung mit Achtsamkeit steht: Indem man im Hier und Jetzt beobachtet, was man denkt und fühlt, erkennt man zugleich, wer beobachtet. Man kommt in Kontakt mit seinem stabilen, nicht bewertenden Selbst, das all diese inneren Ereignisse bemerken kann.

Werteklärung

Ein zentrales Element von ACT ist die Arbeit an den persönlichen Werten. Werte sind tief verankerte, individuell bedeutsame Lebensausrichtungen. Sie beschreiben, was einer Person in ihrem Leben wirklich wichtig ist. Während einer Depression geht oft das Gefühl für Sinn und Ziel verloren. Hier kann ACT ansetzen, indem Therapeut*innen und Patient*innen gemeinsam erkunden, welche Werte die Patient*innen vielleicht trotz oder gerade jenseits der Depression haben. Das können Bereiche wie Familie, Freundschaft, Kreativität, berufliche Erfüllung, Spiritualität, gesellschaftlicher Beitrag, Gesundheit etc. sein. Werte sind keine konkreten Ziele, sondern eher Richtungen, in die man sein Leben gestalten kann. Die Werteklärung in ACT erfolgt oft über Fragen nach bedeutsamen Momenten, bewunderten Menschen oder dem gewünschten Nachruf etc., um herauszuarbeiten, was jemanden im Innersten antreibt und ihm Sinn gibt. Ist die Werteorientierung erst klarer, dient sie als Kompass für den therapeutischen Prozess. Veränderungen werden daraufhin geprüft, ob sie die Patient*innen näher zu einem wertvollen Leben bringen. Sonntag (2005) betont, dass Symptomreduktion allein wenig nützt, wenn das Leben in anderen

Bereichen leer und sinnlos bleibt. Daher verleihen Werte dem therapeutischen Prozess Würde und personalisieren die therapeutische Arbeit, indem die Patient*innen sie selbst definieren. Patient*innen können spüren, warum es sich lohnt, trotz psychischer Belastung aktiv zu werden. Insgesamt trägt dieser Prozess dazu bei, die Therapie auf die individuellen Bedürfnisse und Lebensziele auszurichten, anstatt sich nur an einem Störungsbild zu orientieren.

Engagiertes Handeln

Schließlich bündelt ACT all die vorherigen Prozesse in konkretem Handeln, das an den eigenen Werten ausgerichtet ist. Engagiertes Handeln bedeutet, Schritt für Schritt Veränderungen im Alltag vorzunehmen, die mit den persönlichen Werten im Einklang stehen, selbst wenn dabei unvermeidlich weiterhin unangenehme Gefühle oder Rückschläge auftreten. In der Praxis ähnelt dieser Prozess teilweise klassischen verhaltenstherapeutischen Strategien (Zielsetzung, Verhaltensaktivierung, Exposition etc.), jedoch mit dem entscheidenden Unterschied, dass er idiografisch von den Werten des Einzelnen geleitet wird. Anstatt pauschal »Symptome zu beseitigen«, fragt man: »Was würde ich tun, wenn die Depression nicht mein Leben bestimmen würde? Was ist ein kleiner Schritt in Richtung eines für mich bedeutsamen Lebensbereichs?« Ein Patient könnte z. B. den Wert »Beziehungspflege« haben. Ein engagierter Handlungsschritt wäre dann, trotz Antriebslosigkeit einmal pro Woche einem Freund zu schreiben oder ein Treffen zu vereinbaren. Therapeutisch werden solche Handlungsziele kleinschrittig geplant, die möglichen Barrieren (innere Zweifel, Ängste) antizipiert und dann unter Einsatz von Akzeptanz- und Defusionstechniken umgesetzt. Wichtig ist dabei eine Verbindlichkeit sich selbst gegenüber, immer wieder in Richtung der Werte aktiv zu werden, auch und gerade in Gegenwart unangenehmer Empfindungen. ACT betont, dass Veränderung nicht aus einem reinen Willensakt entsteht, sondern aus vielen kleinen im Alltag umgesetzten Schritten, mutig Neues auszuprobieren. Dabei werden Fehler als Lernprozess gesehen. Selbst wenn ein Vorhaben scheitert oder Symptome zeitweilig wieder stärker werden, bleibt der Wert als Orientierung bestehen und der nächste Handlungsschritt kann geplant werden. Engagiertes Handeln ist also ein fortlaufender Prozess, der ständige Anpassung erfordert. Mit der Zeit wachsen die Handlungskompetenz und oft auch das Vertrauen in die eigene Selbstwirksamkeit.

Alle sechs Prozesse zusammen führen zu erhöhter psychischer Flexibilität, die nachhaltig mit psychischer Gesundheit verknüpft ist (Villanueva et al., 2019).

Hayes et al. (2012) beschreiben psychische Flexibilität als Kern von ACT: die Fähigkeit, sich bewusst, offen und engagiert dem zuzuwenden, was man jetzt erlebt, und sein Verhalten an den eigenen Werten zu orientieren. Dieser Mechanismus unterscheidet ACT von symptomorientierten Ansätzen und eignet sich zur Behandlung von depressiven Episoden.
ACT hat sich in den letzten zwei Jahrzehnten in zahlreichen Studien als wirksame Psychotherapie erwiesen. Es liegen über dreihundert randomisierte kontrollierte Studien zu ACT vor (Villanueva et al., 2019). Für akute Depression im Speziellen belegen Studien, dass ACT mit klassischen Behandlungsformen vergleichbar effektiv ist. So fand beispielsweise ein Vergleich von ACT und Behavioraler Aktivierung bei Krebspatient*innen mit Angst und Depression, dass beide Verfahren zu einer deutlichen Reduktion depressiver Symptome führten (González-Fernández et al., 2018). Metaanalysen haben gezeigt, dass ACT bei Depressionen gegenüber Kontrollbedingungen klar überlegen ist und ähnlich gute Ergebnisse erzielt wie standardmäßige kognitive Verhaltenstherapie (Öst, 2008). Bemerkenswert ist, dass ACT auch bei chronischer oder therapieresistenter Depression vielversprechend ist. In einer Studie (»Choose Change«), die in den UPK durchgeführt wurde, konnte gezeigt werden, dass ACT selbst bei Patient*innen, die auf vorangegangene Behandlungen nicht angesprochen haben, Verbesserungen in der Lebensqualität und Symptombelastung bewirken kann, die mindestens ein Jahr anhalten (Gloster et al., 2023). Die vorhandenen Wirksamkeitsnachweise haben dazu geführt, dass ACT mittlerweile in diversen nationalen Behandlungsleitlinien als mögliche Intervention genannt wird. Zusammenfassend lässt die Studienlage erkennen, dass ACT eine wissenschaftlich fundierte und vielseitige Option in der Psychotherapie darstellt, gerade auch bei Depression, akut wie chronisch.

ACT als Umsetzung des Recoveryansatzes

ACT fügt sich ein in einen allgemeinen Trend der klinischen Psychologie und Psychiatrie hin zu prozessorientierten Therapiekonzeptionen. Klassische Therapieansätze waren stark diagnoseorientiert und man behandelte »die Depression« nach einem Standardprotokoll. Anstatt die Krankheit als starres Etikett ins Zentrum zu stellen, propagieren neuere Entwicklungen, den Fokus auf veränderbare Prozesse und Mechanismen zu richten, die individuell unterschiedliches Gewicht haben können (Villanueva et al., 2019). ACT selbst wird als transdiagnostischer Ansatz verstanden, der über verschiedene Störungsbilder hinweg an den gleichen Kernprozessen ansetzt (Ciarrochi et al., 2024). Dadurch lässt sich ACT mit anderen Methoden kombinieren und flexibel auf den Einzelfall zuschneiden. Im Kontext moderner psychiatrischer Versorgung, mit vermehrter Umsetzung von personalisierter Psychotherapie, fügt sich ACT gut ein, weil sie eine gemeinsame »Sprache« bietet, mit der Patient*innen und verschiedene Berufsgruppen in der Klinik gemeinsam an den Verhaltensmustern arbeiten können, die vielen Symptombildern zugrunde liegen. Diese prozessorientierte Sichtweise harmoniert stark mit dem Recoverymodell in der Psychiatrie.

Der Recoveryansatz stammt aus der Betroffenenbewegung und stellt die persönliche Genesung und Teilhabe in den Vordergrund, nicht nur Symptomreduktion oder »Heilung« im engen medizinischen Sinn. International hat das Modell in vielen psychiatrischen Einrichtungen Einzug gehalten (auch im deutschsprachigen Raum, Sauter et al., 2023) und fordert ein Umdenken: weg von einer paternalistischen Haltung, hin zu einer partnerschaftlichen, werteorientierten Arbeit mit den Betroffenen (Zuaboni et al., 2019). ACT und Recovery teilen viele Grundideen. Beide betonen, dass nicht die Beseitigung der Krankheit allein das Ziel ist, sondern ein Leben mit Qualität und Sinn, trotz eventueller fortbestehender Symptome. In einer recoveryorientierten Behandlung werden notwendige Veränderungen, vorhandene Ressourcen und Bewältigungsstrategien gemeinsam und individuell erarbeitet statt vom Behandlungsteam vorgegeben. ACT rückt ebenfalls die Werte und Ziele der Betroffenen ins Zentrum und schreibt ihnen eine aktive Rolle im Veränderungsprozess zu. So sind die Patient*innen in ACT buchstäblich die »Expert*innen« für ihr eigenes Leben: Sie bestimmen, was für sie ein gelungenes Leben ausmacht, und das therapeutische Team unterstützt sie dabei, Schritt für Schritt in diese Richtung zu gehen. Vermeidung und Kontrolle (z. B. von Gefühlen) werden dabei als hinderliche Muster entlarvt, die zugunsten von mehr Freiheit, Teilhabe und Selbstbestimmung abgebaut werden können. Diese Begriffe sind Kernprinzipien des Recoverymodells und decken sich mit Zielen der ACT, nämlich Menschen wieder handlungsfähig zu machen und ihre Autonomie zu stärken. Im Folgenden sollen zur Verdeutlichung der inhaltlichen Nähe die sechs ACT-Prozesse den fünf Dimensionen des Recoveryprozesses (Leamy et al., 2011) zugeordnet werden. Zu den fünf Dimensionen gehören Verbundenheit, Hoffnung, Identität, Sinnhaftigkeit und Selbstermächtigung.

Verbundenheit

Hiermit ist gemeint, sich mit anderen Menschen, mit der Gemeinschaft, aber auch mit sich selbst verbunden zu fühlen. ACT fördert Verbundenheit vor allem indirekt, indem Patient*innen durch Gegenwärtigkeit und achtsame Präsenz lernen, im Kontakt mit sich selbst zu sein und in Begegnungen authentisch aufzutreten. Akzeptanz und Defusion ermöglichen es, soziale Ängste oder Schamgefühle besser auszuhalten, was wiederum echte zwischenmenschliche Verbundenheit erleichtern kann (anstatt sich aus Angst zurückzuziehen). Außerdem betont ACT häufig Werte im Beziehungsbereich (Freundschaft, Familie, Liebe) und motiviert zu engagiertem Handeln in diesen Wertbereichen (z. B. jemanden trotz Erschöpfung anzurufen), was ebenfalls das Gefühl von Verbundenheit stärken kann. Im stationären Kontext kann dies durch den Austausch in der Patient*innengruppe gegeben sein.

Hoffnung

ACT zielt nicht primär darauf ab, Hoffnung »einzureden«, aber schafft durch seine Methoden echte Hoffnungserfahrungen. Wenn Patient*innen erleben, dass sie trotz anhaltender Symptome kleine Schritte in Richtung ihrer Werte gehen können, wächst oft automatisch ihr Optimismus, dass Veränderung möglich ist. Besonders der Prozess des engagierten Handelns nährt die Hoffnung, denn jede umgesetzte wertvolle Aktivität liefert Evidenz dafür, dass die Depression nicht alles bestimmt und es Gestaltungsspielraum gibt. Darüber hinaus vermittelt ACT eine hoffnungsvolle Grundhaltung, indem sie betont, dass nicht die gesamte Innenwelt kontrolliert werden muss, um ein gutes Leben zu führen. Dies kann für chronisch Erkrankte enorm entlastend sein: Die Botschaft »Du darfst schwierige Gefühle haben und kannst trotzdem wichtige Dinge tun« eröffnet neue Perspektiven, wo vorher Hoffnungslosigkeit (»Es wird erst besser, wenn die Symptome weg sind«) geherrscht hat.

Identität

Das Recoverymodell basiert darauf, dass Menschen jenseits ihrer Erkrankung eine positive Identität aufbauen. Dazu gehört, dass sie sich weg von der Rolle des oder der »chronisch Kranken« hin zu einem Selbstbild als autonome Persönlichkeit mit Stärken, Interessen und Beziehungen entwickeln. Hier leistet der ACT-Prozess Selbst-als-Kontext einen entscheidenden Beitrag. Indem

Patient*innen lernen, sich nicht mit ihren Gedanken oder Diagnoselabels zu identifizieren, entsteht Raum für ein neues Selbstverständnis: »Ich bin nicht gleichbedeutend mit meiner Depression, ich habe sie nur und neben der Depression gibt es vieles, was mich als Person ausmacht.« Diese Entfusionierung von der »Patientenidentität« fördert ein Gefühl von persönlicher Kontinuität und Würde. Auch die Werteklärung spielt in der Identitätsfindung eine Rolle: Wenn jemand z. B. feststellt »Trotz meiner Krankheit ist mir Kreativität wichtig, ich bin Künstler*in«, so integriert dies einen positiven Aspekt in das eigene Selbstbild. Durch engagiertes Handeln in solchen Wertedimensionen festigt sich die Identität weiter (»Ich male wieder, ich bin Künstler*in«).

Sinnhaftigkeit

Das Gefühl, dass das Leben sinnvoll ist, ist ein zentraler Pfeiler von Recovery. Depression geht häufig mit einem Verlust von Sinn einher. ACT adressiert dieses Thema direkt durch die Wertearbeit. Werte sind eng mit dem persönlichen Bedeutungsgehalt verknüpft: Wer die eigenen Werte kennt, kennt auch den Sinn, den er oder sie im Leben anstrebt. Der ganze ACT-Prozess ist letztlich bedeutsamkeitszentriert: Therapeutische Interventionen werden daran gemessen, ob sie dem Leben der Person mehr Sinn und Erfüllung geben (Sonntag, 2005). Selbst leidvolle Erfahrungen können durch die ACT-Perspektive in einen Sinnzusammenhang gestellt werden. Beispielsweise kann eine Person akzeptieren, dass sie Trauer empfindet, weil ihr z. B. Liebe als Wert sehr wichtig ist und der Verlust einer geliebten Person daher schmerzhaft, aber Ausdruck dieser Bedeutung ist. ACT hilft, solche Narrative zu entwickeln, die wichtig für Recovery sind. Schmerz wird nicht länger als sinnloses Leiden gesehen, sondern als unvermeidbarer Bestandteil eines sinnerfüllten Lebens.

Empowerment

Im Recoveryzusammenhang meint Empowerment, dass Betroffene ihre Eigenmacht und Verantwortung zurückerlangen und sich nicht länger als hilflose Opfer der Krankheit sehen, sondern als aktive Gestalter*innen ihres Genesungswegs. Durch engagiertes Handeln sammeln Patient*innen Erfahrungen der Selbstwirksamkeit: Sie erleben, dass ihr Tun einen Unterschied macht, dass sie aus eigener Kraft Dinge verändern oder meistern können (z. B. »Ich habe es geschafft, trotz Antriebslosigkeit einen Spaziergang zu machen. Das verdanke ich meiner Entscheidung und meinem Einsatz.«). Akzeptanz und

Defusion tragen ebenfalls zum Empowerment bei, denn sie geben den Personen die Kontrolle darüber zurück, wie sie zu ihren inneren Erlebnissen stehen möchten. Anstatt automatisch von Gefühlen überwältigt zu werden, lernen sie, bewusst zu entscheiden, dass sie nicht gemäß den Gefühlen handeln müssen (»Die Angst ist da, aber ich entscheide, was ich jetzt tue.«). Diese Verschiebung weg von der Problemkontrolle hin zur Kontextkontrolle ist zutiefst selbstermächtigend. Die Therapeut*innen agieren dabei als Begleiter*innen, die den Patient*innen Fertigkeiten und neue Blickwinkel anbieten. Die eigentliche Veränderungsleistung erbringen die Betroffenen selbst. So erleben Patient*innen sich als kompetente Akteur*innen ihres Lebens.

Depression mit ACT behandeln am Beispiel der Privatklinik

In der Privatklinik der Universitären Psychiatrischen Kliniken Basel (UPK) erhalten Patient*innen mit akuten Depressionen ein individuelles, recovery-orientiertes Behandlungsangebot. Dieses umfasst psychotherapeutische Verfahren, Pharmakotherapie, pflegerische Unterstützung und komplementäre Therapien. Als Hauptansatz wird die Akzeptanz- und Commitmenttherapie (ACT) eingesetzt. Anhand einiger fiktiver, von echten Patient*innen inspirierter Beispiele soll die Umsetzung der oben erläuterten sechs zentralen Prozesse von ACT in der Privatklinik dargestellt werden.

Akzeptanz

Eine Patientin beschreibt der hinzugerufenen Ärztin morgens, dass sie sich wie »gelähmt« fühle und das Bett nicht verlassen kann. Statt sie zu drängen, sofort aktiv zu werden, leitet die Ärztin eine kurze Übung an: »Lassen Sie uns gemeinsam diese Schwere im Körper spüren. Stellen Sie sich vor, Sie öffnen innerlich eine Tür und laden dieses Gefühl für einen Moment ein.« Durch die Haltung der Akzeptanz wird die Erfahrung nicht länger bekämpft, sondern zugelassen. Das Ziel ist nicht, die Schwere aufzulösen, sondern trotz ihr den nächsten kleinen Schritt zu ermöglichen, etwa die Füße auf den Boden zu stellen (Zettle, 2007).

Kognitive Defusion

Ein depressiver Patient denkt während des Mittagessens: »Ich werde nie mehr Freude am Essen haben.« Im Bezugspflegegespräch wird dieser hoffnungslose

Gedanke nicht inhaltlich widerlegt, sondern mit einer Defusionsübung bearbeitet. Die Pflegeperson bittet ihn, den Satz mehrfach mit veränderter Betonung oder in einer gesungenen Form zu wiederholen: »Ich werde nie mehr Freude am Essen haben.« Nach einigen Wiederholungen lächelt er kurz und sagt: »Es fühlt sich schon weniger wahr an.« Diese Distanzierung von Gedanken reduziert deren belastende Wirkung (Twohig & Hayes, 2008).

Gegenwärtigkeit

In einer Gruppensitzung sagt eine Patientin: »Ich verliere mich ständig in depressivem Grübeln um die Zukunft.« Der Therapeut lädt die Gruppe ein, für zwei Minuten nur auf die Geräusche im Raum zu achten und bewusst zu atmen. Anschließend berichtet die Patientin: »Für einen Moment gelang es mir, einfach hier zu sein.« Achtsamkeitsübungen ermöglichen es, die Aufmerksamkeit von belastenden Gedankenschleifen auf die Gegenwart zu lenken (Hayes et al., 2012).

Selbst-als-Kontext

Viele depressive Patient*innen identifizieren sich stark mit ihrer Erkrankung: »Ich bin depressiv, das bin ich.« In einer Einzelsitzung leitet die Psychologin eine Imaginationsübung an, in der sich die Patientin selbst auf einem Stuhl sitzen sieht, während Gedanken und Gefühle wie Wolken am Himmel vorbeiziehen. Die Erfahrung, Beobachterin des eigenen Erlebens zu sein, fördert die Distanz zum »konzeptualisierten Selbst« und eröffnet neue Perspektiven (Zettle, 2007).

Werteklärung

Eine Patientin fühlt sich hoffnungslos und sagt in der Chefarztvisite: »Es macht keinen Sinn mehr, etwas zu tun.« Die Chefärztin reagiert mit einer werteorientierten ACT-Intervention und fragt: »Wenn wir uns vorstellen, dass Ihre Enkelkinder später einmal über Sie sprechen, was wünschen Sie sich, dass sie über Sie sagen?« Nach kurzem Zögern erwidert die Patientin: »Dass ich für sie da war, auch wenn es mir schwerfiel.« Diese Intervention hilft, zentrale Werte herauszuarbeiten, die auch in schweren Zeiten etwas Motivation spenden können (Hayes et al., 2012).

Engagiertes Handeln

Aus den erarbeiteten Werten werden konkrete Schritte abgeleitet. Die Patientin beschließt, täglich an der Musiktherapie teilzunehmen, weil Musik für sie Ausdruck von Lebendigkeit bedeutet. Obwohl sie sich weiterhin traurig fühlt, erlebt sie kleine Momente von Verbundenheit. Dieses Handeln entsprechend den Werten trotz belastenden Symptomen stärkt die Selbstwirksamkeit und unterbricht den Teufelskreis von Rückzug und Antriebslosigkeit (Twohig & Hayes, 2008).

Zusammenfassend lässt sich festhalten, dass die Behandlung akuter Depressionen in der Privatklinik der UPK Basel ACT als zentralen psychotherapeutischen Ansatz mit einem breiten Spektrum an ergänzenden Verfahren verbindet. Durch konkrete Interventionen in den sechs Kernprozessen lernen Patient*innen, anders mit belastenden Gedanken und Gefühlen umzugehen, sich ihre Werte bewusst zu machen und Schritt für Schritt engagiertes Handeln aufzubauen. Ergänzende Therapieangebote verstärken diesen Prozess und die individuelle, täglich überprüfte Therapieplanung sichert die Passung an die persönlichen Genesungsziele. So entsteht ein ganzheitliches, evidenzbasiertes und recoveryorientiertes Behandlungskonzept für Menschen mit akuter Depression.

Dr. phil. Victoria Block ist leitende Psychologin der Privatklinik der Universitären Psychiatrischen Kliniken in Basel (UPK).

Literatur

Ciarrochi, J., Hernández, C., Hill, D., Ong, C., Gloster, A. T., Levin, M. E., Yap, K., Fraser, M. I., Sahdra, B. K., Hofmann, S. G., & Hayes, S. C. (2024): Process-based therapy: A common ground for understanding and utilizing therapeutic practices. Journal of Psychotherapy Integration, 34 (3), 265–290. https://doi.org/10.1037/int0000348

DGPPN, BÄK, KBV, AWMF (2022): S3-Leitlinie/Nationale VersorgungsLeitlinie Unipolare Depression – Langfassung, Version 3.2. AWMF-Register Nr. nvl-005. https://www.dgppn.de/_Resources/Persistent/d53e5967ade4134e444e71973752e10bcaebda79/S3-NVL_depression-2aufl-vers1-kurz.pdf

Gloster, A. T., Haller, E., Villanueva, J., Block, V., Benoy, C., Meyer, A. H., Brogli, S., Kuhweide, V., Karekla, M., Bader, K., Walter, M., Lang, U. (2023):

Psychotherapy for chronic in- and outpatients with common mental disorders: The »Choose Change« effectiveness trial. Psychotherapy and Psychosomatics, 92 (2), 124–132. https://doi.org/10.1159/000529411
Gloster, A. T., Klotsche, J., Ciarrochi, J., Eifert, G. H., Sonntag, R., Wittchen, H.-U., Hoyer, J. (2017): Increasing valued behaviors precedes reduction in suffering: Findings from a randomized controlled trial using ACT. Behaviour Research and Therapy, 91, 64–71. https://doi.org/10.1016/j.brat.2017.01.013
González-Fernández, S., Fernández-Rodríguez, C., Paz-Caballero, M. D., Pérez-Álvarez, M. (2018): Treating anxiety and depression of cancer survivors: Behavioral activation versus acceptance and commitment therapy. Psicothema, 30 (1), 14–20. https://doi.org/10.7334/psicothema2017.396
Hayes, S. C., Strosahl, K. D., Wilson, K. G. (2012): Acceptance and commitment therapy: The process and practice of mindful change, 2. Aufl. Guilford Press.
Leamy, M., Bird, V., Le Boutillier, C., Williams, J., Slade, M. (2011): A conceptual framework for personal recovery in mental health: Systematic review and narrative synthesis. British Journal of Psychiatry, 199 (6), 445–452. https://doi.org/10.1192/bjp.bp.110.083733
Lotz, N. W. (2016): Metaphern in der Akzeptanz- und Commitmenttherapie: Mit E-Book inside und Arbeitsmaterial. Beltz.
Nanni, V., Uher, R., Danese, A. (2012): Childhood maltreatment predicts unfavorable course of illness and treatment outcome in depression: A meta-analysis. American Journal of Psychiatry, 169 (2), 141–151. https://doi.org/10.1176/appi.ajp.2011.11020335
Öst, L.-G. (2008): Efficacy of the third wave of behavioral therapies: A systematic review and meta-analysis. Behaviour Research and Therapy, 46 (3), 296–321. https://doi.org/10.1016/j.brat.2007.12.005
Remes, O., Mendes, J. F., Templeton, P. (2021): Biological, psychological, and social determinants of depression: A review of recent literature. Brain Sciences, 11 (12), 1633. https://doi.org/10.3390/brainsci11121633
Sauter, D., Needham, I., Abderhalden, C., Wolff, S. (Hrsg.) (2023): Lehrbuch psychiatrische Pflege. Hogrefe.
Sonntag, R. (2005): Akzeptanz- und Commitment-Therapie: Ein Beitrag zur dritten Welle der Verhaltenstherapie. Psychotherapie, 10, 157–181.
Steffen, A., Nübel, J., Jacobi, F., Bätzing, J., Holstiege, J. (2020): Mental and somatic comorbidity of depression: A comprehensive cross-sectional analysis of 202 diagnosis groups using German nationwide ambulatory claims data. BMC Psychiatry, 20, 142. https://doi.org/10.1186/s12888-020-02546-8

Twohig, M. P., Hayes, S. C. (2008): ACT verbatim for depression and anxiety: Annotated transcripts for learning acceptance and commitment therapy. Context Press.

Villanueva, J., Meyer, A. H., Rinner, M. T., Firsching, V. J., Benoy, C., Brogli, S., Walter, M., Bader, K., Gloster, A. T. (2019). »Choose change«: Design and methods of an acceptance and commitment therapy effectiveness trial for transdiagnostic treatment-resistant patients. BMC Psychiatry, 19 (1), 173. https://doi.org/10.1186/s12888-019-2109-4

World Health Organization (2019): International classification of diseases for mortality and morbidity statistics (11th revision). https://icd.who.int/browse11 (15.11.2025).

Zettle, R. D. (2007): ACT for depression: A clinician's guide to using acceptance and commitment therapy in treating depression. New Harbinger Publications.

Zimmerman, M., Ellison, W., Young, D., Chelminski, I., Dalrymple, K. (2015): How many different ways do patients meet the diagnostic criteria for major depressive disorder? Comprehensive Psychiatry, 56, 29–34. https://doi.org/10.1016/j.comppsych.2014.09.007

Zuaboni, G., Burr, C., Winter, A., Schulz, M. (2019): Recovery-orientierte Pflege in der Psychiatrie: Grundlagen und Praxis. Vandenhoeck & Ruprecht.

Zuaboni, G., Curschellas, J., Maier, R. (2021): Recovery in der Psychiatrie: Zuversicht, Wahlmöglichkeiten und erweiterte Formen der Partizipation. Schweizer Zeitschrift für Psychiatrie & Neurologie, 04/2021.

Eine pflegerische Perspektive: Konzept einer Station für Angsterkrankungen und Zwangserkrankungen

Johannes Sexauer

In diesem Kapitel erhalten Sie einen kurzen Einblick in die Arbeit mit ACT (Akzeptanz- und Commitmenttherapie) und deren Umsetzung in einem stationären Behandlungsrahmen. Es werden Verknüpfungen zu Pflege- und weiteren Therapiekonzepten aufgezeigt, die im Alltag Anwendung finden.

Der Leidensdruck

Im Vorgespräch für eine stationäre Therapie beschreiben betroffene Personen häufig, dass sich deutliche Verbesserungen der Lebensqualität im ambulanten Rahmen bisher nicht erzielen ließen oder dass sie durch ihre Symptomatik im Alltag so stark eingeschränkt sind, dass sie eine intensive Begleitung beim Wiedererlangen von mehr Flexibilität benötigen. Der Leidensdruck besteht häufig darin, dass Betroffene nicht mehr das tun können, was ihnen wichtig ist. Sie verbringen stattdessen viel Zeit damit, Gefühle und Gedanken zu vermeiden oder zu kontrollieren. Im therapeutischen Setting nach ACT identifizieren wir Vermeidungs- oder Kontrollverhalten, das die Lebensqualität reduziert hat (Hayes et al., 2014). Für das interdisziplinäre Behandlungsteam ist es wichtig, den Rahmen der Behandlung einerseits klar zu definieren, andererseits besonderen Bedürfnissen der Betroffenen flexibel zu begegnen. Der Austausch mit anderen Expert*innen, z.B. Vorbehandelnden, Angehörigen, Wohneinrichtungen oder der Ethikberatung, ist manchmal schon vor Eintritt und insbesondere im Behandlungsverlauf sehr hilfreich.

Die Abteilung VTS (stationäre Abteilung für Angst- und Zwangserkrankungen) bietet 16 stationäre Behandlungsplätze an. Eine Aufnahme erfolgt elektiv. Die aktive Mitwirkung und Veränderungsbereitschaft der Betroffenen sollten bereits im Vorgespräch erkennbar sein. Mit ACT wird eine transdiagnostische Therapie angeboten, die primär auf den Abbau von Vermeidungsstrategien und die Verbesserung der Lebensqualität abzielt (Hayes et al., 2014). Die Problembeschreibungen der Betroffenen sind oft mit mehreren psychiatrischen

Diagnosen verbunden; knapp drei Viertel unserer Patient*innen belastet neben der Diagnose einer Angst- oder Zwangsstörung noch eine weitere Diagnose wie z. B. eine depressive Erkrankung (UPK, 2025; Dilling & Freyberger, 2010). Die Symptome und Verhaltensmuster haben eine große Schnittmenge. Ein Angebot, das ein verhaltensorientiertes Problemverständnis für das gesamte Behandlungsteam und die Patientengruppe in einer gemeinsamen Sprache vereint, bietet daher viele Vorteile.

Anwendung der Akzeptanz- und Commitmenttherapie im stationären Setting

In unserem Setting sind alle am Behandlungsprozess beteiligten Fachpersonen durch drei zweitägige ACT-Fortbildungen geschult. In jedem der drei wöchentlichen Therapie- und Pflegegespräche, in jeder der mindestens 18 Gruppen- und Milieutherapien pro Woche sowie in vielen alltäglichen Situationen werden einzelne Verhaltensweisen beleuchtet und durch die »ACT- Brille« reflektiert. Durch die räumliche Nähe im stationären Setting ist eine sehr intensive Reflexion möglich, die vom interprofessionellen Behandlungsteam aktiv gestaltet wird. Auch die Patient*innen sprechen sich gegenseitig auf ihr Verhalten an, unterbrechen Verhaltensmuster und unterstützen sich gegenseitig bei der Umsetzung von Verhaltensveränderungen. Erfolge werden gemeinsam gefeiert. Der Erfahrungsaustausch sowie das gemeinsame Handeln in der Gruppe werden von vielen Betroffenen im Austrittsgespräch als wichtiger und starker Wirkfaktor beschrieben.

Die ACT-Kernprozesse werden im stationären Setting täglich mit Achtsamkeitsübungen angestoßen und geübt. Das Mindfulness-Based-Stress-Reduction-Programm (MBSR) von Jon Kabat-Zinn (2011) bietet neben der ACT viele Achtsamkeitsübungen, für deren Anleitung alle Pflegefachpersonen durch mehrtägige Kurse geschult werden. Ein in der ACT wichtiger Fokus der Achtsamkeitsübungen ist es, die Aufmerksamkeit auf das Hier und Jetzt zu lenken. Die Übungen sind – außer dieser Lenkung ins Hier und Jetzt – überwiegend absichtslos; es wird lediglich bewusst wahrgenommen. Bereits eine kurze Atemübung kann dabei sehr viele Gedanken und Gefühle auslösen: Ein Vater beschreibt sein schlechtes Gewissen, dass er sich kaum so viel Zeit nehmen könne, um einfach nur zu atmen, dass die Ruhe schwierig auszuhalten sei und die Gedanken rasen. Diese Rückmeldungen werden anschließend durch die Gruppenleitung aufgegriffen. Je nach Überschneidung oder Gewichtung der Rückmeldungen kann in der Gruppe ein Thema mehr Platz bekommen.

Bewertungen werden als solche erkannt oder neue Umgangsformen in Richtung Akzeptanz erkundet. Wichtig ist, dass die Achtsamkeit stets eine zugrunde liegende Haltung der Freundlichkeit und des Mitgefühls hat, die aktiv vermittelt wird (Hayes et al., 2014).
Die genannte Rückmeldung zeigt, dass scheinbar »einfache Übungen« oft viele Emotionen, Gedanken und Impulse auslösen. Wochenthemen, die aus den ACT-Kernprozessen abgeleitet werden, geben den Betroffenen innerhalb des Therapieprozesses Struktur und beleuchten neue Umgangsmöglichkeiten mit den eigenen Gedanken, Gefühlen, Körperempfindungen und Handlungsimpulsen. Im Einzelgespräch kann flexibel an den Kernprozessen gearbeitet werden (Tolin, 2009). ACT-Tools werden in der Gruppe und den Einzelgesprächen genutzt, um Reflexion und Veränderung anzustoßen (Wengenroth, 2017). Für den Rahmen einer Gruppen- oder Milieutherapie geben Kurzbeschreibungen sowohl den Leitenden wie auch den Patient*innen eine Orientierung.

Alltagsnähe

Wie verhalten sich die Patient*innen und wie verhalte ich mich selbst dazu? Diese Fragen werden im stationären Setting häufig angesprochen. Beispiel: Weshalb wäscht sich der erwähnte Vater gerade wiederholt in der Küche die Hände? In der Gruppe und den Einzeltherapien wird individuell erörtert, wie man das Hirn z. B. als »Problemlösemaschine« begreifen kann, versteht, wie es denkt und verknüpft, und erkennt, wie es gelernt hat und wie frühere Reize gespeichert wurden. Oft erleben Betroffene das Wissen um die Entstehung von Gedanken im Sinne von »Launen des Kopfes« als hilfreich. Sie können dabei auch den Versuch, nicht an etwas Bestimmtes zu denken, zunehmend als nicht langfristig hilfreich erkennen. Die Gedanken als solche zu erkennen – wir sprechen in der ACT von Defusion –, schafft eine Distanz zu diesen, ohne die damit verbundenen Gefühle zu bekämpfen (Hayes et al., 2014). Gleichzeitig ermöglicht das Abstandnehmen von den eigenen Gedanken, neue Handlungsoptionen zu erkennen. Gerade alltagsnahe Situationen eignen sich zum Üben neuer Verhaltensweisen. Die Patient*innen werden dabei auch motiviert, Emotionen wahr- und anzunehmen. Die Zeit zwischen den Therapien, insbesondere den Einzelgesprächen, kann genutzt werden, um die Inhalte der Therapie mit dem Alltag zu verknüpfen (Zeeck, 2024). Wenn eine Patientin beispielsweise mehrmals nach den auf der Station geltenden Hygieneregeln fragt, weisen Fachpersonen z. B. freundlich darauf hin und fragen nach: »Wozu dient die erneute Frage?« Oft beschreiben Betroffene, dass sie Angst haben, etwas falsch zu machen oder vielleicht etwas falsch verstanden zu haben. Die Angst will reduziert werden, die Gedanken haften daran und befeuern sie zusätzlich. Mit der Erkenntnis, dass die Frage der Rückversicherung dient, kann eine neue Entscheidung getroffen werden. Die hilfesuchende Patientin stimmt zu, dass die Frage nicht beantwortet wird, Unsicherheit und Angst werden für den Moment so belassen. Sie widmet sich dem ursprünglichen Vorhaben und geht zum Beispiel eine Freundin besuchen.

Kernteamarbeit

Ein weitverbreitetes pflegerisches Konzept ist das Primary Nurse System, das in vielen Kliniken – oft abgewandelt und z. B. als Bezugspflege formuliert – Anwendung findet (DFPP, 2021). Die gemeinsame Ausrichtung an den formulierten Zielen, die die hilfesuchende Person zum stationären Aufenthalt bewogen haben, erfolgt in Form einer verbindlichen und personenzentrierten Zusammenarbeit zwischen einer Pflegefachperson, einer psychologischen oder ärztlichen Fachperson sowie der betroffenen Person. Wir sprechen dann vom Kernteam. Dieses trifft sich während des Aufenthalts neben den regulären Einzelgesprächen auch im Team, plant und evaluiert regelmäßig gemeinsam die Behandlung und bezieht bei Bedarf weitere Fachdienste mit deren Expertise ein. Es können zusätzlich kreative oder Bewegungstherapien verordnet werden. Für eine medikamentöse Therapie werden ärztlicher Rat und Betreuung gemäß S3-Leitlinien hinzugezogen (DGPPN 2021, 2022). Röseler (2015) beschreibt für Pflegefachpersonen, wie sie anhand des Pflegeprozesses bei Menschen mit Zwangsstörungen vorgehen können. Angststörungen haben viele Parallelen mit Zwangsstörungen und das eingangs erwähnte Vermeidungs- oder Kontrollverhalten kann mit dem therapeutischen Konzept von ACT auch bei Angststörungen innerhalb des Pflegeprozesses bearbeitet werden (Eifert & Gloster, 2016). Es werden zusätzlich Mut und Hoffnung vermittelt, auch das Engagement für Verhaltensveränderungen bis hin zu Expositionen wird gefördert. Während in der klassischen Verhaltenstherapie die Habituation der Gefühle das Ziel einer Exposition darstellt, ist nach ACT die werteorientierte Handlung das Ziel, wobei die auftauchenden Gefühle wohlwollend und offen beobachtet werden (Behr, 2024). Die Werkzeuge, die ACT für den Umgang mit Emotionen bietet, können sowohl von einer Pflege- als auch von einer ärztlichen oder psychologischen Fachperson vermittelt werden.

ACT und Recovery

Der Recoveryansatz hat in vielen psychiatrischen Gesundheitseinrichtungen Einzug gehalten (Sauter et al., 2023). Pflegende haben einen Bezug zur Konzeption und können dieses Wissen mit ACT verknüpfen. Nicht die Krankheit und deren Heilung stehen im Vordergrund, sondern die Verbesserung der Lebensqualität und die Genesung. Notwendige Veränderungen, benötigte Ressourcen und vorliegende Muster werden gemeinsam und individuell erörtert. Betroffene erhalten Unterstützung bei der Problemanalyse und Verhaltensveränderung, wo Vermeidung und Kontrolle zugunsten von Freiheit, Teilhabe und Selbstbestimmung abgebaut werden können. Die Betroffenen selbst sind die leitenden Personen im Behandlungsprozess (Zuaboni et al., 2019). Um die Lernerfahrung für neues Verhalten als sinnvoll, wichtig und hilfreich werten zu können, ist die Selbstbestimmung zur Veränderung – das Erkunden der intrinsischen Motivation – von großer Bedeutung. Dies wird durch ausführliche und regelmäßige Werteorientierung gefördert (Hayes et al., 2014). Wir stärken Hoffnung oder wahren diese stellvertretend (Hans, 2019), stärken den Mut zur Veränderung und begleiten Betroffene dabei. Unsere Peermitarbeiterin Elke Atzpodien, die neben der zielgerichteten Vermittlung ihrer persönlichen Erfahrungen auch sehr engagiert in Netzwerken wirkt und über die Erkrankung bestens informiert ist, stärkt die Hoffnung und den Wissenstransfer mit psychoedukativer Arbeit (Vorderholzer et al., 2024).

Beziehungsarbeit

Kuhweide und Flatow (2021) beschreiben anhand des Pflegemodells von Hildegard Peplau und ihrer Theorie der interpersonalen Beziehung, welche Aspekte der Beziehungsarbeit mit ACT verknüpft und genutzt werden können. Der humanistische Einfluss in den Arbeiten von Peplau sowie die Integration des Reiz-Reaktions-Modells (Marriner-Tomey, 1992) sind notwendiges und praktisches Basiswissen für psychiatrisch tätige Pflegefachpersonen. Die große Schnittmenge des pflegerischen Verständnisses von psychiatrischer Arbeit und ACT stärkt die interdisziplinäre Haltung im Team. Kommunikationsmodelle wie z. B. das Vier-Ohren-Modell oder das Innere Team von Schulz von Thun (2019) können, wie viele andere Methoden, hilfreich in die Arbeit einfließen und genutzt werden. Die Offenheit von ACT, andere Methoden oder Techniken hinzuzuziehen, sofern sie mit der Philosophie und Theorie von ACT in Einklang gebracht werden können (Romanczuk-Seiferth et al., 2021), bereichert die gemeinsame Arbeit und bietet den Betroffenen eine sowohl breite als auch individuelle Herangehensweise.

Die Auseinandersetzung in und mit der Beziehung gehört notwendigerweise dazu und findet ständig statt. Wir nutzen die situativen Geschehnisse innerhalb der Gespräche, um z. B. Fragen nach auftretenden Schwierigkeiten zu erörtern. Küchenhoff (2009) nimmt verschiedene Behandlungselemente und dabei auftretende Beziehungsfaktoren beispielhaft auf und macht Vorschläge zur Nutzung der gewonnenen Erkenntnisse. Sowohl die ärztlichen wie auch pflegerischen Fachpersonen werden in Kursen dazu geschult. Die Situation aus der Gruppe kann mit diesem Wissen auch aus Perspektive der Beziehungserfahrung betrachtet werden.

Der Vater, der in der Gruppe den Gedanken äußerte, sich kaum Zeit für eine Atemübung nehmen zu können, könnte mit seiner Rückmeldung auch bei der Gruppenleitung Druck auslösen. Die Vorstellung liegt nahe, ihm eine bessere und effektivere Übung für seine Schwierigkeiten zu suchen. Bei uns ausgelöste Schuldgefühle, die normal sind und häufig vorkommen, können – ohne eine differenzierte Betrachtung – alle weiteren Rückmeldungen unsererseits beeinflussen und wir geraten z. B. in eine Rechtfertigung. Eine reflektierte Wahrnehmung von Druck und Unzufriedenheit kann jedoch im Sinne der angestrebten Behandlungsziele genutzt werden, um z. B. Erfahrungen aus der Vergangenheit des Vaters zu erkunden. Vielleicht waren hohe Leistungsansprüche und eine übermäßige Anpassungsnotwendigkeit in der kindlichen Entwicklung nötig, die nun an uns weitergegeben werden. Diese Gegenübertragungsphänomene können gewinnbringend in die Arbeit mit ACT integriert werden.

In einer Beziehung, in unserem Fall der therapeutischen Beziehung, fällt häufig das Wort »Vertrauen«, worauf selten ein genauerer Blick gerichtet wird. Grundsätzlich können wir – insbesondere im offenen und frei gewählten Behandlungssetting – davon ausgehen, dass die Betroffenen Vertrauen in uns und einen Glauben an unsere Kompetenzen mitbringen. Doch wie fördern und bewahrheiten wir dieses Vertrauen? Luhmann (2014) setzt sich aus systemtheoretischer Sicht mit Vertrauen auseinander. Für uns wesentliche Punkte sind, dass Vertrauen zwei Akteur*innen benötigt, Vertrauen bei beiden Akteur*innen gleichzeitig vorhanden sein muss und es sich primär im persönlichen Kontakt zeigt und bewahrheitet. Die Verfügbarkeit von Kontaktmöglichkeiten sowie transparente Erwartungen sind für gegenseitiges Vertrauen sehr wichtig. Wir gestalten dies im stationären Setting mit stets offenen Türen, verbindlichen Terminen, gegenseitiger Wertschätzung, gemeinsamen Aktivitäten und spontaner Unterstützung lebendig. Für Menschen mit einer erhöhten

Verletzlichkeit, oft im Zusammenhang mit psychiatrischen Störungen, bedeutet es mehr Risikobereitschaft, zu vertrauen (Eipper-Mains et al., 2019). Vertrauen selbst hat die Funktion, Komplexität zu reduzieren und einen Vorteil zu erlangen, indem man anderen vertraut (Luhmann, 2014). Wenn Fachpersonen mit der Not und Offenheit von hilfesuchenden Menschen sorgsam umgehen, wird dies das gegenseitige Vertrauen stärken. Wir ermöglichen Abweichungen von den eingangs erwähnten Rahmenbedingungen. Dies kann sehr dabei helfen, das gegenseitige Vertrauen zu gewinnen und zu verstärken.

Selbstreflexion und Selbsterfahrung im Team

Tagtäglich begegnen psychiatrisch tätige Fachpersonen Leid und Schmerz. Starke Emotionen mit all ihren Auswirkungen sind zu sehen. Angebote der jeweiligen Institution, die die Resilienz der Mitarbeitenden erhalten und fördern sollen, sind weitverbreitet. Sportangebote, Stressbewältigungskurse, Fach- und störungsspezifische Kurse, Supervisionen und Fallbesprechungen sind ein Bestandteil der Bewältigung dieser Herausforderungen. Der Umgang mit unseren Emotionen und dem wahrgenommenen Leid hat häufig Auswirkungen auf das private Leben. Umgekehrt haben private Erfahrungen Auswirkungen auf unser Handeln im Arbeitsalltag. Pflegefachpersonen sind oft nicht geschult, diese Zusammenhänge professionell zu reflektieren (Wabnitz, 2019). Diese Lücke füllen wir durch Angebote wie z. B. geführte Seminare zur Selbsterfahrung, Balint-Supervisionen und viele Austauschmöglichkeiten im Team. Die Anwendung von ACT im stationären Setting fördert auch die psychische Flexibilität von Fachpersonen, sowohl am Arbeitsplatz als auch in der Freizeit, was das Wohlbefinden zusätzlich steigert (Flaxman et al., 2013). Wir reflektieren, oft orientiert an den Kernprozessen von ACT, sowohl persönlich wie auch im Team unser Erleben und Verhalten. Dies nehmen wir interprofessionell sehr bereichernd wahr.

Johannes Sexauer ist pflegerischer Leiter der Abteilung für Verhaltenstherapie des Zentrums für Psychosomatik und Psychotherapie der Klinik für Erwachsene der Universitären Psychiatrischen Kliniken in Basel (UPK).

Literatur

Behr, J. (2024): Ich bemerke und entscheide: Tun, was der Zwang sagt oder was mir wirklich wichtig ist? Psychiatrie + Neurologie, 3/2024, 7–11.

DFPP – Deutsche Fachgesellschaft Psychiatrische Pflege (DFPP) Primary Nursing / Bezugspflege, Positionspapier der DFPP. https://dfpp.de/wp-content/uploads/2021/06/2021-06-07-DFPP_Position_PrimaryNursingBezugspflege.pdf (05.08.2025).

DGPPN – Deutsche Gesellschaft für Psychiatrie und Psychotherapie, Psychosomatik und Nervenheilkunde (2021). S3-Leitlinie Angststörungen, Version 2.0. https://register.awmf.org/de/leitlinien/detail/051-028 (05.08.2025).

DGPPN – Deutsche Gesellschaft für Psychiatrie und Psychotherapie, Psychosomatik und Nervenheilkunde (2022): S3-Leitlienie Zwangsstörungen, Version 2.0. https://register.awmf.org/de/leitlinien/detail/038-017 (05.08.2025).

Dilling, H., Freyberger, H.J. (2019): ICD-10, 9. Aufl. Hogrefe.

Eifert, G.; Gloster A. (2016): ACT bei Angststörungen. Hogrefe.

Eipper-Mains, J.E., Kao, L.E., Gitlin, D.F., Peteet, J.R. (2019): Life-Threatening Mistrust. Assessing and Enhancing Capacity to Trust. Psychosomatics: Journal of Consultation and Liaison Psychiatry, 60 (6), 606–611.

Flaxmann, P.E., Bond, F.W., Livheim, F. (2013): The Mindful and Effective Employee: An Acceptance & Commitment Therapy Training Manual for Improving Well-Being and Performance. New Harbinger Publications.

Hans, M. (2019): Hoffnung vermitteln im Pflegeprozess. Psychiatrie Verlag.

Hayes, S.C., Strosahl, K.D., Wilson, K.G. (2014): Akzeptanz- und Commitment-Therapie. Junfermann.

Kabat-Zinn, J. (2011): Gesund durch Mediation. Das vollständige Grundlagenwerk zu MBSR. O.W. Barth.

Kuhweide, V., Flatow, A. (2021): ACTisch pflegen. In Romanczuk-Seiferth, N., Burian, R., Diefenbacher, A. (Hrsg.), ACT in Klinik und Tagesklinik, S. 132–141. Kohlhammer.

Küchenhof, J., Mahrer Klemperer, R. (2009): Psychotherapie im psychiatrischen Alltag. Schattauer.

Luhmann, N. (2014): Vertrauen, 5. Aufl. UVK.

Marriner-Tomey, A. (1992): Pflegetheoretikerinnen und ihr Werk. Basel. Recom Verlag.

Rössler, V. (2015): Professionelle Pflege bei Zwangsstörungen. Psychiatrie Verlag.

Romanczuk-Seiferth, N., Burian, R., Diefenbacher, A. (Hrsg.) (2021): ACT in Klinik und Tagesklinik. Kohlhammer.

Sauter, D., Needham, I., Abderhalden, C., Wolf, S. (2023): Lehrbuch Psychiatrische Pflege, 4. Aufl. Hogrefe.

Schulz von Thun, F. (2019): Miteinander reden: 1–4. Rowohlt.

Tolin, F., Whiting, S., Maltby, N., Diefenbach, J. D., Lothstein, M., Hardcastle, S., Catalano, A., Gray, K (2009): Intensive (Daily) Behavior Therapy for School Refusal: A Multiple Baseline Case Series. Cognitive and Behavioral Practice 16 (3), 332–344.

Törneke, N. (2012): Bezugsrahmentheorie. Eine Einführung. Junfermann.

Universitäre Psychiatrische Klinik (UPK): Interne Erhebung von Imfeld, L. (2025) Komorbidität Zentrum für Psychiatrie und Psychosomatik 2020–2024. E-Mail vom 31.07.2025.

Vorderholzer, U., Kathmann, N., Reuter, B. (2024): Praxishandbuch Zwangsstörung und verwandte Störungen. Elsevier.

Wabnitz, P. (2019): Practice what you preach! Selbsterfahrung und Selbstreflexion in der psychiatrischen Pflege. Psychiatrische Pflege, 4 (4), 9–12.

Wengenroth, M. (2017): ACT-Tools, 2. Aufl. Beltz.

Zeeck, A. (2024) Inter-Sessions-Prozesse. Was zwischen den Therapiesitzungen geschieht. Deutsches Ärzteblatt PP, 10, 481. https://www.aerzteblatt.de/archiv/pdf/f9d9b525-cfb5-429a-a7c6-64397650cebd (05.08.2025).

Zuaboni, G., Burr, C., Winter, A., Schulz, M. (2019): Recovery und psychische Gesundheit. Grundlagen und Praxisprojekte. Psychiatrie Verlag.

Feedback zum Trackmodell: eine qualitative, empirische Perspektive auf das Patientenerleben

Rainer Gaupp, Lukas Imfeld, Julia Kaltenbach

Patientenorientiert. Wertschätzend. Vernetzt. Interprofessionell. Vier Handlungsweisen, die das Leitbild der UPK prägen und zugleich dem Basler Trackkonzept zugrunde liegen. Im Zentrum stehen die Patient*innen und ihre Bedürfnisse. Die Analyse ihrer Stimmen ist nicht nur während der Behandlung von Bedeutung, sondern auch für die Weiterentwicklung unserer Organisation. Wir nutzen deshalb jene Rückmeldungen, die Patient*innen am Ende ihres Aufenthalts geben, um aus Sicht der Organisationsentwicklung die kontinuierliche Entwicklung des Trackkonzepts nachzuzeichnen.

Die Organisationsentwicklung der UPK versteht Patient*innenfeedback dabei nicht als Zahl, sondern als qualitative Evidenz gelebter Behandlungskultur. Wir lesen Kommentare nicht nur statistisch, sondern in ihrer Bedeutung für Alltag, Beziehung und Struktur. Unsere Analysen verbinden quantitative Präzision mit einem interprofessionellen Verständnis des klinischen Kontextes. Dabei arbeiten wir nicht »neben« den Teams, sondern mit ihnen: Pflege, Psychotherapie und Medizin sind Co-Analyst*innen der Entwicklungsschritte. Patient*innenstimmen sind für uns kein Stimmungsbild, sondern Wegweiser – und werden mit derselben methodischen Sorgfalt behandelt wie klinische Daten.

Psychiatrische Behandlung ist in ihrem Kern Beziehungsarbeit. Ihre Qualität zeigt sich selten zuerst in Kennzahlen, sondern in Wahrnehmungen, Stimmungen, in Sätzen, die Patient*innen rückblickend formulieren, wenn sie Zeit hatten, das Erlebte zu verarbeiten. Das Basler Trackmodell entstand aus der Überzeugung, dass gute Behandlung nicht aus mehr Kontrolle, sondern aus mehr Beziehung, Autonomie und Passung entsteht. Die folgenden Stimmen unserer Patient*innen zeigen, wie sich diese theoretischen Prinzipien in gelebter Praxis widerspiegeln. Sie sind nicht bloß Illustrationen, sondern Ausdruck jener Wirklichkeit, die das Modell zu erzeugen versucht. Diese Stimmen zeigen nicht nur die Wirkung einzelner Interventionen. Sie bilden ein Gesamtbild ab – das Bild einer therapeutischen Kultur, die Beziehungen über Regeln stellt, Autonomie über Kontrolle, Passung über Standardisierung, Sicherheit über Zwang, und Zusammenarbeit über Hierarchie. Das Basler Trackmodell ist in

seinem Kern kein Strukturmodell, sondern eine Haltung. Eine Haltung, die sich in den Erzählungen der Menschen wiederfindet, die sie erfahren haben – und die darin ihre stärkste Legitimation erhält.
Viele Menschen betreten die Klinik in einem Zustand, in dem die eigene Welt eng geworden ist. Die Vorstellung, in eine geschlossene Station zu kommen, gehört zu den grössten Ängsten vor einem psychiatrischen Aufenthalt. Umso wichtiger ist der Moment, in dem Patient*innen feststellen, dass die Türen offen stehen – nicht als Ausnahme, sondern als Grundhaltung. Während dies im Alltag kaum wahrgenommen wird, senden offene Türen in der psychiatrischen Behandlung ein wichtiges Signal. Dies lesen wir häufig in den Feedbacks unserer Patient*innen:

» Sicheres Gefühl resp. Gefühl der Sicherheit. Freiheit zum Ausgang. « (Stat./39/17)

Die offenen Türen verbinden das Gefühl von Freiheit mit dem Gefühl der Sicherheit. Statt einer tristen Spitalumgebung mit sterilen Zimmern erleben die Patient*innen während ihres stationären Aufenthaltes die Umwelt und das Umfeld aus einer neuen Perspektive: Spaziergänge im Park, Blumen in der Gärtnerei oder auch nur der Gang zum nahegelegenen Supermarkt werden durch offene Türen ermöglicht und von den Patient*innen als sehr bereichernd und ergänzend zur strukturierten Therapie wahrgenommen. Entsprechende Rückmeldungen erhalten wir besonders häufig:

» Die Spaziergänge durch den Park mit den wunderschönen Bäumen. Die Freiheit auch alleine auf die Volta-Post od. Coop gehen zu können mit großem Vertrauen. « (Stat./409/18)

» Ich durfte sehr schnell in die Natur raus, laufen gehen und die schönen Parks anschauen! Basel habe ich seither echt gern bekommen! Super. « (Stat./1071/19)

» Den Park, das Spazieren darin mit meinem Hund Charly, dass er dabei sein konnte, war matchentscheidend! (...) Ich wurde gepflegt; gefordert und gefördert in einer fast familiären Atmosphäre, zu welcher das Setting in Haus J sicher auch beigetragen hat (Villengefühl statt Krankenhausflur!). Danke. « (Stat./2903/24)

Diese Offenheit ist jedoch nicht Selbstzweck. Sie schafft einen Raum, in dem Menschen überhaupt erst beginnen können, ihre Behandlung als sinnvoll, kohärent und auf ihre Situation abgestimmt zu erleben. Auf dieser Grundlage entfaltet sich auch die dem Trackmodell inhärente Recoveryorientierung – sie ergänzt die physische Offenheit um einen mentalen Freiraum, der Sinnstiftung, Selbstwirksamkeit und Teilhabe ermöglicht.

» Dass ich mir eine Auszeit nehmen konnte. Zu Hause war ich aufgrund meiner Depression überfordert. Diese Auszeit erlaubte es mir, mich wieder meiner Stärken und meines Potenzials bewusst zu werden. « (Stat./80/17)

» Being able to find time for art and reading. Having time to reflect and become more aware of the impact of my diagnosis on my current and future life. « (Stat./2381/23)

» Ich danke allen, die mir geholfen haben, ein Leben ohne die Sucht zu führen. Danke euch gelang mir der Wiedereintritt in die Gesellschaft. « (Stat./2324/23)

Diagnosespezifisch an Schwierigkeiten zu arbeiten, unterscheidet das Basler Konzept stark von Konzepten, die vor allem nach der Akuität der Erkrankung triagieren. Unsere Patient*innen beschreiben dies vielschichtig und benennen präzise, welchen Nutzen sie aus diesem Triagekonzept ziehen. Dabei gehen die Rückmeldungen weit über die Beurteilung der fachlichen Kompetenz der behandelnden Fachpersonen hinaus: Betroffene Menschen in stationärer Behandlung nehmen die Behandlungsqualität sehr differenziert wahr und geben uns detailliertes Feedback:

» Ausführliche Diagnostik Medikamentöse Behandlung Ich wurde ernst genommen, aber nicht unnötig bevormundet. « (Stat./1634/21)

Neben der Diagnostik und Therapie durch die verschiedenen Fachexpert*innen im Behandlungssetting profitieren die Patient*innen auch stark von anderen Betroffenen mit vergleichbaren Krankheitsbildern:

» Das Team (...) und die Interaktionen mit der Patientengruppe. Das Götti/Gotti-Prinzip [Patenschaft] half beim Einstieg in die Therapie. « (Stat./3602/25)

» Das Therapiekonzept (...) ist sehr aufbauend und hilft, einen neuen Fokus für die Zukunft zu setzen (...) Das Zusammenleben (...) mit den Mitpatienten empfand ich als stärkend und auffangend. « (Stat./3567/25)

Patient*innen reflektieren die wirksamen Elemente ihrer Behandlung und erkennen ein System, ein Ineinandergreifen von Therapie, Rückzug, persönlichem Austausch und Interaktion mit anderen. Solche Prozesse entstehen aus interdisziplinärer Zusammenarbeit – einem Kernelement des Trackmodells. Die Rückmeldungen zeigen, wie sehr die multiprofessionelle Perspektive als abgestimmter Gesamtprozess erlebt wird:

» Das Angebot von Therapie, Gespräche und Freizeit und Sport ist gut abgestimmt. « (Stat./2000/21)

» Die Zusammenarbeit der Ärzte, Pflege, Sozialdienst und Therapeuten miteinander und damit die beste Abstimmung auf den Patienten. « (Stat./2342/23)

» Auch die Integration der verschiedenen Angebote empfand ich als sehr gut aufeinander abgestimmt. Es war sehr hilfreich, von den verschiedenen Therapeuten ähnliche Aussagen zu bekommen. « (Stat./2366/23)

Die gemeinsame therapeutische Haltung der verschiedenen Professionen verhindert Zielkonflikte und ermöglicht eine hohe Behandlungskontinuität. Kommt es einmal zu angespannten Personalsituationen oder Unstimmigkeiten zwischen Fachpersonen, haben die Patient*innen ein feines Sensorium und realisieren, wie wichtig die interprofessionelle Zusammenarbeit auch für sie ist:

» Anfangs gab es Ärztewechsel ca. zweimal. Dies gab Schwierigkeiten und widersprüchliche Aussagen von ihnen. « (Stat./2520/23)

Aus dieser multiprofessionellen Zusammenarbeit erwächst fast folgerichtig ein partizipativer Stil: Wenn Ärzt*innen, Pflege, Psychotherapie und Sozialdienst gemeinsam denken und handeln, entsteht für Patient*innen ein Umfeld, in dem Mitsprache nicht eingefordert werden muss, sondern selbstverständlich wird. Partizipation wird nicht als technisches Element wahrgenommen, sondern als Möglichkeit, den eigenen Alltag wieder mitzugestalten. Damit einher gehen die Übergabe und Übernahme von Verantwortung sowie das Treffen von Entscheidungen. Die Verbindlichkeit dieser Entscheidungen ist Teil des Behandlungsprozesses und diese Entscheidungen werden nicht ins Leere gesprochen, sondern anerkannt:

» Ich sehe, dass sich alle Mühe geben, mit den vorhandenen Ressourcen die bestmögliche Lösung zu finden. Dass meine Meinung und meine Entscheidungen gehört und geachtet wurden. « (Stat./3113/24)

Schließlich zeigt sich im Zusammenspiel von Selbstbestimmung und Unterstützung die therapeutische Allianz des Trackmodells:

» Mir wurden mehrere Möglichkeiten zum weiteren Prozedere angeboten. Ich konnte dabei viel selbst entscheiden und erhielt wertvolle Empfehlungen. « (Stat./600/18)

Genau diese partizipative Haltung macht auch die besondere Form der Deeskalation – einen der Grundpfeiler des Konzepts – möglich, die viele Menschen beschreiben. Sie spüren, dass ihnen nicht misstraut wird, dass man sie nicht »führt«, sondern begleitet. Deeskalation ist hier kein Einsatz, keine Technik, sondern eine Art, Menschen zu begegnen. Diese Haltung drückt sich in Geduld und Aufmerksamkeit, in Zutrauen und Zuhören aus:

» Ich fühlte mich mit meiner Situation sehr ernst genommen und spürte viel Verständnis und Empathie und Bestärkung. « (Stat./1076/19)

» Besonders gefallen hat mir, dass man sich stets Mühe gegeben hat, den Patienten Strategien beizubringen, um mit ihrer Situation umzugehen, anstatt unnötig Medikamente zu verabreichen. « (Stat./1354/20)

Offenheit statt geschlossener Türen, Vertrauen statt Kontrolle, Partizipation statt Bevormundung: Das Basler Trackkonzept stellt hohe Anforderungen an Mitarbeitende und Patient*innen. Mit der Stärkung der Psychotherapie auch im Akutsetting gelingt es, prozessorientiert und kontextsensitiv mit den Patient*innen zu arbeiten und so echte Fortschritte zu erzielen.

» Mir sind in dieser Woche gewisse Dinge klarer geworden. Heißt aber nicht, dass ich in Zukunft von diesen starken Gefühlen verschont sein werde. Der Umgang damit ist ein anstrengender Lernprozess. « (Stat./1513/20)

Die Orientierung an der Lebensrealität der Patient*innen erfordert individuelle Behandlungspfade und ein tiefes Verständnis der Situation und Krankheitsgeschichte. Psychoedukation und Psychotherapie gehen dabei Hand in Hand und befähigen die Betroffenen, mit schwierigen Umständen besser umzugehen.

» Das Personal hat mich als Mensch behandelt und nicht als ›Kranker‹. Der Mensch wurde in seiner Ganzheit betrachtet und nicht nur die Krankheit. « (Stat./88/17)

» Ich möchte die Erfahrung nicht missen, ich habe viel gelernt und ich habe die humane Herangehensweise sehr geschätzt. Besonders die Psychotherapie war die Beste, die ich je hatte. « (Stat./1709/21)

Schwierige Umstände sind die dauernden Begleiter psychischer Erkrankungen – sowohl als Ursache als auch als Folge. Gerade bei chronifizierten Krankheitsbildern in der Suchttherapie sind Harm-Reduction-Ansätze vielversprechend und werden im Trackkonzept konsequent eingesetzt. Ein nicht moralisierender, akzeptierender Umgang mit der Suchterkrankung erleichtert den Patient*innen die offene und ehrliche Auseinandersetzung mit ihrer Sucht.

» Das Erleben des Zusammenlebens einer Schicksalsgemeinschaft. Das urteilsfreie Auffangen nach einem Konsumereignis. « (Stat./1575/21)

» Selbst an meinen negativen Tagen hatte ich die Zeit und die Freiheit, mich in mich selbst zurückzuziehen, um gestärkt und positiver daraus hervorzugehen. « (Stat./3277/25)

Individuell heißt auch: individuelles Tempo. Ohne Druck gelingt es, nachhaltige Verbesserungen zu erreichen und die Patient*innen auf die »richtige Seite« zu bringen, nicht auf dem Beifahrerstuhl zu verharren, sondern selbst das Steuer zu übernehmen.

» Ich fühlte mich verstanden, ernst genommen & individuell behandelt! Eigenverantwortung wird großgeschrieben, genau was es braucht! « (Stat./2175/22]

Die Vielzahl dieser Stimmen – knapp 4.000 Kommentare wurden ausgewertet – zeichnet ein lebendiges Bild unserer Behandlungskultur. Doch Patient*innenfeedback ist nicht nur eine Momentaufnahme. Um zu verstehen, wie sich Wahrnehmungen verändern, genügt es nicht, einzelne Zitate zu betrachten – wir müssen auch die Muster dahinter erkennen. Hier verlassen wir die individuelle Betrachtung und wenden uns der Entwicklung der Rückmeldungen über die letzten Jahre zu.
Die langfristige Analyse zeigt ein bemerkenswert stabiles Bild: Die Grundpfeiler des Trackmodells – Offenheit, Beziehung, Partizipation und interprofessionelle Zusammenarbeit – werden durchgehend positiv erlebt. Gleichzeitig lässt sich jedoch eine Verschiebung feststellen. Während ältere Rückmeldungen stärker auf Strukturmerkmale der Behandlung eingehen, rücken in den jüngsten Jahren vermehrt die prozessualen Qualitäten in den Vordergrund: wie abgestimmt, zugewandt und verständlich die Behandlung wirkt, ob sich

unterschiedliche therapeutische Stimmen zu einem Ganzen fügen und wie klar die persönliche Entwicklung sichtbar wird.
Seit 2023 fällt besonders auf, dass Patient*innen häufiger die Passung zwischen Diagnose, Behandlungsschritten und multiprofessioneller Haltung benennen. Die Zusammenarbeit der Berufsgruppen wird häufiger als Ressource wahrgenommen – und im Gegenzug dazu werden Unstimmigkeiten sensibler registriert. Das zeigt, wie zentral die Abstimmung im Team inzwischen für das Behandlungserleben geworden ist.
Auch die Recoveryorientierung tritt klarer hervor. Wo früher eher indirekt über »Auszeit« oder »verstanden werden« gesprochen wurde, beschreiben die jüngeren Rückmeldungen deutlicher Selbstbestimmung, Sinnstiftung und Eigenverantwortung. Viele Menschen formulieren explizit, wie sie Therapieinhalte in ihren Alltag übertragen oder welche Einsichten ihnen in schwierigen Momenten Halt gegeben haben.
Trotz dieser positiven Entwicklung bleiben einzelne kritische Hinweise wichtig. Sie betreffen fast immer die Nahtstellen – Informationsfluss, Zuständigkeiten, Konsistenz zwischen Fachpersonen. Gerade weil das Trackmodell hohe Erwartungen an Zusammenarbeit und Transparenz setzt, fallen Brüche im Prozess sofort auf. Die kritischen Stimmen widersprechen dem Modell nicht, sondern bestätigen es: Sie zeigen, wie sehr Patient*innen eine Behandlungskultur erwarten, die als gemeinsam getragen und überschaubar erlebbar ist – und wie fein abgestimmt das Zusammenspiel sein muss, damit genau das gelingt.

Dr. Rainer Gaupp, **Lukas Imfeld** und **Dr. Julia Kaltenbach** beschäftigen sich in den UPK in der Abteilung für Qualität & Prozesse intensiv mit Evaluationen und entwickeln so die Organisation weiter.

Umsetzungserfahrungen im Rückblick

Undine Lang

Als Grundlage für eine »offene Psychiatrie« werden Betroffene nicht anhand der Akuität (Intoxikation, Suizidalität, Aggression, Unfreiwilligkeit, Notfallaufnahme) zugewiesen, sondern Verantwortlichkeiten definiert und Betroffene auf allen zur Verfügung stehenden Stationen aufgenommen, um nicht viele schwer erkrankte Menschen an einem Ort zu konzentrieren. Dadurch stehen mehr personelle Ressourcen zur Verfügung, da sich das Team stärker auf sie fokussieren kann und ihre Teilnahme an spezifischen Behandlungsangeboten ermöglicht wird. Das Konzept stärkt Inklusion, Partizipation und Normalisierung. Verantwortlichkeiten enden nicht, wenn Krisensituationen auftreten, und diese führen nicht zu Verlegungen und Beziehungsabbrüchen. Die Entzerrung der Akutpsychiatrie erfolgt in geöffneten Kliniken auf unterschiedliche Art. Wir haben uns für ein diagnoseabhängiges Vorgehen entschieden, damit spezialisierte Behandlungen vorgehalten werden können, Betroffenen evidenzbasierte, maßgeschneiderte Konzepte zur Verfügung stehen und Teams sich weiterbilden und profilieren können und die Behandlung konsekutiv bedarfsgerechter wird.

Die psychiatrische Klinik der UPK hat 234 Betten und 16 Stationen. In der Klinik gab es bis 2012 sechs dauerhaft geschlossene Aufnahmestationen, acht offene Stationen und zwei Rehabilitationsstationen. Eigenständig arbeitende Schwerpunkte waren die geschlossene Alterspsychiatrie, die offene Depressionsstation, ein Bereich für Abhängigkeitserkrankungen und eine Privatklinik.

Bis 2012 wurden Patient*innen auf eine geschlossene Station aufgenommen und dann teilweise auf offene Stationen oder in die Privatklinik verlegt. Bei längeren Verläufen wurden sie auf eine Rehabilitationsstation verlegt. Dies führte zu Therapieabbrüchen gegen ärztlichen Rat (ca. 30 %), Zwangsmaßnahmen, häufigen Verlegungen (ca. 30 %), einer kurzen Aufenthaltsdauer auf den geschlossenen Stationen, fehlender Leitlinienorientierung (Fehlen psychotherapeutischer Angebote und diagnosespezifischer Expertise auf den Akutstationen) und fehlendem Zugang zu Physiotherapie und Ergotherapie. Die Teams der geschlossenen Stationen konnten aufgrund der kurzen Verweildauer keine adaptierten Therapiekonzepte vorhalten, Verlegungen bei Krisen von offenen Stationen führten zu häufigen Zwangsmaßnahmen, die Arbeitszufriedenheit

war niedrig und Personalfluktuation hoch (Ausnahme Abhängigkeitsbereich). Ambulante und stationäre Strukturen waren getrennt.
Das Basler Trackmodell wurde seit 2012 etabliert, um niedrigschwellige, diagnosespezifische Settings zu schaffen, die sicherstellen, dass Betroffene bei den jeweiligen Expert*innen behandelt werden können, Zuständigkeiten geklärt sind, Betroffene nicht verlegt werden, die Therapiebeziehung durchgängig ist, die Behandlung bedarfsgerecht erfolgt, Akutpatient*innen nicht konzentriert, sondern individualisiert behandelt werden und ambulante und tagesklinische Strukturen mit den stationären Einheiten vernetzt werden.
Ein Ziel war, möglichst viele Betroffene für eine Behandlung zu erreichen, krisenhafte Zuspitzungen abzufedern, Symptome bestmöglich zu adressieren und die Lebensqualität nachhaltig zu verbessern. Ein weiteres Ziel war, Betroffene nicht abhängig von der Akuität ihrer Symptomatik zu konzentrieren, zu beobachten, zurückzuhalten und gegen ihren Willen zu behandeln und dann zu verlegen, sondern die Behandlungsverantwortung anhand der im Vordergrund stehenden Diagnose festzulegen, Verweildauern anzugleichen, eine therapeutische Beziehung zu erleichtern, die Attraktivität des Angebots zu verbessern, Zwangsmaßnahmen und Verlegungen zu reduzieren, die Stationsatmosphäre zu verbessern, modulare Psychotherapieverfahren bei allen Betroffenen vorzuhalten und die Effizienz der Behandlung zu erhöhen. Durch die diagnosespezifische Ausrichtung konnte ein Peercharakter geschaffen werden. Bei krisenhafter Zuspitzung sollten offene Stationen mit einer Intensivierung der Kontakte reagieren und nicht mit Beziehungsabbruch bzw. Verlegung.
Meilensteine der Umsetzung des Konzeptes waren die Entwicklung eines diagnoseadaptierten Aufnahme- und Behandlungsprozederes, die Definition von Verantwortlichkeiten, eine stärkere Partizipation, die kontinuierliche Adaption des Angebots an Patientenströme, die Stärkung der Kompetenz der Behandlungsteams, das Krisenmanagement auf offenen Stationen und der Ausbau psychotherapeutischer Kompetenz. Der Skill-Grade-Mix wurde angepasst und es wurden mehr Psycholog*innen angestellt.

Meilensteine in der Umsetzung

Im Vorfeld wurden der stationäre und ambulante Bereich verzahnt und korrespondierende Ambulanzen den jeweiligen Zentren zugeordnet. Dreh- und Angelpunkt der Neuausrichtung war die Errichtung einer ambulanten Struktur,

der »zentralen Aufnahme«, wo Betroffene sich 24/7 vorstellen können, oberärztlich gesehen werden und den passenden Stationen zugewiesen werden können. Durch die zentrale Aufnahme konnten konzeptuelle Änderungen in der Aufnahmepolitik einfach umgesetzt werden, d. h. die Triage von Betroffenen mit Borderlinestörungen auf die offene Kriseninterventionsstation, die Aufnahme von Menschen mit Psychosen auf die offenen Psychosestationen oder Notaufnahmen suizidaler depressiver Menschen auf die Depressionsstation.
Im Zuge der Öffnung zeigte sich ein Anstieg depressiver Erkrankungen, die im Vorfeld in andere Kliniken abgewandert waren, weshalb zwei der geschlossenen Stationen zu Depressionsstationen umgewandelt wurden, eine davon im Altersbereich. Die diagnoseabhängige Triage führte auch zu einer Kooperation mit einem somatischen Spital und der dortigen Versorgung von Menschen mit demenziellen Erkrankungen. Betroffene mit Borderlinestörungen wurden der offenen Kriseninterventionsstation zugewiesen. Der Anteil der Privatpatient*innen stieg um 30 %, da auch sie nicht mehr auf geschlossenen Stationen behandelt wurden. Die leitlinienbasierte Spezialisierung führte auch zu weiteren Schwerpunkten, nämlich Stationen für Angst- und Zwangserkrankungen, Persönlichkeitsstörungen, illegalem und legalem Substanzkonsum und Verhaltenssüchten. Zur Optimierung der Übergänge und Abwendung von Drehtüreffekten wurde ein Hometreatment etabliert.
Wichtig war eine Spezialisierung und therapeutische Ausrichtung der Akutstationen. Dazu wurde der Skill-Grade-Mix verschoben und es wurden ca. zwanzig Stellen für psychologische Psychotherapeut*innen geschaffen. Da in Basel keine Fixierungen erfolgen, sondern ausschließlich Isolationen, mussten Alternativen zur Isolation entwickelt werden, um Zwangsmaßnahmen zu reduzieren und einen Patientenshift zu vermeiden (nicht alle Stationen haben Isolationsräume). Deshalb wurde ein Zugang zu Einzelbetreuungen geschaffen und die Indikation zur Isolation reduziert. Durch diese Maßnahme konnten 18 Isolationsräume auf vier zurückgebaut werden.
Um die therapeutische Beziehung zu verbessern, wurde das Assessment angepasst und es wurden eine objektive Einstufung der Aggression (Bröset-Skala), ein Rückmeldesystem über Gewaltereignisse (EVA) und Deeskalationstraining für alle Teammitglieder (ADE) etabliert. Auf offenen Stationen wurde der Umgang mit Krisen geschult, es wurden Time-Out-Szenarien außerhalb der Klinik – statt Verlegungen – etabliert und DBT-Schulungen angeboten. Im Sinne einer besseren Selbstwirksamkeit und Nahbarkeit wurden regelmäßige Supervisionen eingeführt und stationsspezifisch konzeptuelle Weiterbildungen angeboten (Recoverykonzepte, Safewards, Weddinger Modell, Acceptance

Committment Therapie (ACT), Metakognitives Training (MKT), Cognitive Behavioral System of Psychotherapie (CBASP), Mentalisierungsbasierte Therapie (MBT), Skilltraining, Dialektisch-Behaviorale Therapie (DBT), Motivational Interviewing, Schematherapie etc.). Neue Therapieansätze wurden durch psychologische Psychotherapeut*innen etabliert und co-therapeutisch vom Team begleitet.

Maßnahmen zur Partizipation der Betroffenen wurden verbessert, indem Peers angestellt, ein Behandlungsbeirat gegründet, ethische Konsile ermöglicht, Reklamationen und Rekursverfahren professionalisiert wurden. Patientenbefragungen wurden ausgebaut und in den Klinikkonferenzen und Jahreszielen thematisiert. Mortalitätskonferenzen wurden eingeführt, um negative Vorkommnisse zu enttabuisieren und zu entängstigen. Die Ergebnisse der Patientenzufriedenheitsbefragungen wurden ausgewertet und Resultate implementiert, Stationen mit niedriger Zufriedenheit wurden neu ausgerichtet, jenemit hoher Zufriedenheit stärker ausgelastet.

Folgende Schwerpunktlegungen waren Reaktionen auf sich verändernde Patientenströme:

2012 Ambulante zentrale Aufnahme: Diagnostik und Zuweisung, geschlossene Akutstation → offene Depressionsstation

2013 Verhaltenstherapiestation für Angst und Zwangserkrankungen, neue Schwerpunktlegung Suchtbereich, Reorganisation Ambulanzen, Etablierung Walk-in-Ambulanz

2014 geschlossene Akutstation → offene Station für Depression im Alter

2015 Triage Persönlichkeitsstörungen auf offene Kriseninterventionsstation

2016 geschlossene Akutstation → Spezialisierung für Psychosen

2017 Tagesklinisches Konzept für Depressions- und Psychosestationen, Früherkennungsambulanz für Psychosen → Frühinterventionsambulanz

2019 Triage von Demenz/Delir in somatisches Spital, Aufbau Verhaltenssuchtstation und offene Psychosestation im Alter, Start Hometreatment

Trackkonzept bei Patient*innen mit einer Borderline-Persönlichkeitsstörung

Der Großteil der Notfälle wegen Suizidalität wird in Basel auf der offenen Kriseninterventionsstation behandelt. In der Literatur wurde gezeigt, dass dieses Vorgehen Zwangsmaßnahmen bei einer bereits traumatisierten Klientel um 85 % reduziert (Steinert et al., 2008), selbstschädigendes Verhalten halbiert (Berrino et al. 2011), Wiederaufnahmen um das siebenfache reduziert und Unterbringungen gegen den Willen um 70 % verringert (Berrino et al. 2011). Die Effektivität stationärer Behandlungen bei Menschen mit Persönlichkeitsstörungen ist fraglich, da sie das Verhalten, das sie lindern sollen, eher erzeugen (Paris, 2004). Wiederkehrende Aufenthalte der Betroffenen können zu einer Fesselung an Zwang führen (Paris, 2004). Deshalb hat die SGPP in ihren Leitlinien definiert, dass der Aufenthalt von Borderline-Patient*innen auf Stationen, die nicht auf die Diagnose spezialisiert sind, auf wenige Tage zu beschränken ist (Euler et al., 2018).

Schwierigkeiten bei der Umsetzung in der Alterspsychiatrie

Die ursprünglich hinsichtlich der Diagnose gemischten, geschlossenen Stationen stigmatisierten ältere Menschen und die Suche nach geeignetem Personal gestaltete sich schwierig. Es gab viele Ausfälle und die Behandlung war im Vergleich zu den zunehmend spezialisierten Bereichen bei jüngeren Menschen verbesserungswürdig. Problematisch waren regelmäßige Verlegungen von Menschen mit demenziellen Erkrankungen und Delirien in das somatische Universitätskrankenhaus, das Felix Platter Spital, wo häufig Abklärungen oder Behandlungen stattfinden mussten. Betroffene mussten dort oft warten, waren dehydriert, die ursprünglichen Symptome verschlechterten sich. Umgekehrt wurden depressive ältere Patient*innen nicht leitliniengetreu behandelt, da es für sie keine diagnosespezifische Psychotherapie gab. Außerdem fehlte die Anbindung der Menschen mit psychotischen Erkrankungen an den Psychosebereich. Sowohl die Angehörigen der Menschen mit demenziellen Erkrankungen als auch diese selbst erlebten eine Aufnahme in ein somatisches Spital mit angegliederter Memory-Klinik als weniger stigmatisierend und die erforderliche Abklärung vereinfachte sich dort, da CT- und MRT-Befundung, Neurologie, Geriatrie etc. dort vorhanden waren.
Die Patient*innen mit Psychosen und Depressionen profitierten von einer Öffnung der Stationen und vorhandener psychotherapeutischer Kompetenz sowie Schlaflabor, EKT-, Ketaminbehandlungen etc. Entsprechend wurde ein Versorgungsmodell der beiden Kliniken mit einem gemeinsamen Dienst zur Triagierung etabliert.

Das Schema illustriert die Kooperation innerhalb der Klinik. Patient*innen treten am Punkt höchster Kompetenz ein, es gibt keine Verlegungen und die Behandlungskontinuität ist gesichert.

ABBILDUNG 1 Kooperationsmodell der UPK

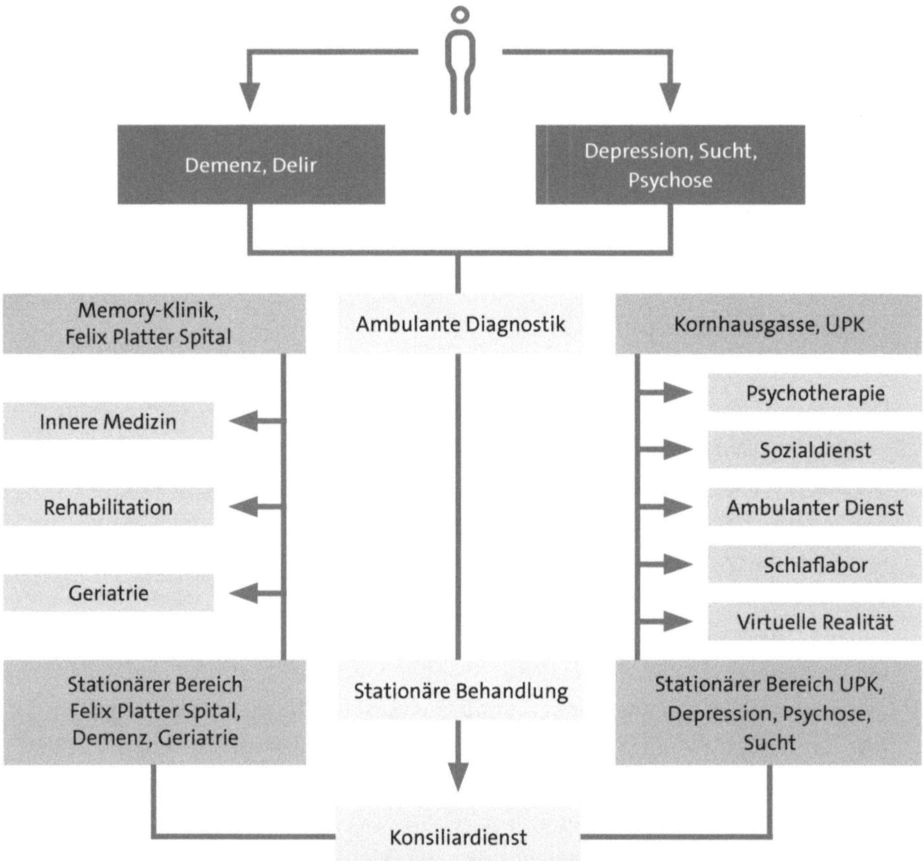

Behandlungsergebnisse Basler Trackkonzept

80 % der Betroffenen werden diagnosespezifisch und leitliniengetreu bei Expert*innen für ihre Diagnose behandelt, auf allen Stationen wird ein modulares psychotherapeutisches Konzept angeboten, sechs geschlossene Akutstationen wurden geöffnet, neue Therapieschwerpunkte etabliert (Depression,

Depression im Alter, Psychose im Alter, Psychose, Alkoholabhängigkeit, illegale Substanzen, Verhaltenssucht, Angst- und Zwangserkrankungen) und assoziierte tagesklinische Plätze im Sinne einer kontinuierlichen übergreifenden Behandlung ohne Therapeut*innenwechsel etabliert. Die initialen Verweildauern von fünf Tagen auf einzelnen Akutstationen wurden angeglichen (auf 24 Tage) und Verlegungen reduziert (von 30 % auf 10 %) (Kowalinski et al., 2019; Lo et al., 2018; Blaesi et al., 2015; Steinauer et al., 2017; Hochstrasser et al., 2018; Jungfer et al., 2014). Recoverykonzepte und leitlinienbasierte psychotherapeutische Behandlungen wurden bei allen eintretenden Betroffenen ermöglicht.
Isolationen wurden von ca. 900 auf 150 betroffene Fälle pro Jahr reduziert und Isolationsräume wurden von 18 auf vier zurückgebaut. Geschlossene Betten reduzierten sich von 45,6 % auf 6,5 %, Isolationen wurden von 8 % auf 4 % halbiert und Zwangsmedikationen von 2,5 auf 1 % (Kowalinski et al., 2019). Die Zwangsmaßnahmen sind halb so hoch wie im Schweizer Schnitt (www.anq.ch). Die Stationsatmosphäre verbesserte sich durch die Öffnung um jeweils 10 %, wobei das Sicherheitserleben bei den Pflegefachpersonen am stärksten anstieg (Blaesi et al., 2015; Lo et al., 2018). Die Rekursrate halbierte sich (Arnold et al. 2019).
Die Kommunikation wurde offener, informeller Zwang wurde reduziert (Steinauer et al., 2017. In der Patientenzufriedenheitsbefragung stiegen Werte für Partizipation, Zusammenarbeit mit den Behandler*innen und die Behandlung an und liegen über dem Durchschnitt der Versorgungskliniken der Schweiz. Die Privatklinik erreicht Spitzenwerte und die Alterspsychiatrie ist die »zufriedenste« der Schweiz.
Im 2016 durchgeführten Zuweiserbenchmark schneidet die Klinik bei der Angemessenheit der durchgeführten Leistungen (> 95 %) und Behandlungsqualität (90 %) als beste Klinik ab.

Erfolgsfaktoren

Der Erfolg der Öffnung besteht darin, Verantwortlichkeiten unabhängig vom Schwergrad des Krankheitsbildes zu definieren und die Aufnahmen primär auf offene Abteilungen zu steuern. Die geschlossenen Stationen fungieren nicht mehr als Dreh- und Angelpunkt, sondern werden sukzessive umwandert und dann mit neuen Schwerpunkten konzeptuell ersetzt. Die bereits initial offenen Stationen sind gefordert, da sie Krisen durch intensivierten Kontaktaufbau

bewältigen müssen und Verlegungen auch bei Problemen vermeiden, in jedem Falle aber hinterfragen sollten. Hier ist kontinuierliche Supervision und Weiterbildung erforderlich.
Wichtig ist auch, den Behandlungspfad aus Sicht der Betroffenen zu denken und diese dort zu behandeln, wo die Kompetenz am größten ist. Angebote müssen also so ausgerichtet sein, dass sie für 80 % der Betroffenen auch tragfähig sind und nicht nur selektiv Erfolg zeigen. Ein Erfolgsfaktor in Basel ist eine sehr gut ausgebildete und emanzipierte Pflege, die gemeinsam mit den Oberärzt*innen die Stationen führt und zu einer Kontinuität der Prozesse, Kultur und Haltung beiträgt. Ein weiterer Erfolgsfaktor ist eine gemeinsame Haltung des Leitungsteams, das im Falle von Komplikationen wie Suiziden, Reklamationen oder unerwarteten und unerwünschten Abgängen nicht mit Finger-Pointing reagiert, sondern bei dem klar ist, dass die Leitung hinter dem Konzept und den Mitarbeitenden steht. Weitere wichtige Aspekte in Basel sind die hohe psychotherapeutische Kompetenz und die Bereitschaft des ganzen Behandlungsteams, Therapieansätze zu hinterfragen, Betroffene zu befragen und darauf aufbauen einen stetigen Erneuerungs- und Verbesserungsprozess aufrechtzuerhalten.

Literatur

Arnold, B. D., Moeller, J., Hochstrasser, L., Schneeberger, A. R., Borgwardt, S., Lang, U. E., Huber, C. G. (2019): Compulsory Admission to Psychiatric Wards – Who Is Admitted, and Who Appeals Against Admission? Frontiers in Psychiatry, 10, 544.

Berrino, A., Ohlendorf, P., Duriaux, S., Burnand, Y., Lorillard, S., Andreoli, A. (2011): Crisis intervention at the general hospital: an appropriate treatment choice for acutely suicidal borderline patients. Psychiatry Research, 186 (2–3), 287–292.

Blaesi, S., Gairing, S. K., Walter, M., Lang, U. E., Huber C. G. (2015): Safety, Therapeutic Hold, and Patient's Cohesion on Closed, Recently Opened, and Open Psychiatric Wards. Psychiatrische Praxis, 42, 76–81.

Euler, S., Dammann, G., Endtner, K., Leihener, F., Perroud, N. A., Reisch, T., Schmeck, K. (2018): Störungsspezifische psychotherapeutische Interventionen als Behandlung der Wahl Borderline-Störung: Behandlungsempfehlungen der SGPP. Swiss archives of neurology, psychiatry and psychotherapy, 169, 135–143.

Hochstrasser, L., Voulgaris, A., Möller, J., Zimmermann, T., Steinauer, R., Borgwardt, S., Lang, U. E., Huber, C. G. (2018): Reduced Frequency of Cases with Seclusion Is Associated with »Opening the Doors« of a Psychiatric Intensive Care Unit. Frontiers in Psychiatry, 9, 57.
Jungfer, H. A., Schneeberger, A. R., Borgwardt, S., Walter, M., Vogel, M., Gairing, S. K., Lang, U. E., Huber, C. G. (2014): Reduction of seclusion on a hospital-wide level: successful implementation of a less restrictive policy. Journal of Psychiatric Research, 54, 94–99.
Kowalinski, E., Hochstrasser, L., Schneeberger, A. R., Borgwardt, S., Lang, U. E., Huber, C. G. (2019): Six years of open-door policy at the University Psychiatric Hospital Basel. Nervenarzt, 90 (7), 705–708.
Lo, S. B., Gaupp, R., Huber, C., Schneeberger, A., Garic, G., Voulgaris, A., Walter, M., Borgwardt, S., Lang, U. E (2018): Influence of an »Open Door Policy« on Ward Climate: Impact on Treatment Quality. Psychiatrische Praxis, 45, 133–139.
Paris, J. (2004): Is hospitalization useful for suicidal patients with borderline personality disorder? J Journal of Personality Disorders, 18 (3), 240–247.
Steinauer, R., Huber, C. G., Petitjean, S., Wiesbeck, G. A., Dürsteler, K. M., Lang, U. E., Seifert, C., Andreeff, K., Krausz, M., Walter, M., Vogel, M. (2017): Effect of Door-Locking Policy on Inpatient Treatment of Substance Use and Dual Disorders. European Addiction Research, 23 (2), 87–96.
Steinert, T., Eisele, F., Goeser, U., Tschoeke, S., Uhlmann, C., Schmid, P. (2008): Successful interventions on an organisational level to reduce violence and coercive interventions in in-patients with adjustment disorders and personality disorders. Clinical Practice and Epidemiology in Mental Health, 4, 27.